Fünf Minuten pro Patient

Eine Studie über die Interaktionen in der ärztlichen Allgemeinpraxis

Herausgegeben von
Enid Balint und J. S. Norell

Suhrkamp

Titel der Originalausgabe:
Six Minutes for the Patient: interactions in general practice consultation
Aus dem Englischen von Käthe Hügel

suhrkamp taschenbuch 446
Erste Auflage 1977

Druck: Nomos Verlagsgesellschaft, Baden-Baden
Printed in Germany
Umschlag nach Entwürfen von
Willy Fleckhaus und Rolf Staudt

5 6 7 8 9 10 – 00 99 98 97 96 95

Inhalt

Wolfgang Loch
Vorwort zur deutschen Ausgabe 7

Vorwort der Herausgeber 17

J. S. Norell
Einleitung 19

I. Michael Balint
Forschung in der Psychotherapie 35

II. Enid Balint
Die »Flash«-Technik – Voraussetzungen und Möglichkeiten 58

III. H. Stephen Pasmore
Der Patient »benutzt« seinen Arzt 67

IV. Cyril H. Gill
Verschiedene Interviewformen in der ärztlichen Allgemeinpraxis und der »Flash« 75

V. Michael J. F. Courtenay
Die Geschichte der Berichtsformulare 89

VI. Max B. Clyne
Die Diagnose 106

VII. Aaron Lask
Die Vorhersagen 132

VIII. Howard A. Bacal
Validierung der Forschung 154

IX. Aaron Lask
Die Katamnesen 163

X. Philip Hopkins
Der Faktor »Zeit« 208

XI. Michael J. F. Courtenay
Ein Patient, zwei Ärzte 222

Enid Balint
Nachwort 231

Anhang

A – Michael J. F. Courtenay
Die für das Forschungsprojekt verwendeten Formulare 235

B – Howard A. Bacal
Die Bewertungsskalen 241

Bibliographie 246

Über die Autoren 248

Namen- und Sachverzeichnis 250

Wolfgang Loch
Anmerkungen zur Einführung und Begründung der »Flash«-Technik als Sprechstunden-Psychotherapie

Michael Balint hatte in seinem epochalen Werk *Der Arzt, sein Patient und die Krankheit* (Stuttgart 1957) mit aller Deutlichkeit herausgestellt, wie notwendig es ist, daß der Arzt für Patienten mit emotionalen Problemen Zeit zu »richtigen langen Aussprachen« zur Verfügung habe und wie gut sich letztlich eine derartige Investition immer bezahlt mache. Im vorliegenden Band erinnert Ph. Hopkins an diese mit den allgemein herrschenden Vorstellungen über die Entstehung psychischer Störungen in gutem Einklang stehende Forderung (S. 210). Aber es zeigte sich überall, wo Balint-Seminare zur Einübung psychotherapeutischer Techniken in der ärztlichen Praxis abgehalten wurden, und gerade auch in den Seminaren, die Balint selbst zusammen mit Enid Balint, seiner Frau, in London seit vielen Jahren durchführte, daß 45 bis 50 Minuten dauernde Gespräche, wie sie für ein langes psychotherapeutisches Interview erforderlich sind, für den vielbeschäftigten praktischen Arzt kaum in Frage kommen. Auch die zeitlich zwar schon kürzere, 15 bis 20 Minuten in Anspruch nehmende (S. 43) Beschäftigung mit einem »fokalen Konflikt« des Patienten, die mit »selektiver Aufmerksamkeit und selektiver Vernachlässigung« (S. 38) gegenüber dem angebotenen und beobachteten Material einhergeht, wenngleich in manchen Fällen sehr erfolgreich, blieb dem »setting« der ärztlichen Sprechstunde immer noch gänzlich unangemessen. Hinzu kam – und hierin dürfte das entscheidende Argument für die Entwicklung der neuen, der sogenannten »Flash-Technik« liegen –, daß bei fokaler wie bei Langzeit-Interviewtechnik der Arzt eigentlich stets die Rolle eines »Meisterdetektivs« (S. 43) einnimmt, d. h., eines potentiell omnipotenten und persekutorischen Objektes, das auf einen geheimen Konflikt und seine Spuren Jagd macht und im Dienste dieser Aufgabe Täuschungen durchschauen, Verhüllungen und Entstellungen zerstören muß. Eine derartige Rolle steht aber im Gegensatz zum therapeutischen Ziel, denn das entscheidende Moment für eine Psychotherapie in der Sprechstunde liegt weder in der Rekonstruktion der Vergangenheit, noch in der Erklärung der beobachteten Reaktionsweisen durch Rekurs auf (hypothetische) unbewußte Phantasien, sondern in der Eröffnung der Möglichkeiten eines neuen, anderen Verhaltens und Reagierens des Patienten im hic et nunc. Hierzu ist es vorab notwendig, sich auf das einzustellen, was den Patienten im »Augenblick« stört, in dem Augenblick, in dem das Interview, die Arzt-Patient-Begegnung, stattfindet (siehe E. Balint, S. 60). Patient und Arzt gelangen an diesen Punkt, wenn, so wird wiederholt betont, es dem Patienten erlaubt wird, den Doktor zu gebrauchen, zu benutzen. Was aber heißt das?

Brauchen, Nötighaben des Arztes, das gilt ja für alle Patienten, ob ihr Leiden nun der chirurgischen oder der internistischen, der neurologischen oder der psychischen Intervention bedarf. Und doch ist tatsächlich ein prinzipieller Unterschied zwischen den somatischen und den psychischen Leiden zu beachten: Die somatischen Störungen, z. B. ein Knochenbruch, eine Lungenentzündung oder auch eine Arthritis, ein Tumor, sind zunächst für den diagnostischen Prozeß fixe Größen, das heißt, sie sind nicht eine Funktion der sich zwischen Patient und Arzt einstellenden emotionalen Beziehung. Genau das aber ist bei psychoneurotischen und psychosomatischen Affektionen der Fall. Insbesondere gilt diese Abhängigkeit von der Art der interpersonalen Beziehung in bezug auf die die Symptomatik tragende Disposition. Die Dispositionen oder besser die Reaktionsweisen aber sind das Ziel unserer psychischen Diagnostik und Therapie, denn, wie wir mit großer Sicherheit heute zu sagen vermögen, in ihnen liegt ja der Wurzelgrund der psychischen und psychosomatischen Symptome und Syndrome. Wir wissen auch, daß der Patient an seinen neurotischen interpersonalen Beziehungen festhält, weil sie, wenngleich Ursprungsfeld seiner Ängste und seiner gestörten seelischen Funktionen, doch andererseits auch Mittel zum Realitätsbezug und zur Realitätsbewältigung sind. Im Moment seiner Krankheit, im Moment, wo der Patient zum Arzt eine Beziehung aufnimmt, hat er noch keine anderen Mittel zur Verfügung. Die Anstrengung des Festhaltens an den erworbenen Beziehungsmustern kann als ein dauernder Aufwand des »Ichs« verstanden werden. Insofern es nun gelingt, die Dynamik dieser Beziehungen zu verändern, geschieht ein Stück Heilung oder, vorsichtiger, wird eine Voraussetzung für die Heilung geschaffen, indem der Patient jetzt anders reagieren kann, den bisher geleisteten Aufwand nicht mehr erbringen muß. Eine Änderung der Beziehungsdynamik wird aber möglich, wenn dem Patienten die Erfahrung vermittelt wird, daß der Doktor versteht, *»wie* der Patient spricht, denkt und sich verhält und *warum* das ihm Schmerz bereitet« (E. Balint, S. 66, i. Original hervorgeh.). Vermag der Arzt diese Verhältnisse aufgrund eines gelungenen »tuning-in«, einer gelungenen Einstimmung momentan mit Sekundenschnelle wahrzunehmen, zu erspüren, dann wird vom Londoner Forschungsteam nach einem Vorschlag von Michael Balint gesagt, es habe sich ein »Flash« (– ein Blitz – wörtlich übersetzt) ereignet (S. 63). Wird das im Flash erfahrene Reaktionsmuster einschließlich der ihm zugehörigen Gefühle nun in geeigneter Weise, in einer der Situation entsprechenden Weise formuliert, dann konstituieren sich für Patient und Arzt neue Einstellungen und Erwartungen. Es wird so eine *neue Realität* für das Erleben des Patienten geschaffen, was bedeutet, daß er die alten, pathogenen Verhaltensmuster aufzugeben vermag.

In verschiedenen Beiträgen des vorliegenden Bandes werden instruktive Beispiele für einen »Flash« gegeben. So wird von C. Gill ein Interview zwischen Mrs. Carlisle und Dr. Black beschrieben (S. 84), wo ein Flash in den Worten Ausdruck fand: »Es scheint, als ob man Ihnen schon etwas Aufmerksamkeit widmen sollte, aber nicht zuviel.« In demselben Sinne ist die Bemerkung im Interview Mr. Derby und Dr. Sage, berichtet von A. Lask (S. 136), ein Flash: »Wie sehr die Patientin sich bemühen müsse, sich die Liebe des Vaters zu erhalten.«

Versucht man, das, was im Flash geschieht, psychoanalytisch auszudrücken, dann kann man vielleicht sagen, im Flash begreife der Arzt im Rahmen einer Interaktions-Episode[1] zwischen dem Patienten und ihm selbst die Übertragung des Patienten als Reaktion auf die Übertragung seiner wichtigen Beziehungspersonen[2] – insofern ist es auch richtig, den Flash eine »Interrelationsdiagnose« zu nennen (M. B. Clyne, S. 128 ff.) –, und verstehe auf dieser Basis, um welchen Zieles willen der Patient sich in dieser seiner spezifischen Weise verhält. Global gesehen wird dabei auf den »affirmativen Aspekt« der Abwehr geachtet, auf die Bemühung, die Situation zu »meistern«, abgehoben, eine Perspektive der Abwehr, die z. B. B. Bettelheim (1967), A. Flarsheim (1972) und R. Schafer (1973, S. 283) stark betonen. So könnte man im ersten Fall etwa annehmen, die Patientin übertrage eine Interaktion mit ihrem Vater auf den Arzt als Reaktion, als Antwort auf eine negative Übertragung des Vaters auf sie selbst, wobei diese letztere eine derartige Eigenschaft hatte, weil der Vater bei sich selbst eine starke positive Zuwendung zu seiner Tochter inhibierte. Im Bericht von Dr. Gill ist angegeben, daß die Patientin eine sehr geringe Meinung von sich hegte. Dieser Hinweis läßt daran denken, daß die Vermeidung von zuviel Zuwendung das Ziel verfolgte, zu verhindern, daß der jeweilige Partner den Teil in ihr entdeckte, der nach ihrer Meinung so geringen Wert besaß. Dieses Gefühl der Minderwertigkeit könnte nun genau die Folge der soeben angenommenen negativen Einstellung des Vaters sein.

Im zweiten zitierten Fall könnte man sich vorstellen, daß das um den Vater positiv werbende Verhalten Antwort auf eine

1 Vgl. zur Episoden-Technik W. Loch, 1969 und W. Loch, 1973.

2 Falls man ein enges Übertragungskonzept zugrunde legt, was im Hinblick auf die Struktur der in der Sprechstunde des praktischen Arztes meist zu behandelnden Fälle (s. weiter unten) vertretbar wäre, dann müßte hier eher von »Externalisierungen« gesprochen werden, d. h. von »image relationships«, in welchen dem Objekt nur Realität zukommt, insofern es eine narzißtische Projektion erfüllt (vgl. W. M. Brody, 1965).

negative Einstellung der Mutter ist und insofern eine Aggression gegenüber der Mutter abdeckt.
In beiden Fällen ist natürlich auch denkbar, daß gänzlich andere Begründungszusammenhänge vorgelegen haben. Was mir wichtig zu sein scheint: Ein Verstehen des Patienten in dieser Weise, Interventionen solcher Art kümmern sich zunächst nicht um die Dimension der »Zustellung zureichender Gründe« für die Form des Erlebens, für das praktizierte Verhaltensmuster, insoweit diese Gründe einen Bezug auf die Genese und also die Vergangenheit haben, wohl aber werden »um-zu«-Sätze benutzt bzw. lassen sich die als Flash bezeichneten Beispiele in solche Sätze, und das sind »unechte Weil-Sätze« (A. Schütz, 1932; 1971, S. 81 ff.), umwandeln. Damit zielt diese Deutungstechnik nicht auf ein Durchbrechen der Abwehr, will »*nicht* unbedingt dem Geheimnis [des Patienten] auf den Grund kommen«. Sie führt deshalb auch nicht »zu einer klammernden Abhängigkeitsbeziehung oder zu einer starken Übertragungsneurose«, vielmehr zu einer »Stärkung der Ichfunktion des Patienten« (E. Balint, S. 61). Diese Ichstärkung besteht m. E. vorab darin, daß der Patient, der sich in dem seinem aktuellen Ich zuzuschreibenden »um-zu-Entwurf« begriffen weiß, damit eine Erfahrung des »ich kann« (einer Kompetenz) macht, denn dieses Begriffenwerden ist ja ebensosehr seine Leistung wie die des Arztes, da die letztere nicht erfolgt wäre, hätte er nicht auch die Kompetenz besessen, den Arzt zu seiner Reaktion zu stimulieren (s. E. H. Eriksons – 1964, S. 161 – Bemerkungen zur Ichstärke des Kindes)[3] und d. h. auch von ihm Gebrauch zu machen. Die klarste Anerkennung der Tatsache, daß der Flash kein solipsistisches Ereignis im Arzt ist, findet sich in E. Balints (1974) Bemerkung, daß ein Flash auf der

3 Die Beteiligung des Patienten ist auch angesprochen, wenn C. Gill von der Herabsetzung der Abwehr auf seiten von Patient *und* Arzt spricht (S. 87), oder wenn M. B. Clyne feststellt, daß der Patient Ausgangspunkt des Flash sein kann, indem er mächtige Emotionen im Arzt hervorruft (S. 129). Vgl. zu diesem Problem A. Flarsheim, l. c. S. 115: »The patient who feels depreciated and worthless ... gains a genuine feeling of worth from the opportunity to help us understand the workings of the mind.«

Seite des Arztes *oder* des Patienten vorkommen könne oder sich gleichzeitig bei beiden ereigne. Hiermit wird klar zum Ausdruck gebracht, welch erheblicher Unterschied zwischen der klassischen Deutungstechnik und der für den »Flash« typischen Interventionsform besteht: wurde dort auf eine vom Patienten gefundene, von ihm zu findende Frage – wie es H. D. (1956, S. 89) aufgrund ihrer eigenen therapeutischen Erfahrungen in ihren Sitzungen bei Freud so ausdrücklich beschreibt – vom Analytiker die Antwort gegeben, so findet hier im optimalen Fall der Patient auf eine Frage des Arztes selbst die Antwort.

Wenn nun auf die Erhellung der genetischen Zusammenhänge und also auf die Erstellung von Rekonstruktionen, was beides ja in der klassischen psychoanalytischen Technik als wesentliche Aufgabe gilt, primär verzichtet wird – wenngleich solche Einsichten auch durchaus gleichsam als Nebenprodukt zustande kommen mögen (E. Balint, S. 61) –, wenn dementsprechend keine erklärenden Hypothesen, keine »echten« Weil-Klauseln (A. Schütz, l. c.) eingeführt werden, dann kommt es also nicht mehr darauf an, »das Privileg und die Verpflichtung [zu haben] zu *verstehen,* ›was der Patient ihm [dem Arzt] mitzuteilen versucht‹ und alle Auslassungen und Entstellungen in dieser Mitteilung zu *erkennen,* diese mit Hilfe seines Wissens unfehlbar zu berichtigen und es dem Patienten durch seine geschickte Technik zu ermöglichen, die richtigen Assoziationen zu bringen, die dann beweisen, daß seine – des Arztes – Schlußfolgerungen richtig waren« (Michael Balint, S. 44, Hervorhebungen im Original). Das Ziel, das diese auf die vorrangige Erhellung ontogenetischer Hintergründe verzichtende und damit zeitsparende Flash-Technik anstrebt, ist vielmehr bescheidener (M. Balint, ebd.) als das der Psychoanalyse im engeren Sinne. Es liegt nicht in der Aufdeckung und Korrektur des »Kernkonfliktes« oder der Annahme der »Grundstörung«, obwohl diese vielleicht gar nicht so selten erreicht wird. Auch ist diese Technik ganz ausgesprochen eine Behandlungsform der kleinen Schritte, was allerdings nicht bedeutet, daß die Erfolge gering zu achten sind. Man lese hierzu die Katamnesen in Kapitel VI und IX von A.

Lask. Vor allem ist noch hinsichtlich des Zeitaufwandes zu bedenken, daß dem Arzt in der Regel nur dann ein Flash gelingen kann, wenn er genügende Kenntnisse über seinen Patienten schon besitzt, was ja gerade für den praktischen Arzt zutrifft, der sowohl die Beschwerden wie ihre Entwicklung *und* ihre Zusammenhänge mit den familiären und beruflichen Situationen des Kranken schon lange, oftmals schon seit Jahren, kennt. Mit Rücksicht auf diese Zusammenhänge kann auch der Titel »Fünf-Minuten-Therapie« irreführen. Müssen wir doch die vielen Sprechstunden in Rechnung stellen, die dem Patienten, bevor es zum Flash kommt, schon gegolten haben, so daß die totale Behandlungszeit im allgemeinen dann doch mehrere Stunden umfaßt (siehe dazu M. Balints Bemerkungen anläßlich einer Seminardiskussion am 14. 10. 1969, S. 217). Oft kommen auch nach dem Flash, dem sogenannten Mini-Interview, Interviews von 15 bis 20 Minuten (»mini long«) und noch längere, bis 45 Minuten dauernde (»long«) zustande.
Insgesamt bleibt festzustellen: die in diesem Band enthaltenen Aufsätze können auch den kritischen Leser davon überzeugen, daß die Flash-Technik eine Methode darstellt, die für die Sprechstunden-Psychotherapie des praktischen Arztes gut geeignet ist. Das gilt vom zeitlichen Aufwand wie auch von der Effizienz her. Diese letztere ist natürlich, wie in allen Gebieten, eine Funktion der Ausbildung und des persönlichen Geschicks auf der einen Seite, der Indikation auf der anderen. Vielleicht kann im Augenblick gesagt werden, daß die Indikation für die Flash-Technik besonders bei psychosomatischen Affektionen und gewissen narzißtischen Störungen gegeben ist. Das hängt womöglich damit zusammen, daß die ersteren weniger mit unbewußten Phantasien korrelieren, sondern eher Ausdruck einer direkten Transformation emotional affektiver Reaktionen in somatische Funktionsstörungen sind (vgl. P. Marty u. a., 1963 und P.-B. Schneider, 1973), so daß von daher gesehen die interpretative Auseinandersetzung mit der unbewußten Region der Phantasien – unerläßlich z. B. wahrscheinlich bei Zwangsneurosen – entfallen kann, und daß es bei den letzteren ganz pri-

mär auf die Form der angebotenen Objektbeziehung, auf den Gebrauch, die Bedeutung des Objektes (s. dazu auch D. W. Winnicott, 1969) ankommt, die dazu dienen sollen, die »Grundstörung« (M. Balint, 1957 und M. Balint, 1968) zu überwinden bzw. annehmbar zu machen. In beiden Fällen wendet sich der Arzt an sehr archaische, früh-infantile »Kerne« des Patienten, und es gilt heute weitgehend die Auffassung, daß diese Bereiche nicht durch Abwehrdeutungen erreicht werden können, ja daß sie, eben weil es sich hier um präkonfliktuöse Verhältnisse handelt, in bestimmten Stadien der Behandlung kontraindiziert sein können (J. F. Gero und A. Goldberg, 1973, S. 561 ff.). Indiziert ist die Flash-Technik vor allem noch bei solchen Patienten, die für ein ganz spezifisches Problem Hilfe suchen, das im Moment ihr psychisches Leben blockiert, obwohl sie bisher ziemlich gut funktionierten. Es sind Patienten, die wissen: werde ich mit diesem Problem fertig, dann komme ich wieder alleine weiter (s. dazu E. Balint, 1974).

Die Flash-Technik ist weder verkürzte noch vereinfachte Psychoanalyse. Sie ist ein Verfahren, das dem Arzt erlauben soll, seine Wahrnehmung für psychische Prozesse zu erweitern; sehen zu lernen, was er bisher nicht wahrzunehmen oder zu verknüpfen vermochte. Infolgedessen ist die Flash-Technik in erster Linie für den in der ärztlichen Praxis arbeitenden Arzt gedacht. Der Zugang zu dieser Technik ist freilich kein einfacher. Es wird von dem, der sie anwenden will, ein hohes Maß von Konzentration verlangt; er muß sich von eigenen Charaktereigentümlichkeiten distanzieren und seine volle Aufmerksamkeit auf die Interaktion mit dem Patienten richten können. Außerdem wird eine sehr gute vorangegangene Ausbildung gefordert. Damit ist gemeint, daß der Therapeut während drei bis fünf Jahren regelmäßig an einem Balint-Seminar von zwei Wochenstunden teilgenommen hat, ehe er sich zutraut, mit der Flash-Technik zu arbeiten. Ohne diese Vorbedingungen endeten die Therapieversuche, wie Freud es nannte, in nutzloser »Deutelei«. Dabei ist auch noch zu bedenken, daß ein derartiges Training nach Möglichkeit die wissenschaftliche Form ha-

ben sollte, die so vorbildlich in den Aufsätzen von M. J. F. Courtenay und H. A. Bacal beschrieben wird.
Woran kein Zweifel auch nach meinen eigenen Erfahrungen mit Balintgruppen in Deutschland besteht: die von Michael Balint inaugurierten psychotherapeutischen Methoden, die fokale wie insbesondere die Flash-Technik (und ebenso die ihr eng verwandte Episoden-Technik) sind Instrumente, die der interessierte *und* ausreichend ausgebildete Arzt erfolgreich anwenden kann. Die Flash-Technik hat aber noch den besonderen Vorteil, daß sie wegen des geringen zeitlichen Aufwandes nicht praxisfremd, sondern praxiskonform genannt werden darf, allerdings unter der Voraussetzung, daß die in dem Buch vor einem Mißbrauch dieser Technik ausgesprochenen Warnungen nicht vergessen werden.

Bibliographie

Balint, Enid (1974): Vortrag zur Eröffnung des Michael-Balint-Instituts in Hamburg am 31. 1. 1974

Balint, Michael (1957): Der Arzt, sein Patient und die Krankheit, Stuttgart

Balint, Michael (1968): Therapeutische Aspekte der Regression, Stuttgart 1970

Bettelheim, Bruno (1967): The empty fortress, New York

Brody, W. M. (1965): On the dynamics of narcissism; The Psychoanalytic Study of the Child, XX, 165-193, New York

Erikson, E. H. (1964): Einsicht und Verantwortung, Stuttgart 1966

Flarsheim, Alfred (1972): Testability, in: P. L. Giovacchini, ed., Tactics and techniques in psychoanalytic therapy, London, 113 bis 131

Gero, J. F. und Goldberg, A. (1973): Models of the mind, Chicago u. London

H. D. (1956): Tribute to Freud, Oxford 1971

Loch, W. (1969): Sprechstunden-Psychotherapie. Training in Balint-Gruppen, in: W. Loch, Zur Theorie, Technik und Therapie der Psychoanalyse, Frankfurt/M. 1972

Loch, W. (1973): Die Balint-Gruppe – Möglichkeiten zum kontrollierten Erwerb psychosomatischen Verständnisses; Therapie-Woche, *23*

Marty, P., de M'Uzan, M. u. David, Ch. (1963): L'investigation psychosomatique, Paris

Schafer, R. (1973): The idea of resistance; Int. J. Psychoanal., *54*, 259-285

Schneider, P.-B. (1973): Zum Verhältnis von Psychoanalyse und psychosomatischer Medizin; Psyche, *27*, 21-49

Schütz, A. (1932): Der sinnhafte Aufbau der sozialen Welt, Wien

Schütz, A. (1971): Das Problem der Relevanz, Frankfurt/M.

Winnicott, D. W. (1969): The use of an object; Int. J. Psychoanal., *50*, 711-716

Vorwort der Herausgeber

Die Forschungsarbeit, aus der dieses Buch hervorgegangen ist, wurde in den Jahren 1966–1971 durchgeführt, und zwar anhand von Falldarstellungen, die von den folgenden Mitgliedern der Forschungsgruppe, alles praktische Ärzte, vorgetragen wurden:

Dr. H. J. Carne
Dr. M. B. Clyne
Dr. M. J. R. Courtenay
Dr. J. Foster (bis 1967)
Dr. C. H. Gill
Dr. A. J. Hawes (bis 1968)
Dr. P. Hopkins
Dr. A. Lask
Dr. J. S. Norell
Dr. H. S. Pasmore

Die unter dem Vorsitz von Michael und Enid Balint abgehaltenen Seminarsitzungen fanden einmal wöchentlich in der Abteilung für Psychologische Medizin am University College Hospital in London statt. Als »Beiräte« kamen die folgenden Psychiater hinzu, die sich auch an den Diskussionen beteiligten:

Dr. H. A. Bacal (von 1970 bis 1971)
Dr. Mary L. Hare
Dr. C. P. Treves-Brown

Ferner wurde unsere Gruppe von zahlreichen Kollegen besucht, einige sogar aus dem Ausland, die teils einmal, teils mehrmals an unseren Sitzungen teilnahmen, und wir sind ihnen allen für ihre wertvollen Beiträge zu Dank verpflichtet.
Besonders dankbar sind wir dem verstorbenen Herrn Dr. E. W. Dunkley und Herrn Dr. R. F. Tredgold, die uns in ihrer Abteilung Räume für unsere Seminare zur Verfügung stellten und am Fortgang der Arbeit lebhaften Anteil nahmen; dann der leitenden Sekretärin der Abteilung, Fräulein Jean Mann, sowie Frau Monica Howes und Frau Dorothy Hone, die die auf Band aufgenommenen Diskussionen transkribierten und aus

den oft sehr undeutlichen Bandaufnahmen die wörtlichen Protokolle herstellten; schließlich Frau Dr. Mary Hare, die viel Zeit für die Lektüre der Kapitel-Entwürfe opferte, zahlreiche wertvolle Verbesserungsvorschläge machte und dann auch noch die Korrekturfahnen las.

Nicht vergessen seien auch die Patienten selber, deren Krankengeschichten das Rohmaterial unserer Studie bilden. Wir haben uns bemüht, ihre Anonymität zu wahren und Vorsorge zu treffen, daß sie von niemandem, außer vielleicht von ihnen selbst, wiedererkannt werden können; zu diesem Zweck haben wir

1. die Namen der Patienten geändert,
2. die Namen der Ärzte durch Pseudonyme ersetzt,
3. Ortsnamen, die zur Identifizierung der Arztpraxen führen könnten, ebenfalls geändert.

Diese Änderungen sind im gesamten Text gleichmäßig vorgenommen worden, so daß der Leser die Fälle trotzdem verfolgen und die in den einzelnen Kapiteln behandelten Aspekte vergleichen kann.

Michael Balint hat, zusammen mit Enid Balint, die Seminare bis zu seinem Tode im Dezember 1970 geleitet. Während der fünf Jahre seines Vorsitzes versäumte er kaum eine der etwa 30 Sitzungen, die pro Jahr abgehalten wurden. Er leitete die Gruppe mit Energie, Humor und Verständnis, und wir möchten hoffen, daß diese Eigenschaften auch in unser Buch eingegangen sind (das zur Zeit seines Todes erst teilweise im Entwurf vorlag), und daß die Arbeit als Ganzes den Stempel seiner Persönlichkeit trägt: die Frische seiner Ideen wie auch den skeptisch-prüfenden Blick, mit denen Michael Balint auch uns inspirierte, und für die er seit langem berühmt war.

London
im Juni 1972

Enid Balint
J. S. Norell

J. S. Norell
Einleitung

> ... wenn in der Intimität des Sprechzimmers ein Mensch, der krank ist oder krank zu sein glaubt, den Rat eines Arztes sucht, zu dem er Vertrauen hat – das ist eine Konsultation ...
>
> Sir James Spence

Der Patient trägt seine Symptome vor, der Arzt schreibt ein Rezept aus oder gibt Ratschläge. Was aber geschieht wirklich während solcher Konsultationen beim praktischen Arzt? Was kann der Arzt in einem so kurzen Gespräch (durchschnittlich sechs Minuten) über den Patienten erfahren, und was konnte der Patient von sich darstellen? Was kann man in so flüchtigen Episoden überhaupt erreichen?

Das sind einige der Fragen, die einem einfallen, wenn man über das Mysterium der Konsultation in der Allgemeinpraxis nachdenkt. Und solche Fragen waren es auch, die Michael und Enid Balint bewegten, trotz der tiefen Einblicke, die gerade sie schon in das Wesen der Allgemeinpraxis getan hatten. Um ihr Verständnis weiter zu vertiefen, begannen sie 1966 mit einer Gruppe erfahrener praktischer Ärzte eine neue Untersuchung, und das vorliegende Buch ist die Frucht dieser Arbeit.

Sechs Jahre wurden auf das Studium dieser Sechs-Minuten-Interviews[1] verwandt. Nun wird hier ein ausführlicher Bericht über Fragen wie die Methodologie der Forschung und deren Validierung sowie über Strategie und Taktik des Interviews vorgelegt. Dabei ist unsere Arbeit fest im Alltagsbetrieb der Allgemeinpraxis verankert; das vorliegende Buch ist in erster Linie eine Darstellung der normalen Konsultation, so wie der praktische Arzt sie dreißig- bis vierzigmal an jedem Arbeitstag abhält. Danach hatten wir Ausschau gehalten – oder ehrlich gesagt, darauf hatten wir anfangs achselzuckend hinabge-

1 Der deutsche Kassenarzt hat pro Patient sogar nur 5 Minuten Zeit.

schaut. Denn einigen von uns praktischen Ärzten war es unwahrscheinlich vorgekommen, daß es lohnend sein könnte, die Kleinarbeit unseres Alltags mit solchem Zeitaufwand zu studieren, oder daß diese Kleinarbeit der kritischen Prüfung würde standhalten können. Nicht ohne Skepsis gingen wir also auf die Suche nach den angeblichen Schätzen, die, wie Michael Balint wieder und wieder versicherte, im Sande der Allgemeinpraxis auf ihre Entdeckung harrten.

Wir fanden auch etwas – wenn auch nicht eigentlich das, was wir erwartet hatten; und so kam es, daß wir praktischen Ärzte der Seminargruppe unsere Routinearbeit in neuem Lichte zu sehen begannen. Früher war die Allgemeinpraxis dank der in der klinischen Ausbildung eingeimpften Wertvorstellungen immer nur als die Scheune angesehen worden, wo aus einem Haufen Spreu gelegentliche Weizenkörner abfallen, eine Anschauung, die viele Ärzte veranlaßte, Befriedigung in ihrem Beruf dadurch zu finden, daß sie aus dem tauben Material sich einige »wertvolle« Fälle herauspickten. Diese Einstellung war schon 1957 von Balint scharf angegriffen worden und erhält in der hier vorgelegten Studie eine neue Breitseite verpaßt.

Diese Renaissance der Allgemeinpraxis, ein Phänomen der sechziger Jahre, beruht zu einem Teil auf der Erkenntnis, welch unerhört wirksames therapeutisches Potential in der Arzt-Patient-Beziehung liegt, für die Balint unserem Berufsstand die Augen geöffnet hatte und die er selbst wissenschaftlich zu erforschen begonnen hatte. Sein Einfluß ging weit über die Handvoll Ärzte hinaus, die das Glück hatten, mit ihm zusammenarbeiten zu dürfen; jetzt ist er schon überall in der Allgemeinpraxis zu spüren. Wir hoffen, daß unsere Beschreibung dieser Forschungsarbeit und die aus den Ergebnissen abgeleiteten Argumente helfen werden, diese Einstellung zur Allgemeinpraxis noch fester zu untermauern.

Bevor ich eine kurze Vorschau auf die einzelnen Kapitel gebe, noch ein Wort über den allgemeinen Aufbau. Man kann von zwei Hälften sprechen: dem klinischen und dem technischen Teil. Im Anschluß an Michael Balints Exposition der Forschungsarbeit folgen drei Kapitel, die sich hauptsächlich mit dem eigentlich klinischen Prozeß befassen: Was geht während des Gesprächs unter vier Augen vor sich? Die einzelnen Verfasser betrachten die Konsultation von verschiedenen Gesichtspunkten her und beschreiben die wechselnden Techniken, die, wie wir entdeckt hatten, in den Interviews verwendet werden. Der mehr technische Teil beginnt mit einer Beschreibung der Formulare, die der Materialsammlung dienen. Die folgenden Kapitel betrachten solche Themen wie Diagnose, Vorhersage, Katamnese, die Forschungsmethoden, das Zeitelement und die Beteiligung von Fachärzten an der Behandlung des Patienten. Das Schlußkapitel von Enid Balint überblickt noch einmal die gesamte Forschung und schaut dann vorwärts; denn wenn auch unsere Arbeit einige Fragen beantworten konnte, hat sie doch wieder neue aufgeworfen.

In seinem Kapitel »Forschung in der Psychotherapie« hat Michael Balint die Ursprünge des vorliegenden Projekts bis zu seinen frühesten Forschungen zurückverfolgt. Der Ausgangspunkt dieser Studie war die Einsicht, daß die bis dahin in der Allgemeinpraxis verwendeten psychotherapeutischen Techniken im normalen Alltag des Arztes eben doch kaum zu vertreten waren. Man konnte nur einige wenige Patienten für spezielle Interviews auswählen, und infolgedessen spaltete sich die Praxis in zwei völlig getrennte Sparten. Diese Auswahl, so sehr der Arzt sie für sich auch rationalisieren mochte, blieb doch immer unbefriedigend, eine Quelle des Unbehagens.
Das neue Forschungsprojekt sollte nun die Leistungsfähigkeit psychotherapeutischer Techniken im normalen Sprechstundenbetrieb der Allgemeinpraxis erkunden. Zu diesem Zweck nahmen wir uns die von den Ärzten selbst als erfolgreich bezeichneten Fälle vor, die von ihnen in der normalen Sprechstundenkonsultation psychotherapeutisch behandelt worden waren. Die Konsultationen hatten in der Mehrzahl der Fälle nicht länger als fünf bis fünfzehn Minuten gedauert. Auch etwas längere Interviews wurden noch als im Rahmen des Projekts

liegend anerkannt, wenn Konsultationen von solcher Dauer normalerweise in der Praxis des betreffenden Arztes vorgesehen waren. Balint faßt die Entwicklung der Forschungsarbeit zusammen und illustriert seine Argumente mit einem detaillierten Fallbericht.

Mit Enid Balints Kapitel »Die Flash-Technik« treten wir gleich mitten in die Debatte über die Ziele ein, die wir in der Konsultation der Allgemeinpraxis anstreben wollen. Enid Balint argumentiert, daß das traditionelle Ziel, die Fahndung nach dem Sitz der Krankheit, nicht immer angebracht sei. Alternativ sollte der Arzt dem Patienten auch einmal Gelegenheit geben zu sagen, was er eigentlich vom Arzt möchte, und das könnte dann zu einem kurzen, aber sehr intensiven und engen Kontakt führen. Die Probleme, die durch diesen »Flash« ans Licht treten könnten, müßten dann in späteren Interviews erforscht werden, aber bei einer solchen Exploration ist es der Patient, der sich den Arzt zunutze macht: der Patient bestimmt weitgehend das Tempo und den Inhalt der gemeinschaftlich zu vollbringenden Arbeit. Das Wesen dieser Arbeit, wie Enid Balint sie beschreibt, besteht darin, daß der Arzt seine Aufmerksamkeit darauf zu fokussieren versucht, was der Patient ihm gerade in diesem Moment, im Jetzt und Hier, mitteilen möchte, statt gleich nach tieferliegenden Gründen zu suchen – obwohl er dies bei späterer Gelegenheit einmal nachholen muß.
Hier wird der Arzt sich möglicherweise verunsichert fühlen, da er erheblich weniger in der Hand hat, das ihn bei seiner Arbeit leiten kann, als bei der traditionellen Art der Praxisführung. Es gibt wohl Theorien über die weit in die Zukunft reichenden Auswirkungen affektiver Entbehrung in der Frühkindheit – aber welche Theorien gibt es über die gerade stattfindende – und daher einzigartige – Interaktion zwischen Arzt und Patient? Unbeirrt verlangt jedoch Enid Balint, daß der Arzt in solchen Fällen seine Lehrbuchweisheit vergessen oder, wie sie meint, sich davon befreien sollte. Der Arzt, der dem Patienten mit vorgefaßten Theorien gegenübertritt, ist in Gefahr, unauf-

fällige, aber signifikante Ereignisse in der Konsultation zu übersehen, nicht im Gedächtnis zu behalten oder nicht für die Therapie zu benutzen. Stattdessen stellt er nebensächliche Fragen, die das eigentliche, den Patienten zu diesem Zeitpunkt beschäftigende Problem gar nicht berühren, die aber in die eigenen Konstrukte des Arztes besser hineinpassen.
Ein Fall illustriert diese Vorstellungen und beleuchtet die Schwierigkeit, die für solche Praxisführung benötigte Aufmerksamkeit ständig wachzuhalten. Das führt wiederum zur Erörterung des Problems der Ausnutzung des »Flash«. Es scheint jedoch, daß die Technik des »Sich-Einstimmens« den Arzt befähigt, etwas von dem zu verstehen, was der Patient wirklich von ihm will, und dieser bessere Kontakt kann erreicht werden, ohne daß dafür der Preis einer übermäßig abhängigen, anklammernden Beziehung gezahlt werden müßte.

»Der Patient benutzt seinen Arzt« ist das von Stephen Pasmore behandelte Thema. Pasmore erinnert uns, daß wir Ärzte, die wir aufgrund unserer inzwischen erworbenen Kunst, »Psychotherapie zu machen«, eine »apostolische Mission« übernommen hatten, nur ungern die Rolle des Detektivs, der mit der Aufklärung des »Falles« betraut ist, wieder aufgeben möchten. Solange wir aber darauf nicht verzichteten, waren wir unfähig, mit unseren Patienten *in der normalen Sprechstunde* auf einer gemeinsamen psychotherapeutischen Wellenlänge zu kommunizieren. Pasmore zitiert als Warnung einen Fall, in dem der Arzt mit seiner erlernten Technik, die an sich eine gute Gesamtdiagnose erlaubte, dem Verständnis dessen, was im gegebenen Moment von ihm erwartet wurde, nicht näherkam. Arzt und Patientin redeten sozusagen aneinander vorbei: er wollte zu den Ursachen ihrer Ängste vorstoßen, sie benötigte ihn als Stütze für ihre Abwehrmaßnahmen. Der Arzt versuchte, seine Beobachtungen in vorgefaßte Kategorien einzuordnen, und blieb dadurch taub für Mitteilungen der Patientin, auf die er vielleicht therapeutisch wirkungsvoller hätte antworten können, wenn er sich darauf »eingestimmt« hätte.

Die Unterschiede zwischen den jeweils verwendeten Interviewtechniken werden von Cyril Gill in seinem Kapitel »Verschiedene Interviewformen in der ärztlichen Allgemeinpraxis« analysiert. Er beschreibt drei aufeinanderfolgende Konsultationen ein und derselben Patientin, einer älteren, unverheirateten Frau, die sich müde und lustlos fühlte. Jedes Interview, so kam es heraus, benutzte eine andere Technik und führte zu anderen Resultaten. Die erste, ganz krankheitszentrierte Konsultation war von der Bemühung des Arztes geprägt, eine Krankheit zu diagnostizieren – in diesem Falle ein Myxödem oder eine Anämie. Die zweite Konsultation war zwar patientenorientiert, und der Arzt erfuhr auch allerlei über diese Patientin, besonders über ihr Gefühl der Isoliertheit, aber er konnte sie gefühlsmäßig nicht engagieren. Dies erreichte er dann in dem dritten Interview, indem er eine neue Beobachtung, die er an der Patientin machte, ausnutzte. Seine Reaktion auf diesen »Flash« gab der Beziehung sogleich eine neue Basis und machte es auch der Patientin möglich, sich selber besser zu sehen, vor allem die Art und Weise, wie sie sich anderen Menschen gegenüber verhielt.

Die Beleuchtung signifikanter neuer Bereiche kann die Situation verwandeln und Arzt und Patient befähigen, einen Richtweg durch das Dickicht biographischer Daten zu schlagen, deren Kenntnis normalerweise als das *sine qua non* jeglichen psychodynamischen Urteils gilt. Gewöhnlich verteilen sich die Arzt-Patient-Kontakte in der Allgemeinpraxis über lange Zeiträume. Da die einzelnen Kontakte aber episodisch, kurz und scheinbar unverbunden sind, ist es die »Flash«-Technik, die für eine wirksame psychotherapeutische Intervention das meiste zu leisten verspricht.

Viel Zeit wurde in den Seminardiskussionen auch darauf verwendet, die beste Methode für die Dokumentation der Beobachtungen zu finden. In den Balint-Seminaren waren die Ärzte gewöhnt, ihre Berichte auf ihre Weise vorzutragen, so wie wir es auch unseren Patienten zugestehen. Das bedeutete oft, daß das Material ziemlich ungeordnet war: es gab scheinbare Widersprüche, die Zeitfolge war umgedreht, es war eben »Rede« und nicht »Schreibe«. Das wurde in Kauf genommen, da doch etwas Wertvolles zum Vorschein kam, das man andernfalls wahrscheinlich nicht erhalten hätte. Vor allem lernten wir dadurch den individuellen Stil des betreffenden Kollegen und seine Arbeitsweise kennen. Wir erfuhren, wie zurückhaltend oder zupackend er verfuhr, bei welchen Fällen er sich in seinem Element fühlte und welche anderen er gerne vermied. So lieferte er uns mit der Zeit die Grundlage für die Beurteilung, was man von ihm normalerweise erwarten konnte, und diesen Maßstab konnten wir dann auch an seine späteren Fallberichte anlegen. Vor diesem Hintergrund erkannten wir, daß sein Verhalten in unserer Gruppe seinem Verhalten in seiner Sprechstunde gegenüber den Patienten entsprach. Als Balint seinerzeit in seinen Seminaren von der Tradition der Lehre »am Krankenbett« abging, tat er das in dem sicheren Wissen, daß die Abwesenheit des Patienten nicht schadete: der Hauptgegenstand unserer Forschung, die Arzt-Patient-Beziehung, war immer vorhanden, gespiegelt in der Interaktion zwischen Gruppe und Arzt. Frei von den Zwängen einer formalen, logischen Präsentation konnte der berichtende Arzt seinen Patienten vorstellen – fast ihn darstellen. Auf diese Weise erhielt die Gruppe Einblick in das, was im Sprechzimmer wirklich vor sich ging.

Als wir die gewöhnliche Konsultation zu erforschen begannen, waren wir uns jedoch darüber klar, daß wir eine besondere Form der Dokumentation brauchen würden, die einheitlich und umfassend sein müßte. Die berichterstattenden Ärzte hatten wohl mit der Zeit viel Material beigebracht, aber nun mußten wir ein System erfinden, das das potentiell Wichtige der Arbeit zuverlässig erfassen konnte und in das wir auch Material hineinfüttern konnten, so daß es trotz einheitlicher Form identifizierbar blieb. In seinem Kapitel »Die Geschichte der Formulare« beschreibt Michael Courtenay unsere Versuche, dieses Problem zu lösen. Aufgrund der Fallberichte verfolgt er die Entwicklung des Erstberichts- und des Katamnesen-Formulars (die im Anhang abgedruckt sind) und zeigt, wie jedes neue Konzept sich in neuen Rubriken niederschlug, während Ideen, die uns in Sackgassen geführt hatten, wieder aufgegeben wurden.

In der Medizin steht fest, daß der Behandlung die Diagnose vorauszugehen hat. Aber was für eine Diagnose? Von den Hautkrankheiten hieß es früher recht zynisch, daß die Diagnose zwischen Zuständen, die auf Zinksalbe ansprachen, und Zuständen, die nicht auf Zinksalbe ansprachen, zu unterscheiden habe (das war natürlich zu einer Zeit, als es noch keine Corticosteroide gab). In der Tat reflektiert die Diagnose, die wir in der Allgemeinpraxis stellen, weitgehend die Behandlung, die wir zu geben imstande sind. Gilt das auch für die psychotherapeutische Seite der Allgemeinpraxis?

Das ist die Frage, zu der Max Clyne sich in seinem Kapitel »Die Diagnose« äußert. Er erwägt, welche Funktion der Diagnose zukommt, und stellt der traditionellen die »Gesamt«-Diagnose gegenüber. Die erstere ordnet die Krankheit in ein System ein, damit das, was die Wissenschaft darüber weiß, für den Patienten herangezogen werden und die Behandlung determinieren kann. Die traditionelle Diagnose hat, wie Clyne darlegt, die zusätzliche Funktion, angstlindernd zu wirken, denn wenn der Krankheit ein Name gegeben werden kann, scheint sie aus dem Bereich des unheimlichen Unbekannten in den des Bekannten überführt zu sein. Die traditionelle Diagnose ist also krankheitszentriert.

Die Nachteile dieser Diagnose, besonders bei Überwiegen emotionaler Faktoren, werden in einem ausführlichen Fallbericht aufgedeckt. Die Kritik heftet sich vor allem an die Tatsache, daß die traditionelle Diagnose wenig oder nichts über den betreffenden kranken Menschen aussagt. Clyne führt Beispiele an und erwägt anschließend den Wert einer weiter gefaßten, patientenzentrierten Gesamt-Diagnose. Eine wirklich umfassende Diagnose müßte diejenigen Züge, die in der traditionellen Diagnose fehlen, mit erfassen: den äußeren Druck, der auf

dem Patienten lastet, seine innere Welt, seine Beziehung zu den Menschen um ihn herum und – von großer Bedeutung für diese Art der Arbeit – die Entwicklung der Arzt-Patient-Beziehung. Mit einem drei Jahre umspannenden Fallbericht zeigt Clyne, daß eine Gesamtdiagnose in der Tat wertvoll sein kann, weil sie die Aufmerksamkeit des Arztes auf Bereiche im Leben des Patienten lenkt, die einer Explorierung bedürfen. Ferner gibt die Gesamtdiagnose Leitlinien für diejenige Art der Behandlung, die am aussichtsreichsten zu sein verspricht.
Wie ist so etwas im normalen Praxisbetrieb zu erreichen? Das war das Kernproblem, mit dem das Seminar sich beschäftigte. Unter dem Stimulus der Forschung konnte man wohl aufgrund besonderer Anstrengung eine Menge nützlicher Informationen beschaffen; aber im normalen Sprechstundenbetrieb kann man in einer Konsultation und selbst in einer Serie von Konsultationen die für eine wirklich umfassende Gesamtdiagnose erforderliche Information nicht zusammenbringen. Als eine Alternative wurde die Fokal-Diagnose ins Auge gefaßt, die auf eine bewußte Konzentrierung auf einen Teilbereich hinauslief. Die selektive Aufmerksamkeit und, damit einhergehend, die selektive Vernachlässigung, die ja unbestreitbar ein Bestandteil der Behandlungspraxis sind, waren bis dahin noch nicht systematisch untersucht worden. Das Fokalkonzept erwies sich jedoch für unsere Art der Arbeit als nicht sehr geeignet und wurde daher bald fallengelassen. Wir einigten uns schließlich auf folgenden Standpunkt: Eine Selektion ist zwar notwendig, aber sie soll in erster Linie vom Patienten selbst vorgenommen werden; also nicht der Arzt sollte den Fokus im voraus festlegen. So waren wir bei einer anderen ärztlichen Devise angelangt: »Horche auf den Patienten, er sagt dir die Diagnose!«

Wie sollten wir, angesichts der Tatsache, daß man die »Droge Arzt« ja nicht experimentell testen kann, unsere Forschungsergebnisse validieren? In seinem Kapitel über die »Vorhersagen« beschreibt Aaron Lask, wie wir dieses Problem angingen: Wir verglichen die Vorhersagen über den Patienten mit dem tatsächlichen Ergebnis. Das verlangte die Einhaltung einer gewissen Disziplin: genau formulierte Diagnosen, exakte Behandlungspläne, zuverlässige Katamnesenberichte. Daraus ergaben sich allerdings neue Komplikationen. So führte z. B. die Forderung nach Genauigkeit zur Konzentration der Aufmerksamkeit auf feinste Details, so daß die biographischen Daten des Falles eine übermäßige Bedeutung gewannen. Es zeigte sich auch, daß die exakt formulierten Behandlungspläne nicht immer mit dem übereinstimmten, was der Arzt dann wirklich tat. (Später erkannten wir, daß der Therapieplan ebenso wie die Diagnose nicht als starrer Rahmen zu betrachten waren, sondern daß beide ständig modifiziert werden konnten, wenn neue Erkenntnisse über den Patienten dies erforderlich machten.) Ferner war es auch oft unmöglich zu entscheiden, ob ein bestimmtes Ergebnis auf die Behandlung durch den Arzt zurückzuführen oder sozusagen spontan erfolgt war. Erschwerend kam hinzu, daß manche Vorhersagen nur ganz unverbindlich formuliert waren. Dies war zunächst verständlich, denn es wurde ja mehr von uns gefordert als nur eine generelle, auf Wahrscheinlichkeit gegründete Prognose. Den Mut, den Lauf der zukünftigen Ereignisse genauer vorherzusagen, gewannen wir erst mit wachsendem Vertrauen zu unserer neuen Methode.

Ein weiteres Dilemma war die Protokollierung unserer Forschung. Wie konnten wir die Berichtsbögen ausfüllen, ohne die Konsultationen, die wir doch beobachten wollten, zu verfälschen? Das ist ein Problem, das bei allen Verhaltensstudien und in gewissem Umfang bei aller wissenschaftlichen Forschung auftritt. Während wir hier nach Lösungen suchten, erzielten wir einigen Fortschritt bei der Beurteilung der Wirksamkeit der Therapie. Gelegentlich hatte eine Intervention des Arztes eine ganz erhebliche Wirkung – es kam zu einem sogenannten »großen Durchbruch«; in den meisten Fällen aber handelte es sich um eine Akkumulation kleiner Anstöße. Wir erkannten, daß es bei der Beurteilung der Fortschritte beim jeweiligen Patienten darauf ankam, nicht nur die Symptomatologie zu beachten, sondern auch die Wandlungen in der Arzt-Patient-

Beziehung und die Spannungen im Umfeld des Kranken. Aufgrund dieser Erkenntnisse gingen wir daran, ein Bewertungssystem in Form einer Skala zu entwerfen. Diese Skala nebst einem Kommentar von Howard Bacal ist in Anhang B abgedruckt.

Lask ist der Meinung, daß die zeitliche Begrenzung, unter der die normale Konsultation steht, obwohl sie einen gewissen Zwang auferlegt, dennoch so wirken kann, daß sich ein »Flash« ergibt. Der Wert des »Flash«, der blitzartigen Erhellung der Situation, wird sich auch beweisen lassen, sobald wir einmal gelernt haben werden, genauere Vorhersagen zu machen; vorläufig beruht unser Urteil nur erst auf dem Gefühl, daß wir gute Arbeit damit leisten.

Die Frage, wie man die Wirksamkeit der Therapie in der patienten-orientierten Medizin beurteilen kann, wird von Howard Bacal in seinem Kapitel »Validierung der Forschung« näher betrachtet. Er führt eine Anzahl von Kriterien auf, durch welche die Eignung einer klinischen Versuchsanordnung beurteilt werden kann, und untersucht dann, inwieweit unsere Forschung diesen Kriterien entsprach. Die Unmöglichkeit, mit Kontrollgruppen zu arbeiten, veranlaßte uns, den Patienten als seine eigene Kontrolle zu benutzen, nämlich durch Vergleich des Zustands vorher und nachher. Der Arzt, der über einen bestimmten Patienten berichtete, wurde aufgefordert, eine der therapeutischen Möglichkeiten, die ihm offenstünden, zu benennen und auf dieser Grundlage Vorhersagen zu machen. Das lieferte eine Formulierung, in der sich die vier Variablen des Falles verbanden: Der Patient, die Krankheit, der Arzt und die Therapie. Wir hatten allerdings noch versäumt, zwischen zwei Arten von Behandlungszielen zu unterscheiden: der in der aktuellen Konsultation zu leistenden Arbeit und den Fernzielen, die mit der Behandlung angepeilt wurden. Als dies einmal erkannt war, konnte ein Rahmen abgesteckt werden, innerhalb dessen die Behandlungstechniken studiert werden konnten.

In der Frage der Reliabilität der Bewertung nach unserer Skala

wären vielleicht objektivere Beweise zu erreichen gewesen, wenn das Projekt ein Team von unabhängigen Bewertern umfaßt hätte. Wir hatten jedoch nur eine interne Bewertung vorgesehen. Bacal betont, daß die Kriterien der Bewertung vielfach verändert wurden; die Punktwerte für jeden Bereich wurden durch Konsens ermittelt, und unsere eigene kritische Begutachtung der Fallberichte verhinderte jedenfalls, daß wir unsere Leistungen überschätzten.
Ein letzter Punkt betrifft die Vergleichbarkeit der Umstände, unter denen die Forschungsarbeit erfolgte, mit der normalen Situation auf diesem Gebiet. Zwei spezielle Bedingungen müssen bei der Auswertung bedacht werden. Erstens war die Gruppe der Ärzte, die an dem Projekt mitarbeitete, in der Anwendung psychotherapeutischer Techniken bei Patienten der Allgemeinpraxis schon sehr geübt. Zweitens trug die Leitung der Seminare unzweifelhaft zur Qualität des Erreichten bei. Bacal schließt, daß das Erreichte doch sehr spezifisch mit den Gegebenheiten dieser besonderen Ärztegruppen unter Leitung dieser beiden Analytiker zusammenhing; zu welchen Ergebnissen andere Gruppen gekommen wären, ist eine offene Frage.

Als wir die Bewertung nach Punkten abgeschlossen hatten und nun überblickten, wie sich die Punkte auf die einzelnen Fälle und die jeweiligen Bereiche verteilten, fielen uns einige sich wiederholende Konfigurationen auf. In seinem Kapitel über die »Katamnesen« untersucht Aaron Lask diese Konfigurationen oder Muster auf die Frage hin, ob sie sich mit gewissen Typen von Patienten korrelieren lassen. Er findet in der Tat einige charakteristische Verteilungen. Die einheitlich hohen Punktwerte bei den gut verlaufenen Fällen entsprechen natürlich der Erwartung. Andere Fälle hatten hohe Punktwerte für die Arzt-Patient-Beziehung, niedrige in den anderen Bereichen (Befinden, Umfeldspannungen, therapeutische Arbeit), die auf eine Kollusion, eine heimliche Absprache zwischen Arzt und Patient hindeuteten. Andere Fälle zeigten das entgegengesetzte Bild: relativ niedrige Punktwerte für die Arzt-Patient-Bezie-

hung bei hohen für die anderen Aspekte. Dafür gibt Lask die Erklärung, daß die Verschlechterung der Arzt-Patient-Beziehung dazu führte, daß der Patient dem Arzt auswich und sich in die Genesung flüchtete.
Mehrere Fälle erhielten einheitlich niedrige Punktwerte und spiegelten damit eine Situation wider, in der sich lange Zeit nichts zu ereignen schien. Ob dies auf dem unüberwindlichen Widerstand des betreffenden Patienten oder auf der unzureichenden Technik des betreffenden Arztes beruhte, konnte aus dem vorhandenen Material nicht ausgemacht werden. Negative Bewertungen in einem oder mehreren Bereichen zeigten den Mißerfolg an. In solchen Fällen war es bei der späteren Seminardiskussion oft möglich gewesen zu sehen, was man hätte tun oder lassen sollen. Das geschah jedoch nur selten aufgrund neuer Information: es war nicht das zu knappe Material, das den Arzt behindert hatte, sondern eine gewisse Taubheit oder ein mangelndes Gespür für die Kommunikationen des Patienten. Vielleicht waren diese Mitteilungen sogar gehört und im Bericht erwähnt worden, aber zu ihrer Zeit waren sie nicht richtig verstanden worden. Lask glaubt, daß die wachsende Geübtheit in der »Flash«-Technik die Sensibilität des Arztes schärfen und somit zu immer besseren Ergebnissen führen werde.

Als nächstes Problem behandelt Philip Hopkins die vertrackte Zeitfrage. Er kontrastiert die scheinbar unbegrenzte Zeit, die der Student während seiner klinischen Semester für die Untersuchung eines Kranken zur Verfügung hat, mit den fünf oder sechs Minuten, die im Durchschnitt in der kassenärztlichen Praxis zur Verfügung stehen. Hopkins meint, daß eine so beschränkte Zeit nur für eine Blitzdiagnose oder in weniger durchsichtigen Fällen für so oberflächliche Entscheidungen wie die Überweisung an den Facharzt oder die Einweisung in die Klinik ausreicht. Für viele, vielleicht für die Mehrzahl der Patienten, in deren Krankheitsgefühl sich eine emotionale Störung widerspiegelt, ist dies keine Lösung ihres Problems. Hopkins wirft dem National Health Service vor, nicht Vorsorge getroffen zu haben, daß auch der praktische Arzt genügend Zeit zur Verfügung hat, um gerade diese vielen Patienten richtig untersuchen und beraten zu können.

Die von Michael und Enid Balint geschaffenen Seminare für Forschung und Ausbildung ließen die Hoffnung aufkommen, daß wenigstens einigen dieser Patienten in der Allgemeinpraxis geholfen werden könnte, und einzelne Ärzte, die sich diese Gelegenheit zunutze machten, wurden in der Anwendung psychotherapeutischer Techniken in Interviews, die gewöhnlich 30 bis 60 Minuten dauerten, sehr gewandt. Hopkins zitiert Balint, der 1957 gesagt hatte, der Arzt sei dafür verantwortlich, die Zeit für so lange Interviews zu finden, wann immer das angezeigt erscheine, und man dürfe das Argument des Zeitmangels nicht gelten lassen. Um 1966 wurde jedoch mit der Suche nach einem Weg begonnen, solche Techniken in den normalen Sprechstundenbetrieb mit seinen fünf- bis zehnminütigen Konsultationen einzubauen; wir hatten inzwischen erkannt, daß die Psychotherapie doch ein Fremdkörper in der Allgemeinpraxis geblieben und ständig in Gefahr war, wieder ausgebürgert zu werden. Als Alternative wurde eine Kurzfassung des »langen Interviews« erwogen. Aber so wie Michael Balint in seinen ursprünglichen Ausbildungsseminaren erklärt hatte, daß er keine »verwässerte« Psychoanalyse anzubieten gedächte, so bestand auch jetzt keine große Lust zu einem »mini-langen« Interview, wie es genannt wurde.

Als wir die »Flash«-Technik entdeckt hatten, bestand ihre Hauptanziehung für uns darin, daß sie nicht von der Zeit sondern von der Intensität abhing; gemeint ist die Intensität der Beobachtung, der Identifizierung und der Kommunikation. Diese Technik eröffnete einen Weg, den Patienten schnell zu erreichen. Dennoch ist Hopkins skeptisch hinsichtlich der Wirkung des »Flash« über längere Zeit, während er ihm im diagnostischen Verfahren einen Platz einräumt. Er findet, daß von den etwa vierzig im Seminar vorgestellten Fällen bei fast der Hälfte ein »Flash« beteiligt war; von diesen Fällen wurde wiederum gut die Hälfte mit längeren Interviews weiterbehandelt. Hopkins zitiert des längeren aus den Seminardiskussionen Stellen, die für seine Bedenken sprechen. Hier spiegelt sich deutlich das Ringen um diese Probleme. Er kritisiert offenbar die revisionistische Bewegung, die er zu sehen meint, als Abweichung von den ursprünglichen Zielen Balints; dabei prangert er als ersten Abweichler Balint selbst an (was diesen gewiß entzückt hätte).

Manche der im Seminar vorgestellten Patienten erhielten außer der Behandlung durch den berichterstattenden Arzt noch weitere Behandlungen. Der betreffende zweite Arzt erwies sich in den meisten Fällen als Orthopäde oder Psychotherapeut. Michael Courtenay betrachtet diese Fälle in dem Kapitel »Ein Patient, zwei Ärzte«. Diese Studie ist zwar etwas randständig zu unserem Hauptforschungsgebiet, wirft jedoch Fragen auf, die für das Verständnis der Allgemeinpraxis zweifellos sehr wichtig sind. Wenn zwei Ärzte einen Patienten behandeln, ergibt sich Gelegenheit für allerlei Rivalität, Ärger und Unsicherheit hinsichtlich der Verantwortung, wie auch für Zweifel an den Ursachen für den Ausgang der Behandlung und für das richtige Verständnis etwaiger neuer Entwicklungen im Krankheitsgeschehen.
Manchmal ist der Patient das Opfer eines Mißverständnisses zwischen seinen Ärzten. Manchmal sieht man aber auch ganz deutlich, wie der Patient selber solche Unklarheiten ausnützt oder gar herbeiführt. Gelegentlich benutzt der Arzt die Überweisung an den Facharzt als Mittel, die Implikationen seiner Gesamtdiagnose von sich abzuwälzen. Courtenay betont energisch, daß bei Abdankung des praktischen Arztes die Hilfe auch des Spezialisten hinsichtlich des eigentlichen Kernproblems nichts ausrichten werde. Wenn jedoch die Überweisung an den Facharzt begründet ist, dann trägt die fortgesetzte, aktive Verantwortung des praktischen Arztes für den Fall zur Effektivität der gesamten Betreuung des Patienten bei.

Mit einem persönlich gehaltenen Rückblick auf unsere Arbeit schließt Enid Balint im »Nachwort« das Buch ab. Ihrer Meinung nach wurde die Forschung über die Allgemeinpraxis nicht zu dem Zweck unternommen, neue Abkürzungswege statt des langen psychotherapeutischen Interviews zu finden, sondern um das therapeutische Potential der Arzt-Patient-Beziehung im normalen kassenärztlichen Praxisbetrieb möglichst genau zu fixieren. Sie räumt freimütig ein, daß der vorliegende Kollektivbericht noch Unvollkommenheiten enthält. In der Tat mag es dem Leser als etwas merkwürdig erscheinen, daß das Buch keinen eigentlichen Abschluß, ja auch keine mit Überzeugung vertretenen Schlußfolgerungen bietet; aber dieser Mangel, falls er wirklich einer ist, wurde bewußt in Kauf genommen. Wir verfaßten unsere Berichte, wie Enid Balint erinnert, zu einer Zeit, als die Forschungsarbeit noch voll im Gange war; wir legen das Buch also als eine Art laufenden Arbeitsbericht vor, um zu weiteren Studien anzuregen, während wir selbst unsere definitive Aussage noch aufschieben. Ferner ist die Art und Weise, wie die einzelnen Mitarbeiter an diesem Buch ihre eigenen – mitunter sogar idiosynkratischen – Ansichten darlegen, für uns ein wertvolles Korrektiv jeglichen autoritären Gebarens gewesen. Auch in dieser Hinsicht reflektiert das Buch das Gesicht unseres Seminars.

Diese Einleitung hat den Zweck, die Hauptthemen des Buches anzukündigen; sie kann kaum mehr als eine Idee von der Reichhaltigkeit der Arbeit selbst vermitteln. In den folgenden Kapiteln werden nun diese Themen von den einzelnen Mitarbeitern entwickelt. Auszüge aus unseren Falldiskussionen sollen ferner dazu beitragen, dem Leser die Arbeit lebendig vor Augen zu führen. Er wird auf den folgenden Seiten entdecken, was zu Beginn unsere Wißbegierde erregt hatte, uns zur Planung des Projekts inspirierte, diese Forschung sechs Jahre hindurch trug und sie schließlich zu diesem Fruchtansatz reifen ließ.

I
Michael Balint
Forschung in der Psychotherapie[1]

Das Forschungsprojekt, von dem wir hier berichten, entstand im Januar 1966, als unser Team sich zum erstenmal zusammensetzte. Die Leitgedanken unseres Vorhabens kamen aus zwei verschiedenen Quellen. Die eine war unser Bestreben, den praktischen Arzt zu befähigen, die Klagen seiner Patienten nicht nur im Hinblick auf die Krankheit, sondern auch als Ausdruck persönlicher Konflikte und Probleme zu erkennen und zu verstehen und dieses Verständnis dann auch therapeutisch auszunutzen. Diese Forschung hatte im Herbst 1950 begonnen und geht noch immer weiter. In erster Linie ging es uns darum, in die ärztliche Allgemeinpraxis etwas einzuführen, das einem guten psychiatrischen Interview ähnelte. Allerdings sahen wir von Anfang an, welche Unterschiede zwischen dem psychiatrischen Interview und der neuen Technik, so wie sie für die Allgemeinpraxis benötigt wird, bestehen. Um diese Unterschiede zu betonen, bezeichneten wir unsere neue Technik als »Zuhören« oder als »langes Interview«; wir prägten auch den Satz: »Wer Fragen stellt, bekommt Antworten – aber weiter auch nichts.«

Obwohl wir uns sehr um eine den Bedingungen der ärztlichen Praxis angepaßte Technik bemühten, blieb das »lange Interview« doch irgendwie ein Fremdkörper im Routinebetrieb der Sprechstunde. Einer der vielen Gründe hierfür ist natürlich eben seine Länge. Im Durchschnitt nimmt sich der Arzt für einen Patienten 10 bis 15 Minuten Zeit, während das »lange Interview« 40 bis 50 Minuten in Anspruch nimmt. Eine höchst

1 In etwas anderer Version wurde diese Arbeit beim Internationalen Kongreß der Société Française de Médecine Psychosomatique im September 1970 in Paris vorgetragen und in der *Revue de Médecine Psychosomatique et de Psychologie Médicale*, Nr. 3, 1970, veröffentlicht.

unerwünschte Nebenwirkung der neuen Technik, die wir nicht bedacht hatten, war die, daß der Arzt jetzt notgedrungen zwei Klassen von Patienten hatte: die eine behandelte er weiterhin so, wie er es während seiner Ausbildungszeit an der Universitätsklinik gelernt hatte – wir nannten das die »krankheitszentrierte Medizin« –, während er mit der anderen Klasse die auf langen Interviews beruhende »patientenzentrierte Medizin« praktizierte.

Die andere Quelle unserer Leitgedanken war das Studium des psychiatrischen Interviews und später jener Techniken, die für eine Kurztherapie oder eine psychotherapeutische Behandlung mit begrenzten Zielen in Frage kamen. Diese Aufgabe wurde in der zweiten Hälfte der fünfziger Jahre von einem Team psychoanalytisch ausgebildeter Psychiater in Angriff genommen, das als *The Workshop* bekannt wurde. Unter dem wachsenden Einfluß psychoanalytischer Vorstellungen werden im gegenwärtigen psychiatrischen Denken alle bei irgendwelcher Art von Psychotherapie gemachten Beobachtungen mit Vorliebe in Begriffen der Psychopathologie oder der Psychodynamik beschrieben. Diese beiden Konzepte, ganz besonders das zweite, sind zu einer Art Schlachtruf geworden: ständig hört man von dynamischer oder dynamisch orientierter Psychotherapie reden.

Im Gegensatz zu dieser Art des Denkens versuchten wir, unsere Forschung auf die therapeutischen Prozesse zu konzentrieren. Wir mußten bald einsehen, daß das Denken in psychopathologischen oder psychodynamischen Begriffen zum Verständnis dieser Vorgänge nicht viel beitrug. Da jede Therapie auf einem Wechselspiel zwischen Patient und Arzt beruht, kann man die Vorgänge nicht wirklich verstehen, wenn man die Beobachtung auf nur einen von beiden beschränkt: Therapie ereignet sich weder im Arzt noch im Patienten, sondern *zwischen* beiden. Daraus folgt, daß man die Interaktion zwischen Patient und Arzt beobachten und registrieren muß. Dieser neue Ansatz erwies sich wohl als fruchtbar, aber auch als schwierig. Immer wieder passierte es, daß wir auf die alte Weise Ereignisse beobachteten und aufzeichneten, die nur einen der beiden Beteiligten betrafen, verfielen also wieder in psychopathologisches oder psychodynamisches Denken. Um dieser Tendenz in uns entgegenzuarbeiten, entwarfen wir sogenannte »Formulare« für die Protokollierung unserer Interviews. Das war eine harte Schule, und wohl jeder von uns revoltierte irgendwann einmal dagegen. Wir taten uns schwer damit, die Notwendigkeit dieser Disziplin einzusehen, und noch schwerer, ihren Wert richtig einzuschätzen.

Diese »Formulare« haben sich seither als hervorragendes Werkzeug für alle ferneren Untersuchungen erwiesen. In Kapitel V wird die Entwicklung der Formulare für die hier berichtete Forschung, ihre mehrfache Umgestaltung im Einklang mit unserer wachsenden Erfahrung und Erkenntnis geschildert. Um zu zeigen, in welchem Geiste sie entworfen wurden, seien hier einige der Rubriken angeführt, die in unseren ersten Forschungsgruppen in den fünfziger Jahren formuliert wurden, noch immer in Gebrauch sind und fast schon als »klassisch« gelten können. Eine davon lautet: »Entwicklung des Interviews« mit den Unterfragen: a) »Wie behandelte der Patient den Arzt?« und b) »Wie behandelte der Arzt den Patienten?« Eine andere Rubrik lautet »Atmosphäre des Interviews«; im einzelnen wird nach a) »dem Beitrag des Patienten«, b) »dem Beitrag des Therapeuten« gefragt. Eine weitere Rubrik fragt nach den »Deutungen, an die gedacht und die auch gegeben wurden«, im Gegensatz zu »Deutungen, an die zwar gedacht, die aber nicht ausgesprochen wurden« usw.

Zur Beantwortung auch nur einer dieser Fragen bietet die *Psychopathologie* des Patienten, wie genau man sie auch kennen mag, nicht genügend zuverlässiges Material. Wir werden hoffentlich zeigen können, daß dazu eine andere Art des Beobachtens und Denkens nötig ist. Die Arbeit des *Workshop* führte zur Entdeckung einer neuen psychotherapeutischen Methode, die wir *Fokaltherapie* nannten.

Diese Methode befähigte uns, nachdem sie voll entwickelt war, schon in der diagnostischen Phase mit ziemlicher Sicherheit zu bestimmen, welches Ziel sich die Therapie setzen kann, wieviele Sitzungen schätzungsweise benötigt werden und was ungefähr das Ergebnis der Behandlung sein wird. Die Vorbedingungen für einen solchen fokalen Ansatz waren: a) daß wir durch die in den ersten Interviews gemachten Beobachtungen ein einigermaßen genau umschriebenes Gebiet in der Psyche des Patienten isolieren konnten, das wir den »Fokus« nannten; b) daß wir die Möglichkeit sahen, dem Patienten in diesem Bereich zu einer wesentlichen Neueinstellung zu verhelfen, und endlich c) daß diese Neueinstellung die gesamte Lebenssituation des Patienten erheblich bessern könnte. Um das alles in einer begrenzten Stundenzahl zu erreichen, entwarfen wir eine neue Technik, mittels welcher die therapeutische Arbeit so weitgehend wie möglich auf den Fokalbereich beschränkt werden könnte. Die Hauptmerkmale dieser neuen Technik nannten wir *selektive Aufmerksamkeit* und *selektive Nichtbeachtung*. Das besagte, daß der Therapeut nach Möglichkeit Deutungen wählen sollte, mit denen die Assoziationen des Patienten in die Nähe des Fokalbereichs gelenkt wurden, und daß er andere Deutungen, die davon ablenkten, vermied. Wenn der Fokus richtig gewählt war, gingen die Einfälle des Patienten deutlich in seine Richtung. Wenn dagegen keine solche Tendenz bei den Assoziationen des Patienten festzustellen war, mußten wir annehmen, daß unsere Diagnose nicht stimmte. In einigen Fällen erzielten wir dann durch Wahl eines anderen Fokalbereichs doch noch die gewünschten Ergebnisse; in anderen Fällen entwickelte sich die Behandlung zu einer langfristigen Psychotherapie oder sie erwies sich als Mißerfolg.[2]

Die Fokaltherapie stellt an den Therapeuten etwas andere Anforderungen als die Psychoanalyse. Die Arbeit stößt z. B. kaum jemals bis in die prägenitalen Regionen vor; dementsprechend zeigt auch die Übertragung nicht viele primitive prägenitale Merkmale. Die Therapie bleibt beim ganzen Objekt, d. h. auf

2 Eine ausführlichere Beschreibung gibt Malan (1963). Eine detaillierte katamnestische Untersuchung aller im *Workshop* behandelten Fälle ist in Vorbereitung.

genitaler Ebene, und insofern ist die Aufgabe des Therapeuten etwas leichter. Dagegen kann er sich nicht entspannt der freischwebenden Aufmerksamkeit überlassen, sondern muß, dem Grundprinzip der selektiven Aufmerksamkeit entsprechend, immer bereit sein, seine Reaktionen auf die Einfälle des Patienten so zu wählen, daß die Arbeit näher an den Fokalbereich heran- und nicht von ihm wegführt. Diese konzentrierte Interaktion zwischen Arzt und Patient ist wahrscheinlich der ausschlaggebende Faktor für den Erfolg einer Kurztherapie.

Nach unserer Erfahrung eignen Analytiker sich besonders gut dafür, diese neue Technik zu erlernen. Allerdings nicht alle; einige sind der Meinung, sie verstoße so sehr gegen den Geist der klassischen Analyse, daß sie sich gar nicht mit ihr befreunden können. Andererseits haben einzelne nichtanalytische Ärzte und Psychiater mit dieser Technik so geschickt umzugehen gelernt, daß sie sehr annehmbare Therapien vorzuweisen haben.[3]

Seit Anfang der sechziger Jahre haben wir in verschiedenen Forschungsseminaren, die sich aus praktischen Ärzten zusammensetzten, mit Techniken der Fokaltherapie experimentiert. Die Ergebnisse waren recht gut, sogar ermutigend, aber ein wesentlicher Nachteil ließ sich nicht beheben: im normalen Betrieb der ärztlichen Praxis blieb die Fokaltherapie ebenso ein Fremdkörper wie das frühere »Zuhören beim langen Interview«.

Das bedeutete, daß es auch weiterhin nicht möglich war, jedem Patienten, der es nach Meinung des Arztes nötig hätte, eine Therapie anzubieten. Also war der Arzt gezwungen, eine Auswahl unter seinen Patienten zu treffen und einige, in Wirklichkeit waren es die meisten, mit den Methoden der krankheitszentrierten Medizin zu behandeln und nur einige wenige mit der neuen, patientenzentrierten Medizin.

3 Vgl. z. B. M. B. Clyne: *Anruf bei Nacht;* L. J. Friedman: *Virginität in der Ehe;* R. S. Greco: *Ein Hausarzt und seine Praxis,* bei Ernst Klett, Stuttgart; ferner A. Lask: *Asthma;* M. Courtenay: *Sexual Discord in Marriage,* sämtliche in der Reihe *Mind and Medicine Monographs,* Tavistock Publications, 1960-69.

Um 1965 sahen Enid Balint und ich ein, daß die von der Fokaltherapie abgeleiteten Methoden dieses wichtige Problem nicht zu lösen vermochten. Zwar lockerten sie etwas den Druck, unter dem die praktischen Ärzte standen, aber in den normalen Routinebetrieb ließen sie sich nicht einfügen. So beschlossen wir, ein Forschungsteam zu organisieren und zu versuchen, neue Techniken zu entwerfen, die es dem Arzt erlauben würden, allen seinen Patienten psychologische Hilfe anzubieten, ohne die normale Routine seiner Praxis zu belasten. Ausgeschlossen blieben alle unspezifischen und darum fragwürdigen Methoden wie allgemeine Stützung, Aufmunterung, gutgemeinter, mitfühlender Rat und jede Art von verwässerter Psychoanalyse. Die von uns angestrebten neuen Methoden mußten einerseits auf echtem Verständnis für die Persönlichkeit des Patienten und für die sich entwickelnde Beziehung zwischen Patient und Arzt aufgebaut sein, andererseits sollten sie von einer genügend großen Anzahl von Ärzten bei entsprechender Begabung auch ohne vorgängige eigene Analyse angewendet werden können. Und endlich sollte die für diese Technik erforderliche Zeit nicht über die routinemäßigen zehn bis fünfzehn Minuten hinausgehen, die der Durchschnittspatient in der Sprechstunde bekommt. Diese letzte Bedingung hat der Methode den Namen »Zehnminuten-Psychotherapie« eingetragen.

Weil wir voraussahen, daß unsere Forschung auf große Schwierigkeiten stoßen würde, beschlossen wir, nur sehr erfahrene Kollegen zur Mitarbeit aufzufordern, Kollegen, die schon einige Jahre lang an unseren Seminaren teilgenommen hatten. Dadurch unterscheidet sich dieses Seminar UCH/4 grundlegend von allen früheren: Die Teilnehmer meldeten sich nicht spontan zur Mitarbeit, sondern wurden sozusagen aufgeboten. Dennoch erwies sich die Gruppe als sehr beständig. In den viereinhalb Jahren ihres Bestehens[4] verlor sie nur zwei der ursprünglichen neun Mitarbeiter. Einer mußte ausscheiden, weil

4 Dieses Kapitel wurde von Michael Balint vor seinem Tode im Dezember 1970 verfaßt. Das Seminar arbeitete noch bis Juli 1972 weiter.

sein Gehör stark abnahm, so daß er nicht mehr in der Gruppe mitarbeiten konnte, und nur einer zog sich aus Enttäuschung zurück. Im zweiten Jahr des Bestehens bat ein weiterer erfahrener Kollege um Aufnahme in unser Forschungsteam. Die klinische Arbeit dieser acht Ärzte – H. J. Carne, M. B. Clyne, M. J. F. Courtenay, C. H. Gill, P. Hopkins, A. Lask, J. S. Norell und H. S. Pasmore – bildete die Grundlage unserer Forschung. Später erwachte auch das Interesse anderer Kollegen, und so kamen zunächst zwei Psychiater zu uns, Dr. Mary Hare und Dr. C. Treves-Brown, beide erfahrene Psychotherapeuten, und kürzlich gesellte sich noch ein voll ausgebildeter Psychoanalytiker, Dr. H. Bacal, zu uns.

Die Gruppe akzeptierte von Anfang an die Bedingung, daß jeder Patient, über den referiert wurde, weiter Forschungsfall bleiben sollte, und daß automatisch in regelmäßigen Abständen von zehn zu achtzehn Monaten Katamnesen über ihn vorgelegt werden mußten. Der behandelnde Arzt wurde aufgefordert, am Schluß seines erstmaligen Berichts über einen Fall explizit zu erklären, was für einen Therapieplan er habe und was er damit zu erreichen hoffe. Da alle unsere Verhandlungen auf Band aufgenommen und transkribiert wurden, war es leicht, bei den Katamneseberichten festzustellen, ob die Vorhersagen eingetroffen waren oder nicht, d. h. ob die geplante und durchgeführte Therapie geholfen hatte oder nicht. Vielleicht sollte erwähnt werden, daß dies wesentlich härtere Bedingungen sind, als sie allgemein bei der Begutachtung der Erfolge irgendeiner psychotherapeutischen Methode einschließlich der Psychoanalyse gestellt werden.

Am Anfang hatten wir nicht die geringste Vorstellung davon, ob sich irgend etwas unseren Hoffnungen Entsprechendes verwirklichen lassen würde. Darum forderten wir unsere Ärzte auf, Bericht über jedes Interview zu erstatten, in dem es ihnen ihrer Meinung nach gelungen war, einen sinnvollen Kontakt zu dem Patienten herzustellen und auf dieser Grundlage etwas zu erreichen, immer vorausgesetzt, daß das Interview nicht länger als zehn bis fünfzehn Minuten gedauert hatte.

Die Gruppe ging mit großer Begeisterung ans Werk, um so mehr, als eine ganz hübsche Zahl von Fällen zu beweisen schien, daß es sogar unter so strikten Bedingungen möglich war, den Patienten wirklich zu verstehen und dann dieses Verständnis als therapeutisches Mittel einzusetzen. Bald stießen wir aber auf ernstliche Schwierigkeiten, wenn wir genauer zu definieren versuchten, welche Art von Beobachtungen in der katamnestischen Periode nötig waren, um die zu Beginn der Behandlung gemachten Vorhersagen verläßlich zu validieren. Diese Erfahrung veranlaßte uns, die Reliabilität der zu Anfang akzeptierten therapeutischen Techniken neuerdings zu überprüfen. Alles mußte noch einmal in Frage gestellt werden, und das entmutigte einige der Ärzte so, daß die Weiterführung unserer Forschung gefährdet erschien. Schließlich gelang es der Gruppe jedoch, die Ursache dieser Schwierigkeiten zu diagnostizieren, und von da an ging unsere Arbeit ziemlich glatt voran.

Soweit wir bis jetzt übersehen, bestand die Hauptschwierigkeit darin, daß wir erkennen mußten, daß unsere alten, wohlerprobten Methoden dieser neuen Bedingungen wegen aufgegeben oder doch weitgehend modifiziert werden mußten. Um den Unterschied recht deutlich zu machen, charakterisierten wir die alte Methode als die des »Meisterdetektivs« und die neue als ein »Sich-Einstimmen« oder das Erlebnis einer blitzartigen Erhellung der Situation, eines »Flash«.

Wenn der Arzt die Technik des »Meisterdetektivs« verwendet, so muß er scharf horchen, sorgfältig beobachten und jeden Hinweis prüfen, von dem er annimmt, er könnte mit den Problemen des Patienten in Zusammenhang stehen. Er muß, bildlich gesprochen, »jeden Stein umdrehen«. Diese gewissenhafte Arbeit nimmt natürlich viel Zeit in Anspruch, daher die Methode der »langen Interviews«. Die Einführung der Fokaltherapie in die Allgemeinpraxis stellte noch höhere Ansprüche an den »Meisterdetektiv«. Nicht nur wurde von ihm erwartet, daß er intensiv zuhörte, man forderte von ihm jetzt außerdem eine so große Geschicklichkeit in der Auswertung seiner Beobachtungen, daß er nicht mehr jeden Stein umzudrehen brauchte, sondern unfehlbar erriet, welche Steine er umdrehen müsse, um alles Notwendige zu erfahren. Bei unseren ersten Versuchen hatten wir geglaubt, dieser Prozeß ließe sich beschleunigen, so daß man die Behandlung in »mini-langen« Interviews von fünfzehn bis zwanzig Minuten durchführen könnte.

Hier ist vielleicht darauf hinzuweisen, daß die Rolle des »Meisterdetektivs« viel Ähnlichkeit mit der traditionellen Rolle des Doktors in der krankheitszentrierten Medizin hat, besonders in der diagnostischen Periode. Höchstwahrscheinlich hat diese Ähnlichkeit zu den Schwierigkeiten beigetragen, die einige unserer jetzigen Seminarteilnehmer bei der Forderung empfanden, ihre altgewohnte Funktionsweise zu revidieren. Diese traditionelle Praxisführung gibt dem Arzt das sichere Gefühl der Überlegenheit; er hat das größere Wissen, an ihn wendet der Patient sich mit Hoffnung und Vertrauen, und er muß durch den Erfolg seiner diagnostischen Kunst beweisen, daß das Vertrauen in sein überlegenes Wissen und Können gerechtfertigt war. Wenn wir die diagnostische Phase einer Behandlung unter diesem Gesichtspunkt betrachten, dann ist jeder Hinweis, den man unter einem umgedrehten Stein entdeckt, für beide Partner der Arzt-Patient-Beziehung ein befriedigendes und beruhigendes Erlebnis.

Auf alle solche befriedigenden Erlebnisse sollten wir nun bei unserer neuen Technik verzichten. Jetzt wurde vom Arzt nicht mehr die Lösung spannender Rätsel und Probleme erwartet, sondern ein so genaues »Sich-Einstimmen« auf die Wellenlänge der Mitteilungen des Patienten, daß er so fehlerfrei wie möglich darauf antworten konnte. Damit Arzt und Patient ohne Gefahr von Mißverständnissen miteinander sprechen können, muß dieser Zustand des »Eingestimmtseins« für die ganze Dauer des Interviews aufrechterhalten bleiben. Man kann dieses Erlebnis, daß es zwischen zwei Personen plötzlich »funkt«, auch anders beschreiben, nämlich als eine aufblitzende Erleuchtung, einen »Flash«. Wir fanden, daß dieser »Flash« sowohl im Patienten wie im Arzt aufblitzen konnte, sogar bei beiden zugleich, was sich therapeutisch als besonders günstig herausstellte.

Man könnte diese Technik auch dadurch beschreiben, daß man sie der alten Methode gegenüberstellt. In jener hatte der Arzt das Privileg und die Verpflichtung zu *verstehen,* »was der Patient ihm mitzuteilen versuchte«, alle Auslassungen und Entstellungen in dieser Mitteilung zu *erkennen,* diese mit Hilfe seines Wissens unfehlbar zu berichtigen und es dem Patienten durch seine geschickte Technik zu ermöglichen, die richtigen Assoziationen zu bringen, die dann bewiesen, daß seine – des Arztes – Schlußfolgerungen stimmten. Hier spielt also der Arzt die Rolle des Führers, des Überlegenen. In der neuen Technik hat der Therapeut die Rolle, »sich einzustimmen«, dem Patienten die Führung zu überlassen, ihm zu erlauben, sich den Therapeuten zunutze zu machen. Das ist entschieden eine weniger glanzvolle, eine viel bescheidenere Rolle.
Ich fürchte, daß diese vielen Metaphern mit ihrem recht poetischen Klang den Leser mißtrauisch machen und verunsichern könnten, statt ihm zu helfen. Die Schwierigkeit liegt für mich darin, daß ich Erfahrungen aus der therapeutischen Beziehung zu beschreiben habe, die vielleicht den meisten Analytikern fremd sind. Darum sei es mir gestattet, die Diskussion an diesem Punkt zu unterbrechen und einen unserer Fälle vorzustellen, den wir während zwei Jahren katamnestisch verfolgt haben. Danach will ich die Diskussion wieder aufnehmen, die sich dann auf klinisches Material stützen kann.
Der Fall begann mit einer einzelnen Patientin; es stellte sich aber bald heraus, daß es in Wirklichkeit um eine ganze Familie ging. Die einzelne Patientin, Fräulein Oldham, ließ sich 1967 nach dem Tode ihres früheren Arztes auf die Patientenliste von Dr. Green aufnehmen. Sie war damals 68 Jahre alt, ledig, ehemalige Büroangestellte. Sie bewohnte eine eigene Wohnung im Haus ihres Bruders. Dieser war etwa ein Jahr jünger und hatte spät eine Frau ungefähr seines Alters geheiratet. In einer weiteren Wohnung im selben Haus wohnte Fräulein Beverley, auch unverheiratet, Ende der Fünfziger, eine Freundin von Fräulein Oldham. Die beiden Freundinnen verbrachten die meiste Zeit miteinander. Im Unterschied zu Fräulein Oldham

hatten die drei anderen Bewohner schon seit Jahren zu Dr. Greens Patienten gehört. Eine weitere wichtige Einzelheit: Als Fräulein Oldhams Mutter als Neunzigjährige schwer erkrankte, bestand Fräulein Oldham darauf, sie zu sich in ihre Wohnung zu nehmen, wo sie sie bis zu ihrem Tode mit großer Hingabe pflegte. Da auch die Mutter eine Patientin Dr. Greens gewesen war, kannte er Fräulein Oldham recht gut. Er wußte z. B., daß sie sehr freundlich war, sich an kirchlicher Arbeit beteiligte, gern half, wenn jemand in Not war, und daß sie Grausamkeit und Gewalt verabscheute.

Als Fräulein Oldham zu Dr. Green in Behandlung kam, klagte sie über vielerlei Beschwerden, aus denen der Arzt zuerst nicht recht klug wurde, die sich aber schließlich auf eine chronische Überdosis von »Diamox« zurückführen ließen, ein stark wirkendes Mittel gegen Glaukom, das der Patientin vom Augenarzt verschrieben worden war. Sobald das Mittel abgesetzt wurde, verschwanden alle Symptome. Der Arzt erfuhr, daß die Patientin früher noch von zwei anderen Fachärzten behandelt worden war, woraus er den Schluß zog, daß sie wahrscheinlich etwas überängstlich bezüglich ihrer Gesundheit war. Dann geschah eine Zeitlang nichts Besonderes; sie kam alle sechs bis acht Wochen in die Sprechstunde.

Die Krankengeschichte der anderen Familienmitglieder war vergleichsweise ereignislos. Herr Oldham sieht, wie seine Schwester, für sein Alter sehr gut aus, ist gut instand und immer gut gekleidet. Er hatte nur leichtere Erkrankungen wie einmal eine Bronchitis gehabt; eigentlich war er kaum je krank. Seine Frau dagegen sieht viel älter aus und hat Herzbeschwerden. Das letzte Mitglied dieser Hausgemeinschaft, Fräulein Beverley, ist ein etwas nervöses, ängstliches Fräulein, dem es, von gelegentlichen Erkältungen abgesehen, im allgemeinen gut geht. Fräulein Beverley kennt natürlich die ganze Familie Oldham sehr genau.

Im Sommer 1968 erschien Fräulein Oldham wieder in der Sprechstunde, klagte über Unpäßlichkeit, schlechten Schlaf und gelegentlichen Schwindel. Nachdem Dr. Green sie körperlich

gründlich untersucht hatte, stellte er die traditionelle Diagnose: Angst und Depression.
Dr. Green wußte zwar, daß sie, wie auch ihre Mutter vorher, von Kindheit an und besonders an den Wochenenden unter migräneartigen Kopfschmerzen litt, die ihr oft die Freude am Leben verdarben. Bis zu dieser Konsultation hatte er aber nie versucht, tiefer in mögliche persönliche Probleme von Fräulein Oldham einzudringen. Da ihm die Gelegenheit jetzt günstig erschien, fragte er sie, was sie ihm von sich selbst erzählen könne. Zuerst sagte sie »nichts«, dann aber kam nach und nach heraus, daß sie früher oft krank gewesen sei, daß sie Angst vor Gewalttätigkeit und auch davor habe, anderen Menschen zur Last zu fallen; daß sie und Fräulein Beverley eng befreundet seien, daß sie auch mit ihrem Bruder gut gestanden habe, bis sie damals ihre Mutter zu sich nahm; da sei der Bruder eifersüchtig auf das enge Verhältnis der beiden Frauen geworden. Hier versuchte der Arzt noch einen Schritt weiter zu gehen und fragte, ob sich für sie durch die Heirat des Bruders etwas geändert habe, worauf sie eine ausweichende Antwort gab. Statt weiter zu drängen, sagte Dr. Green, in der Befürchtung, schon zu weit gegangen zu sein: »Lassen wir es für heute genug sein.« Die Atmosphäre entspannte sich daraufhin, was ihnen beiden bewußt zu sein schien. Der Arzt hatte an diesem Punkt haltgemacht, weil er glaubte, daß die Patientin ihm für diesmal soviel erzählt hatte, wie es ihr möglich war, und daß es nur ihren Widerstand erweckt hätte, wenn er sie hätte drängen wollen. Er hatte aber das Gefühl, in diesem Gespräch mit der Patientin eine »andere Ebene« erreicht zu haben, und daß sie beide das ohne viele Worte erkannt hatten.
Darf ich wiederholen, daß jeder einmal vorgetragene Fall als Forschungsfall galt, über den systematisch in Abständen von zehn bis achtzehn Monaten katamnestische Berichte erstattet werden mußten. Wir hatten es uns von Anfang an zum Grundsatz gemacht, daß durch die Katamnese nur dann irgend etwas bestätigt oder widerlegt werden könne, wenn in der Initial-

phase ganz explizite Vorhersagen gemacht worden waren. Diesem Grundsatz entsprechend wurde jeder Arzt aufgefordert, in seinem Erstbericht, der auf Band aufgenommen und transkribiert wurde, folgendes zu konstatieren: 1. für jeden Fall zwei Diagnosen: eine traditionelle und eine Gesamtdiagnose; 2. seinen Therapieplan für beide Diagnosen; 3. seine Vorhersagen für beide Diagnosen.

Die traditionelle Diagnose im Falle von Fräulein Oldham war: Migräne, allgemeine Gespanntheit, Schlaflosigkeit. Die Gesamtdiagnose lautete: (1) starke Familienbindung; Gefühl der Verpflichtung, für andere sorgen zu müssen; (2) Angst vor Grausamkeit und Gewalt; (3) Verschlossenheit hinsichtlich des eigenen Gefühls- und Sexuallebens, möglicherweise nur schwache heterosexuelle, gelegentlich mehr oder weniger bewußte homosexuelle Bedürfnisse; (4) Spannung zwischen Bruder und Schwester, vielleicht aus Eifersucht a) auf die Mutter, b) auf die Schwägerin, c) auf Fräulein Beverley.

Dr. Green fügte hinzu, er habe einige Schlaf- und Stärkungsmittel verschrieben, weil er merkte, daß die Patientin erwartete, von ihm etwas gegen die von ihr geklagten Symptome – die traditionelle Diagnose – zu bekommen. Im Sinne der Gesamtdiagnose sollte die Behandlung darin bestehen, der Patientin zu zeigen, a) daß es zwischen ihnen nicht nötig sei, eine körperliche Krankheit vorzuschieben, wenn sie seine Hilfe brauchte, und b) daß er sich einigermaßen vorstellen könne, mit welchen Problemen die Patientin sich herumschlage, daß er aber keine Eile habe und sie nicht drängen wolle, gerade jetzt darüber zu sprechen. – Sein Therapieplan für die Zukunft war, mit der Patientin zusammen zu erkunden, wie weit es ihr möglich – und für sie notwendig – sei, über ihre inneren Probleme zu sprechen.

Die erste Reaktion Fräulein Oldhams war sehr ermutigend. Sie verabredete einen Termin mit Dr. Green für die folgende Woche. Sie kam und begann wiederum in ihrer alten Art über einen neuen Migräneanfall zu klagen – vielleicht um zu prüfen, ob der Arzt es ernst gemeint habe. Als er einfach zuwartete, änderte sie ihre Taktik und ergänzte, daß die Migräneanfälle ihr das Leben verleideten. Dann fing sie an, von der Angst zu sprechen, sie könnte irgend jemandem, ganz gleich wem, zur Last fallen; sie müsse das Gefühl haben können, daß sie ihre Pflicht getan und niemanden gekränkt habe. Dann sagte sie: »Ich habe viel nachgedacht über das, was Sie von meiner Verschlossenheit sagten«, und fügte hinzu, sie habe tatsächlich bis jetzt nicht oft von sich selbst gesprochen. Es folgte eine von beiden tolerierte Pause, und dann sagte sie ganz unvermittelt: »Sie erinnern mich an meinen Vater«.

Dann kam eine lange Geschichte über ihren sanften Vater und die strenge Mutter, die sich oft über ihn ärgerte und ihn schalt, worauf der Vater das Zimmer verließ, meist aber wieder zurückgeschlichen kam und schüchtern fragte: »Bist du noch mit mir böse?« Der Arzt gab zu, er sei zuerst nicht sehr erfreut gewesen, daß man ihn für so sanftmütig und mild halten könnte, aber er sah ein, daß die Geschichte gar keine Kritik, nur Zuneigung ausdrückte. Fräulein Oldham sprach dann von ihren Brüdern, die der Mutter ähnlich waren und dafür sorgten, daß ihr die Kanten abgeschliffen wurden. Dazu bemerkte Dr. Green, diese Erfahrungen seien vielleicht der Grund dafür, daß sie mit Frauen so viel besser auskomme als mit Männern. Sie dachte kurz nach und stimmte zu. Etwas später fragte Dr. Green, ob nicht im Haus eine gewisse Spannung herrsche, ob sie etwa auf ihre Schwägerin eifersüchtig sei, und erfuhr, daß ganz im Gegenteil die Schwägerin eifersüchtig sei auf die enge Freundschaft zwischen den beiden alten Fräulein.

Auf Befragung berichtete Dr. Green, daß er diesmal keine Medikamente zu verschreiben brauchte, obwohl die Patientin anfangs über ihre Migräne geklagt hatte. Offenbar hatte die Patientin dies auch nicht erwartet, denn sie verließ ihn ganz zufriedengestellt.

Jetzt konnte Dr. Green seine Vorhersagen präzisieren, nämlich: 1. Es sei anzunehmen, daß Fräulein Oldham die »neue Ebene« in der Beziehung zu ihrem Arzt einhalten werde, vorausgesetzt, 2. daß er nicht versuche, sie zu drängen; 3. wahrscheinlich werde sie ihm weiterhin verschiedene organische Krankheiten anbieten, aber 4. werden diese nicht allzuviel zu bedeuten haben, wieder vorausgesetzt, daß der Arzt sie zwar ernst nehme, ihr aber nicht erlaube, die »neue Ebene« aufzugeben, d. h. in ihre absolute Verschlossenheit zurückzufallen.

Es gehörte, wie schon gesagt, als integrierender Bestandteil zu unserer Forschung, daß über die in unseren Seminaren besprochenen Fälle in regelmäßigen Abständen katamnestische Berichte vorgelegt werden. Etwa elf Monate nach dem Erstbericht kam Fräulein Oldham wieder an die Reihe. In dieser Zeit hatte sie der Arzt viermal gesehen – sie kam, wie erwähnt, alle 6-8 Wochen in die Sprechstunde. Im gleichen Zeitraum war ihre Freundin, Fräulein Beverley, doppelt so oft erschienen – was etwa normal für sie war – und ihr Bruder viermal, also unnormal häufig, während die Schwägerin sich überhaupt nicht zeigte.

Die Beziehung Fräulein Oldhams zu ihrem Arzt entwickelte sich gleichmäßig und ohne dramatische Krisen. Jedesmal brachte sie einige scheinbar organische Beschwerden vor, und jedesmal schien sie es zu begrüßen, wenn kein organischer Befund erhoben wurde. Sie hielt die »andere Ebene« ein, sprach freier über sich, aber immer war sie es, die bestimmte, wie weit sie gehen wollte. Als erstes gab sie zu, daß sie seit diesen Aussprachen etwas selbstsicherer geworden sei, vor allem dem Bruder gegenüber. Bei einem späteren Besuch erwähnte sie noch, daß sie früher nicht gegen ihren Bruder angekommen sei, der sich immer im Recht glaubte, obwohl das meist nicht der Fall war; jetzt könnte sie sich ihm gegenüber gut behaupten. Gewalt haßte und verabscheute sie nach wie vor, aber auch das war jetzt etwas weniger angsterregend. Dagegen war ihre Angst, sie könnte krank werden und anderen zur Last fallen, noch immer groß. All das wurde aber so vorgebracht, daß der Arzt nirgends einhaken konnte. Als er noch einmal nach etwaigen Spannungen im Hause fragte, fegte sie das beiseite mit der Bemerkung, sie könne jetzt viel energischer sein, und es gebe keine Spannungen mehr.

Merkwürdigerweise erzählte Fräulein Beverley aus heiterem Himmel dem Arzt ihrerseits ihre ganze Lebensgeschichte. Offenbar hatten die beiden Frauen miteinander besprochen, was sich zwischen Fräulein Oldham und Dr. Green zugetragen hatte. Vermutlich wollte nun auch Fräulein Beverley eine solche Therapie bekommen, aber nur, wenn sie sicher sein konnte, daß der Arzt sie dann in Frieden lassen würde. Davon unabhängig bestätigte sie, daß Fräulein Oldham sich jetzt viel besser behaupten könne.

Der Bruder war nur wegen Unpäßlichkeiten wie Ohrensausen, leichter Bronchitis und dergleichen in die Sprechstunde gekommen. Jedesmal erwähnte er, seine Schwester sei viel lebhafter geworden, und das gefalle ihm sehr.

In der nächsten katamnestischen Periode, 15 Monate nach dem ersten Katamnesebericht, kam auch der Fall Oldham wieder aufs Tapet. In der Zwischenzeit hatten Herr und Frau Oldham den Arzt überhaupt nicht aufgesucht, Fräulein Oldham war fünfmal erschienen, Fräulein Beverley ebenso oft.

Die Häufigkeit von Fräulein Oldhams Besuchen war in diesem Katamneseabschnitt gleichbleibend: alle 3 Monate einmal. Sie klagte über Schlaflosigkeit, Grippe und anschließend daran über eine leichte Gastritis. Es kamen keine Klagen über Migräne, Erschöpfung oder andere Zeichen einer leichten Depression. Dr. Green hatte das Gefühl, daß die Spannung beträchtlich nachgelassen hatte, und er kehrte offenbar zu seiner früheren Behandlungsweise zurück, d. h. er verschrieb ihr ein Schlafmittel und ein Magnesiumpräparat gegen ihre Gastritis. Wir erinnern uns, daß er in seinem vor zwei Jahren aufgestellten Therapieplan beschlossen hatte, wenn irgend möglich, keine Medikamente zu verschreiben.

Die Beziehung zu ihrem Bruder war offenbar geklärt, denn er wurde überhaupt nicht erwähnt. Dagegen sprach Fräulein Oldham ein paarmal über Fräulein Beverley, sie sei so kratzbürstig und schwierig, besonders kurz vor den Ferien, die sie alle gemeinsam verbringen wollten. Nach den Ferien schien auch diese Beziehung wieder friedlich, denn Fräulein Oldham berichtete, Fräulein Beverley sei zwar schwierig, aber sie könne es ertragen. Fräulein Beverley kam während dieser Zeit fünfmal in die Sprechstunde, also entschieden häufiger als im Durchschnitt. Sie klagte über quälendes Hautjucken und andere kleine störende Symptome. Sie bemühte sich, dem Arzt klarzumachen, daß sie ein schweres Leben habe und darunter leide. Er stimmte zu; als er aber die Gelegenheit benutzen und auf ihre Lebensgeschichte zurückkommen wollte, die sie ihm ein Jahr zuvor erzählt hatte, wich sie aus.

Hier muß eine weitere wichtige Einzelheit erwähnt werden. Die beiden Ärzte, Dr. Green und der Augenarzt, hatten während der durch die Überdosierung des »Diamox« entstandenen Schädigung recht gut zusammengearbeitet, danach jedoch keinen Kontakt mehr miteinander gehabt. Dr. Green nahm an, daß Fräulein Oldham, wie alle seine Glaukom-Patienten, weiter zu regelmäßigen Kontrollen zu ihrem Augenarzt ging, nahm sich aber nicht die Mühe, Genaueres darüber in Erfahrung zu bringen. Etwa im Februar 1970 teilte ihm der Augenarzt mit, der Augendruck bei Fräulein Oldham sei ziemlich hoch, könne durch Medikamente nicht mehr herabgesetzt werden und eine Iridektomie sei unerläßlich. Die Operation war erfolgreich, der Druck ließ nach und das Sehvermögen besserte sich etwas.

Was war hier geschehen? Ein eingeschüchtertes, ängstliches altes Fräulein, das noch nie seine wahren Gefühle hatte ausdrücken können, wurde fähig, sich selber zu begegnen, Gefühle von Schuld und Scham teilweise einzusehen und bis zu einem gewissen Punkt sogar darüber zu sprechen. Die Hauptthemen, für die sie Hilfe erhielt, waren: die Liebe zu ihrem sanften Vater, Abneigung gegen die dominierende Mutter und die Brüder, Abscheu vor heftigen Szenen auf der einen Seite und auf der anderen Angst, schwach und von anderen abhängig zu werden, und endlich, daß sie nicht gern allein lebte. Das alles waren Geheimnisse, die sie höchstwahrscheinlich noch nie einem anderen Menschen anvertraut hatte. Die Reaktion auf diese Entlastung war, daß die Patientin a) den Arzt weniger oft aufsuchte, b) daß sie weniger darauf angewiesen war, organische Krankheiten anbieten zu müssen, und c) daß ihr unterwürfiges Verhalten einer entschieden realistischeren Selbstbehauptung Platz machte. Der Arzt versuchte noch ein paarmal, sie zum Weitersprechen zu veranlassen, aber sie ging nicht darauf ein. Da beschloß er, es bei dem Erreichten bewenden zu lassen und nicht weiter in sie zu dringen.

Die hier beschriebenen Resultate konnten in zwei Jahren erreicht werden. Fräulein Oldham brauchte den Arzt weniger häufig, nur noch etwa einmal in drei Monaten. Sie war imstande, mit ihrem Bruder Frieden zu schließen, ohne ihre neuerworbene Selbstsicherheit aufzugeben. Sie konnte sich jetzt über die Schwierigkeiten in der Beziehung zu Fräulein Beverley aussprechen und wahrscheinlich gerade dadurch sie besser ertragen. Die lebenslangen Migräneanfälle hatten ganz aufgehört, ebenso das Gefühl, überfordert zu sein, wie auch alle anderen Symptome einer leichten Depression.

Alles weist auf ein beträchtliches Nachlassen der Spannung bei Fräulein Oldham hin, einen Punkt ausgenommen: die Zunahme des Augendrucks, die eine Operation nötig machte. Ganz bestimmt wird man das Glaukom bald zu den psychosomatischen Krankheiten zählen, obwohl bis jetzt noch kein völlig schlüssiges Beweismaterial vorliegt. Aber selbst wenn man diesen Gedanken ablehnt, ist das unerheblich: eigentlich ist eine Iridektomie im Alter von 70 Jahren bei einem chronischen Glaukom etwas ganz Normales, vor allem, wenn kein Diamox gegeben werden kann. Halten wir dagegen einen psychosomatischen Zustand für denkbar, so ist die Möglichkeit nicht auszuschließen, daß die aus den anderen Lebensgebieten abgezogene Spannung in den Augen kumulierte. Wir wissen, daß Dr. Green sich nicht um einen engen Kontakt mit dem Chirurgen bemüht hatte und ihn auch dann nicht suchte, als ihm die bevorstehende Operation mitgeteilt wurde. Das ist aber kein ungewöhnlicher Zustand zwischen praktischem Arzt und Facharzt, wenn sie einander schon lange kennen und vertrauen. Trotzdem müssen wir die Frage stellen, wie das auch im Seminar geschah, ob es einen Unterschied gemacht hätte, wenn Dr. Green mit dem Chirurgen zusammen die Veränderung des Augendrucks beobachtet hätte. Die Antwort kennen wir nicht, aber wir werden den Fall weiter verfolgen.

Das ist, trotz dieses einen Unsicherheitsfaktors, doch sicherlich ein erfreuliches Resultat, wenn man in Betracht zieht, daß die Patientin ein 70jähriges Fräulein ist, das nie zu einem Mann Kontakt gefunden hatte und schon seit Jahren im Ruhestand lebte. Dieses Resultat wurde in zwei Beratungen zu je 10–15 Minuten, also in etwa 30 Minuten erreicht. Selbst wenn man die 9 katamnestischen oder anschließenden Beratungen dazuzählt, sind es im ganzen 11 Interviews zu 10–15 Minuten, so daß also die der Patientin gewidmete Zeit alles in allem weniger als 3 Stunden betrug. Ich kann hinzufügen, daß wir etwa 40 ähnliche Fälle haben, die ebenso protokolliert und katamnestisch verfolgt wurden. Also sind diese Resultate nicht zufällig, sondern man kann sie mit ziemlicher Sicherheit anstreben und auch erreichen. Was aber auch wieder nicht heißt, daß diese Therapie jederzeit und bei allen Patienten gegeben werden kann. Vergessen wir nicht, daß unsere Fälle insofern nicht repräsentativ sind, als die Ärzte aufgefordert worden waren, nur über jene Fälle zu berichten, bei denen sie etwas Positives erreicht zu haben glaubten. Wir geben auch offen zu, daß sogar unter diesen ausgewählten Fällen mehrere Fehlschläge zu verzeichnen waren. Trotzdem dürfen wir wohl sagen, daß unsere Technik sich in einer Anzahl von Fällen bewährt hat.

Die von Dr. Green angewendete Methode ist eine gute Illustration für das, was wir einen »Flash« nennen, für die Technik, dem Patienten die Führung zu überlassen, sich von ihm gebrauchen zu lassen. Bei Fräulein Oldham gab es nicht viel »Detektiv«-Arbeit: die vier Fragen, die Dr. Green stellte, erbrachten nicht viel brauchbares Material. Das gilt besonders für seine wiederholten Erkundigungen, ob Fräulein Oldham vielleicht auf ihre Schwägerin eifersüchtig sei – eine gute Illustration für unser Schlagwort: »Wer Fragen stellt, bekommt Antworten – aber sonst nichts!« Ein paarmal, wirklich nur sehr selten, wurden Deutungen gegeben, von denen vielleicht die wichtigste die provozierende Bemerkung war, Fräulein Oldham habe dem Arzt nicht viel von sich selbst erzählt.

Soweit man sehen kann, bestand die Therapie hauptsächlich darin, sich auf die Patientin »einzustimmen«, ihre Mitteilungen zu verstehen und so zu beantworten, daß sie sich verstanden fühlen konnte. Das geschah natürlich zum großen Teil durch sprachliche Kommunikation, aber in diesem gegenseitigen Sich-Mitteilen und Verstehen spielte die gewöhnliche Bedeutung der Worte nur eine untergeordnete Rolle. Man könnte sagen, es sei beinahe ebenso wichtig gewesen zu verstehen, was Fräulein Oldham nicht in Worten ausdrückte, wie was sie tatsächlich sagte. Und selbstverständlich gilt dasselbe auch für die Kommunikationen des Arztes. Damit konnte die »andere Ebene« erreicht und, jedenfalls in den beiden katamnestisch verfolgten Jahren, auch eingehalten werden, ohne daß einer der beiden Partner je ein Wort darüber verlor.

Neben dieser verbalen-averbalen Kommunikation wurde nicht viel nach der Psychopathologie der Patientin gefragt. Daß die beiden alten Fräulein eng befreundet waren, ist so ziemlich alles, was wir wissen. Themen wie Mutterbindung, manifeste oder latente Homosexualität usw. wurden nicht berührt, nicht einmal angedeutet. Auch nach Zusammenhängen zwischen ihrer Angst vor Gewalttätigkeit und der Möglichkeit, daß sie selbst leidenschaftlich fühlen und heftige Triebwünsche haben könnte, wurde überhaupt nicht gefragt. Und doch konnte trotz dieses geringen Materials eine wirkliche psychotherapeutische Behandlung anvisiert und durchgeführt werden.

Wir geben zu, daß die Planung und Durchführung einer solchen Therapie ohne richtige Grundlage gewisse Gefahren mit sich bringt. Diese bestehen erstens darin, daß unsere neue Technik vom Arzt eine sehr weitgehende Identifizierung mit dem Patienten verlangt. Offenbar gelingt eine so feine »Einstimmung«, daß es zu einem »Flash« kommen kann, nur, wenn der Arzt zu dieser weitgehenden Identifizierung imstande ist. Wir Analytiker wissen, welche Hilfe dies bei der Behandlung eines schwierigen Falles bedeutet. Wir wissen aber auch, daß eine solche Identifizierung bei gewissen Patienten zu äußerst gefährlichen Entwicklungen in der Arzt-Patient-Beziehung führen kann. Da der Patient die Beziehung bestimmt, kann es – um nur ein Beispiel einer solchen unerwünschten Entwicklung zu geben – zu einem unbewußten und darum unkontrollierten Hand-in-Hand-Spielen kommen, das zuletzt fast wie eine echte *folie-à-deux* aussieht. Ähnliche Entwicklungen sind bekanntlich von den Kleinianern unter der Bezeichnung »projektive Identifikation« untersucht worden.

Nach allgemeiner Ansicht bildet eine erfolgreich abgeschlossene Lehranalyse für den Analytiker den besten Schutz gegen diese Gefahren. Da das damals bei keinem unserer Ärzte der Fall war, mußten wir damit rechnen, daß sie hier gefährdet waren. Die Angst, vom Patienten mit Beschlag belegt und manipuliert zu werden, spukt in den Köpfen der meisten praktischen Ärzte, und deshalb vielleicht verfielen wir in den entgegengesetzten Fehler und waren allzu vorsichtig. Wie der Fall Oldham zeigt, ließ Dr. Green sich von seiner Patientin recht gut führen, aber nur bis zu einem gewissen Punkt. Seine Identifikation mit ihr war in der ersten katamnestischen Periode ausgezeichnet, in der zweiten weniger intensiv und auch weniger tragfähig; das läßt sich vielleicht daran ablesen, daß er in der zweiten Periode wieder dazu überging, Medikamente zu verschreiben. Eine ähnlich vorsichtige Haltung kam auch in anderen, von anderen Ärzten vorgetragenen Fällen deutlich zum Ausdruck.

Dies bringt mich auf ein für unsere Forschung wichtiges Problem, das wir gegenwärtig zu studieren beginnen: Wie soll es nach einem echten, erfolgreichen »Flash« weitergehen? Soll der Arzt in den folgenden Sitzungen auf weitere »Flash«-Erlebnisse hoffen, oder genügt es, wenn er in späteren Interviews auf die Rolle des »Detektivs« oder auf irgendeine Form von Fokaltherapie zurückgreift – besonders wenn es zu keiner weiteren »Erleuchtung« kommt? Oder aber soll er es als Zeichen dafür nehmen, daß er sich zunächst gedulden und nichts Entscheidendes zu tun versuchen sollte, wenn er im nächsten Gespräch keinen »Flash« hat? Diese und viele andere Fragen werden zur Zeit studiert, und da wir noch keine Antworten darauf haben, müssen wir um Geduld bitten.

Kehren wir jetzt wieder zu der Frage zurück, was wir Psychoanalytiker aus diesen Beobachtungen und Erfahrungen lernen können. Beginnen wir mit dem, was wir schon wissen, daß nämlich Übertragung überall mitspielt. Fräulein Oldham sagte ihrem Arzt, daß er sie an ihren Vater erinnere, wozu ich bemerken möchte, daß Dr. Green noch nicht fünfzig Jahre alt ist, während Fräulein Oldham bald siebzig wird. Natürlich war das keine intellektuelle Feststellung einer gewissen Ähnlichkeit, sondern eine hochgradig gefühlsbetonte Mitteilung – ein echtes Übertragungsphänomen also. Uns interessiert dabei wohl am meisten, daß Dr. Green nach einigen Bedenken imstande war, mit dieser Übertragungssituation fertig zu werden; er verstand sie und wertete die in ihr liegenden therapeutischen Möglichkeiten sehr geschickt aus, ohne ein Wort darüber zu verlieren. Das beweist, daß auch jemand ohne eigene Analyse bei entsprechendem Training lernen kann, einfachere Übertragungssituationen zu verstehen und für die Therapie nutzbar zu machen. Daß all dies ohne jede Schwierigkeit vor sich ging, obwohl der Arzt Fräulein Oldham kurz vorher körperlich untersucht hatte, ist ein weiteres wichtiges Detail. Ich habe schon verschiedentlich betont, daß einige der in der psychoanalytischen Situation wohlerprobten Grundsätze überprüft werden müssen, wenn die Behandlungssituation eine andere ist.

Ich möchte noch ein Wort zur Ähnlichkeit von Winnicotts diagnostisch-therapeutischen Interviews mit unseren Techniken sagen. Natürlich kannten die beiden das Seminar leitenden Analytiker seinen Ansatz seit langem – wir hatten Winnicott Mitte der fünfziger Jahre sogar eingeladen, im *Workshop* für Fokaltherapie darüber zu sprechen – und verfolgten die Entwicklung seiner Technik sehr aufmerksam. So standen wir zwar unter dem Eindruck seiner Ideen, waren aber, als wir mit unserer eigenen Forschung begannen, durchaus nicht darauf gefaßt, daß unsere Erfahrungen uns in diese Richtung führen würden. Die Ähnlichkeit wird noch überraschender, wenn man bedenkt, daß Winnicotts Ansatz einen ausgebildeten, äußerst sensiblen Kinderanalytiker voraussetzte, während unsere Kollegen praktische Ärzte ohne spezielle analytische Schulung waren. Immerhin: eine Ähnlichkeit ist da.

II

Enid Balint

Die »Flash«-Technik

Voraussetzungen und Möglichkeiten[1]

In diesem Kapitel sollen einige Aspekte der »Flash«-Technik beschrieben und soll besonders auf die Disziplin, die sie vom Arzt fordert, und die Freiheit, die sie ihm gewährt, eingegangen werden.

Es haben sich bei dieser Technik drei Arbeitsrichtlinien herauskristallisiert: Erstens darf der Arzt sich in seiner Therapie nicht zu sehr von Theorien oder theoriebestimmten, vorformulierten Fragen abhängig machen (wie unspezifisch und unaufdringlich sie ihm auch erscheinen mögen), weil ihm sonst einfache, augenfällige Geschehnisse im Interview entgehen oder später, nach dem Interview, nicht wieder einfallen könnten. Es ist vorgekommen, daß der betreffende Arzt sich in der Seminardiskussion wohl an solche Geschehnisse erinnerte, aber für die Therapie hatten sie keine Rolle gespielt; er hatte sie für zu unbedeutend gehalten, um sie zu verwenden. So kann es dazu kommen, daß die therapeutische Arbeit an relativ nebensächlichen oder für den Patienten unwichtigen Aspekten ansetzt.

Die Fragen, die der Arzt sich bei Ausübung der hergebrachten, krankheitszentrierten Medizin in physiologisch wie auch psychologisch gelagerten Fällen normalerweise stellt, sind die Frage nach dem Ort und die nach den Ursachen der Krankheit. In der Psychotherapie sucht man die Verursachung gewöhnlich in der Beziehung zu Eltern und Geschwistern, d. h. in der frühen Kindheit. Bei der »Flash«-Technik haben diese Fragen und die Beobachtungen, mit deren Hilfe man sie beantworten könnte, keine Vorrangstellung. Wir wissen aber, daß es sehr

1 Eine gekürzte Fassung dieses Kapitels wurde in Paris beim Internationalen Kongreß der Société Française de Médecine Psychosomatique im September 1970 vorgetragen und in Nr. 3, 1970 der *Revue de Médecine Psychosomatique et de Psychologie Médicale* veröffentlicht.

schwer ist, in einem Interview überhaupt etwas zu beobachten, wenn man keine Theorie, kein vorgezeichnetes Puzzlespiel hat, in das man eine passende Hypothese einsetzen kann, wenn das, was man beobachtet, scheinbar keinen Sinn ergibt. Hat man eine Theorie, so ist man in vorgezeichnete Gedankenbahnen eingegrenzt; hat man keine Theorie, ist das Beobachten erschwert – aber die Beobachtung ist frei. Diese Freiheit ist allerdings nur von Nutzen, wenn sie mit Disziplin gekoppelt ist. Im Falle der »Flash«-Therapie besteht die Disziplin in sorgfältiger, wacher Beobachtung und in der Fähigkeit zu beurteilen, wieviel des Beobachteten vom Patienten stammt und wieviel vom Arzt beigesteuert wird.

Die zweite Arbeitsregel betrifft die Folgerungen, die der Arzt aus seinen Beobachtungen zieht. Hier ist seine Aufgabe unerwarteterweise weniger schwierig. Die Schwierigkeit besteht vielmehr darin, die Intensität der Beobachtung aufrechtzuerhalten, nachdem er sich zu einem Kommentar oder einer Deutung entschlossen hat. Im übrigen (und wohl auch in dieser Hinsicht) ist die »Flash«-Technik allen anderen Psychotherapieverfahren ganz ähnlich. Der Arzt muß im stillen über seine Beobachtungen und deren Bedeutung reflektieren, sich mit dem Patienten identifizieren, sich Vorstellungen über ihn bilden und dann intervenieren, indem er einen Kommentar oder eine Deutung gibt, um zu erproben, ob er auf der richtigen Fährte ist. Wir wissen, daß dieser Vorgang des Beobachtens und Überlegens ein sehr schneller ist; für den Kommentar besteht jedoch kein Gebot besonderer Eile. Der Kommentar kann überhaupt nur von Nutzen sein, wenn Arzt und Patient sich gemeinsam auf die Arbeit konzentrieren. Es kommt vor, daß ein Patient auf jeglichen Kommentar des Arztes bereitwillig reagiert, während es sich später herausstellt, daß gerade der Kern seiner derzeitigen Probleme überhaupt nicht berührt wurde. Es besteht immer die Gefahr, daß der Patient nur zu gern auf die Ideen des Arztes eingeht, um von seinen eigenen »irrationalen« Vorstellungen abzulenken. Bei der hier zu beschreibenden Arbeit ist es jedoch wichtiger, das aufzugreifen, was den Patienten zur

Zeit des Interviews bedrückt, auch wenn es scheinbar etwas Nebensächliches ist und das Hauptproblem tiefer zu liegen scheint. Es kommt dabei gelegentlich zu Schweigepausen, aber wir haben gefunden, daß selbst in den zehn bis fünfzehn Minuten, die der Patient im Höchstfall während der Sprechstunde zur Verfügung hat, Raum für solche Schweigepausen ist, die nur wegen der Intensität der Interaktion zwischen Arzt und Patient lang erscheinen.

Die dritte Arbeitsregel bezieht sich auf das Recht des Patienten, sein Privatleben für sich zu behalten und keine Geheimnisse enthüllen zu müssen. Dies muß der Arzt respektieren. Die »Flash«-Technik verfolgt daher nicht das Ziel, die Abwehrmechanismen des Patienten zu durchbrechen. Wenn der Arzt beobachtet, daß der Patient etwas, das er fühlt, verbirgt – obwohl er es auch halb zu erkennen gibt –, etwas Peinliches zurückhält, allzu selbstsicher auftritt, zögert usw. usw., so hat der Arzt nicht unbedingt die Aufgabe, dem Geheimnis auf den Grund zu kommen, sondern muß nur sondieren, ob seine Vermutungen richtig sind. Der Arzt muß dem Patienten die *Möglichkeit* geben, sich mitzuteilen. Wenn der Patient das Angebot annimmt und sich bei ihm ein »Flash«, ein blitzartig aufleuchtendes Verstehen einstellt, worauf wiederum der Arzt reagiert, dann hat der Arzt die Pflicht, Disziplin zu üben und weiterhin des Patienten und seine eigenen Beiträge zum therapeutischen Prozeß zu beobachten, statt sich mit der Enträtselung von Geheimnissen abzugeben und sich damit gegen das, was ihm vor Augen liegt, zu verblenden.

Man mag fragen, welchen Nutzen eine solche Einstellung hat. Wenn die Therapie nicht das Ziel hat, die Ursachen der Krankheit festzustellen, wozu dient sie dann? Kann eine solche Technik dem Patienten helfen?

Unsere Erfahrung hat uns gelehrt, daß sich, wenn diese Regeln eingehalten werden, manchmal ein intensiver, intimer Kontakt zwischen Arzt und Patient einstellt. Dieser Kontakt führt nicht zu einer klammernden Abhängigkeitsbeziehung oder zu einer starken Übertragungsneurose. Aber der Verständnisblitz kann etwas Wesentliches enthüllen, so etwas wie die aus dem Wasser ragende Spitze eines Eisbergs oder ein schwelendes Feuer, seelische Leiden des Patienten, die dann vielleicht in Wochen oder Monaten oder Jahren allmählich erforscht werden können, entweder vom Patienten mit dem Arzt gemeinsam oder vom Patienten allein, und der Patient merkt alsbald, daß er mit sich selbst und seiner Umwelt besser zu Rande kommt. Unabhängigkeit und menschliche Würde des Patienten werden nicht angetastet; der Patient hat das Gefühl, die Situation zu beherrschen, und das ist auch der Fall. Er kann, wenn er es wünscht, sich den Arzt innerhalb der Grenzen, die dessen Persönlichkeit, Technik und Geschicklichkeit setzen, zunutze machen. Der Patient bestimmt das Tempo und den Inhalt der Therapie. Er kann (manchmal mit dem Arzt zusammen) seine gegenwärtigen Probleme mit seinen Kindheitserlebnissen verknüpfen; wir sind jedoch der Meinung, daß in dieser Technik solche Verknüpfungen zwar die Arbeit festigen können, daß sie aber nicht zu dem eigentlichen therapeutischen Werkzeug gehören. Wir meinen, daß die Therapie in dem eigenartigen, intensiven Aufleuchten des Verständnisses zwischen Arzt und Patient liegt, und zwar speziell im Rahmen der Allgemeinpraxis, in dem ein fortlaufender Kontakt möglich ist und in dem weder der Arzt noch der Patient ihr Selbstgefühl aufgeben müssen. Die Ich-Funktionen des Patienten werden nicht geschwächt, sondern eher verstärkt. Man könnte sagen, er wird mehr er selbst, indem er sich zu seinen Fehlern, Schwächen und Stärken bekennt, ohne sie jedoch zu beschönigen.

Ich will jetzt ein Bruchstück eines Falles beschreiben, den ich andernorts ausführlicher dargestellt habe.[2] Zu der Zeit, als dieser Fall von dem behandelnden Arzt in unserem Seminar vorgetragen wurde, im Juni 1967, verfolgten wir in unserem Denken noch andere Wege und diskutierten die Arbeit des Arztes daher noch nicht in dem Sinne, den ich ihr jetzt unterlege. Wir hatten die Bedeutung des »Flash« damals noch nicht erkannt,

2 »The Possibilities of Patient-centered Medicine«, *Journal of the Royal College of General Practitioners*, 1969, Bd. 17.

aber wie man sehen wird, war der Begriff bei der Diskussion der Katamnese des Falles drei Jahre später, im Juni 1970, bereits eingeführt.

Frau Salford, Patientin von Dr. Black, war im Jahre 1967 56 Jahre alt. Während der fünfzehn Jahre ihrer Besuche in Dr. Blacks Sprechstunde war ihre häufigste Beschwerde Kopfschmerz bei belastenden Situationen gewesen. Als Dr. Black den Fall im Seminar vorstellte, bemerkte er, er erwähne den Fall deshalb, weil er die Patientin zwar seit fünfzehn Jahren kenne, sie ihm aber vor dem Interview, das er berichten wolle, eigentlich nie als lebendes Wesen vor Augen gestanden habe. Sie sei ihm immer nur als Typus erschienen und habe sich plötzlich in diesem Interview als Person gezeigt. Im Seminar wurde dazu gesagt, darin könnte eines der Kriterien der Zehn-Minuten-Psychotherapie liegen (mit diesem Wort hatten wir zu Anfang unseres Forschungsvorhabens die in der normalen Sprechstunde des praktischen Arztes ausgeübte Psychotherapie bezeichnet). In seiner Gesamtdiagnose nannte der Arzt Frau Salford eine unglückliche, enttäuschte Frau. Er wollte in seiner Therapie den Versuch unternehmen, sie dazu zu bringen, ihren Gefühlen etwas Luft zu machen, »um zu sehen, warum sie sich unentwegt bis zum Zusammenbruch abhetzen muß«. Wir erkannten bald, daß diese Frau zu den Patienten gehörte, die man mit Fragen nur vertreibt, und daß sie keineswegs von der Art war, die der Arzt gern zu einem langen Interview bestellt.

Die nächste Therapiephase begann drei Monate später und bestand aus drei sehr dynamischen Interviews innerhalb von drei Wochen; sie dauerten 10 Minuten, 20 Minuten und dann nochmals 10 Minuten. Im Verlauf dieser Interviews war die Patientin imstande zu erkennen, daß ihr Ehemann sie liebte; daraufhin konnte sie sich erlauben, weniger hart zu arbeiten – und ihre Kopfschmerzen verschwanden. Wir wagten die Vorhersage, daß es der Patientin möglich sein werde, die Kommunikation mit ihrem Ehemann aufrechtzuerhalten. – Nach dieser Episode suchte die Patientin ihren Arzt bis zur Diskussion der

Katamnese im Mai 1969 nur noch viermal auf. Dr. Black bestätigte unsere Vorhersage, daß die Kommunikation zwischen den Eheleuten nicht wieder abgebrochen war, daß die Patientin weiblicher wirkte und noch einmal zu erkennen gegeben hatte, sie wisse, daß ihr Mann sie liebe. Balint sagte damals, er glaube, daß damit unsere Forschung eigentlich in Gang kam, denn hier habe sich gezeigt, was wir erforschen wollten: »Der Arzt merkte, daß sich bei jenem ersten Interview wirklich etwas ereignet hatte ... Wir versuchten, dieses Ereignis in verschiedenen Gleichnissen auszudrücken: es war, als ob ein Licht eingeschaltet, ein Vorhang gehoben würde. Jedenfalls hatte sich etwas ereignet; es hatte also nicht der Arzt etwas getan, sondern es war geschehen.« Doch erst bei der nächsten katamnestischen Diskussion im folgenden Jahr fand Balint die Formulierung: »Dies ist der erste Fall, den man einen ›Flash‹ nennen könnte.«

Kehren wir zu der Katamnese vom Mai 1969 zurück. Damals war die Patientin nach einem Verkehrsunfall in die Sprechstunde gekommen; sie war auf der Straße von einem Motorrad umgefahren worden und mit einer Beinverletzung ins Krankenhaus eingeliefert worden; es war jedoch kein Knochen gebrochen. Sie machte nicht viel aus dem Vorfall und sagte lachend, sie habe sich mehr um den Motorradfahrer (der unverletzt geblieben war) als um sich selber gesorgt. Der Arzt hörte den höhnischen, unaufrichtigen Tonfall wohl, sagte aber nichts. Dann erzählte die Patientin, was sie auf der Unfallstation des Krankenhauses erlebt hatte; sie schilderte das so drollig, daß der Arzt unwillkürlich lachen mußte. Sie war ganz desorientiert gewesen, aber niemand hatte sie beruhigt oder ihr geholfen. Diese Mitteilung veranlaßte den Arzt, ihre drollige Schilderung zu unterbrechen (deren Bedeutung vielleicht in trotziger Selbstbehauptung bestand: sie wußte sich selber zu helfen und brauchte niemanden); er versuchte aber nicht, die Arbeit noch weiter voranzutreiben. Die Patientin sagte noch: »Merkwürdig, ich habe seit ewigen Zeiten keine Kopfschmerzen mehr gehabt – wie kommt das wohl?«

In der Diskussion kam die folgende Frage auf: Hätte der Arzt die Gelegenheit, die sie ihm bot, indem sie vom Verschwinden ihrer Kopfschmerzen sprach, aufgreifen und diese Veränderung mit dem früheren Gespräch verknüpfen sollen? Diese Frage beleuchtet meines Erachtens die Tatsache, daß in einem Interview meist zahlreiche Anknüpfungspunkte vorkommen, die, wenn man sie aufgreifen würde, möglicherweise zu einem »Flash« führen könnten. Einige gehen unbemerkt vorüber, andere werden wohl bemerkt, aber von jedem Arzt ignoriert. Hätte sich z. B. die für einen »Flash« notwendige Intensität bilden können, wenn der Arzt einen Kommentar zu der drolligen Schilderung gemacht hätte, in der die Patientin sich erging, ehe sie von ihren Kopfschmerzen sprach? Dr. Black selber meinte, er hätte es vielleicht tun sollen; er habe es aber doch lieber unterlassen. Dieses Gefühl des Arztes (das Wagnis lieber nicht ein zweitesmal zu unternehmen, um das Gute, das beim erstenmal erreicht worden war, nicht zu zerstören) kommt bei unserer Art der Arbeit oft vor. Wir sind uns noch nicht ganz klar darüber, ob diese sehr vorsichtige, möglichst wenig eingreifende Haltung ein wesentlicher Zug der Flash-Technik ist, oder ob man noch bessere Resultate erzielen würde, wenn man weniger vorsichtig vorginge. Dr. Black sagte, in diesem Fall sei er sich erstmals bewußt geworden, wie schwierig die Fortführung der Therapie in einem Flash-Fall ist. Er habe das Gefühl gehabt, er sei da in etwas hineingeraten, ohne zu wissen, wie er wieder herauskommen könne. Das Seminar betrachtete es als eine wichtige Aufgabe zu erforschen, was man im Falle eines echten Flash beziehungsweise nach einem Flash-Interview tun könnte. Ist der Arzt verpflichtet, beim nächsten Besuch des Patienten in der Sprechstunde weiterzugehen? Verstößt es gegen seine Pflicht, wenn er das nicht tut, oder ist es ein unbefugter Einbruch in das Privatleben des Patienten, wenn er bei der nächsten Gelegenheit wieder einen Flash zu erzeugen versucht? Wir wissen auf diese Fragen noch keine Antwort, aber wir haben das Gefühl, daß wir einen eben erzielten Erfolg nicht zu sehr ausbeuten und nicht unverlangt in den Patienten dringen sollten. Ich möchte an dieser Stelle aber auf meine einleitenden Bemerkungen zurückkommen und wiederholen, daß der Arzt sich nicht allzu sehr von Theorien oder theoretisch vorformulierten Fragen abhängig machen sollte – selbst wenn diese Fragen sich aus der Theorie über die Flash-Technik ergeben –, damit er nicht die einfachen, ins Auge springenden Ereignisse übersieht, die es jetzt und hier zu beobachten gilt.

Was ist nun das Besondere an dieser Technik? Man könnte meinen, daß der einzige Unterschied zwischen unserer Flash-Technik und der »normalen« Psychotherapie in dem gegebenen Rahmen der Allgemeinpraxis liegt, in dem Interviews eben kurz sein müssen. Ich weiß nicht, ob das stimmt, da wir noch nicht mit Sicherheit wissen, ob die Intensität eines solchen kurzen Interviews beim praktischen Arzt auch unter anderen Bedingungen erzielt werden kann, wo lange Interviews das Normale sind, wo aber nicht ein solcher jahrelanger Kontakt besteht.

Die Hauptzüge der Flash-Technik sind m. E. zusammengefaßt die folgenden:

1. Die Intensität des Kontakts;
2. Die Freiheit, die sie dem Patienten gewährt, sich den Arzt auf seine Weise zunutze zu machen;
3. Die Freiheit, die sie dem Arzt gewährt, seine eigenen Beobachtungen zu machen;
4. Die Freiheit, die sie dem Arzt gewährt, sich benutzen zu lassen, d. h. sich selbst zu geben, ohne Angst, daß seine Patienten seine Zeit mißbrauchen könnten;
5. Die Disziplin, die der Arzt sich während der kurzen Interviews auferlegen muß, gleichzeitig den Patienten und seine eigenen Gedanken und Gefühle zu beobachten.

Bei unserer Art der Arbeit ist der Arzt nicht primär mit der Aufgabe belastet, herausfinden zu müssen, *warum* der Patient so spricht, denkt, fühlt und sich verhält, wie er es tut. Vielleicht liefert der Patient im Laufe der Zeit die Antwort auf die Frage *warum;* aber der Arzt hat in erster Linie die Aufgabe, die kleine, vor ihm liegende Stichprobe dessen anzusehen, *wie* der

Patient spricht, denkt und sich verhält und *warum* das ihm Schmerz bereitet; was für ein Mensch der Patient ist und was das ist, das er auf unklare, verwirrte Weise mit dem Arzt teilen möchte, also worauf er die Aufmerksamkeit des Arztes eigentlich lenken möchte. Es sei hinzugefügt, daß diese Seite unserer Arbeit nichts mit der Lösung von Problemen oder der Verhütung von Krisen zu tun hat. Und es ist in der Tat eine harte, Disziplin verlangende Arbeit.

Man kann diese Methode vielleicht am besten in einem Seminar lehren, in dem der Seminarleiter sich so verhält, daß sich eine Atmosphäre von Freiheit und Disziplin herstellt; in dem der Leiter nicht alle Antworten im voraus weiß, sondern seine Beobachtung so frei und seine Aufmerksamkeit so wach, sein Denken so diszipliniert ist, wie das von den Ärzten in den Interviews mit ihren Patienten verlangt wird. Auch das ist natürlich eine sehr schwere Aufgabe.

III

H. Stephen Pasmore

Der Patient »benutzt« seinen Arzt[1]

Im Januar 1966 forderten Enid und Michael Balint eine Gruppe praktischer Ärzte, die sich schon seit Jahren an ihren Seminaren beteiligt hatte, auf, in einem Forschungsteam mitzuarbeiten, mit dem Ziel, neue Techniken zu entwickeln, die es den Allgemeinpraktikern ermöglichen sollten, ihren Patienten innerhalb der normalen Sprechstunden-Interviews psychologische Hilfe anzubieten, ohne die Praxisroutine durchbrechen zu müssen.

Um die Ergebnisse zu klassifizieren und vergleichbares Fallmaterial zu gewinnen, entwarf das Team zwei Formulare, eines für den Erstbericht, das zweite für die Katamnese. Ein Hauptpunkt des Formulars war die »Gesamtdiagnose«, die die psychischen und physischen Aspekte des Falles umfassen sollte. So lautete eine typische Gesamtdiagnose für eine Witwe, die ihren ersten Mann verlassen hatte und geschieden worden war, deren zweiter Ehemann dann starb und die über Depressionen klagte: »Eine unweibliche, unsichere, aber scheinbar ganz tüchtige Witwe. Gerade ihre Tüchtigkeit kann der Grund für ihre Einsamkeit sein, ist aber zugleich auch ihr Fluchtweg aus der Einsamkeit. Sie hat wahrscheinlich Schuldgefühle wegen des Schicksals ihrer Ehemänner, die sie möglicherweise erdrückte; ferner hat sie Schuldgefühle darüber, daß sie ihre Töchter genau so herrschsüchtig behandelt, wie sie selbst von ihrer Mutter behandelt worden war. Nun waren die Töchter herangewachsen, und sie konnte sich des Gefühls der Einsamkeit nicht immer erwehren.«

Das Seminar war inzwischen im Stellen von Gesamtdiagnosen sehr gewandt geworden, jedoch immer noch nur mit Hilfe vie-

1 Dieses Kapitel ist im März 1972 bei der Ersten Internationalen Konferenz der Balint-Gesellschaft vorgetragen worden.

ler Fragen an den Patienten. Dieses Verhalten wurde noch dadurch bestärkt, daß die Seminarmitglieder förmlich darin wetteiferten, aus dem vortragenden Kollegen jedes Stückchen Information herauszuholen, das sie für ihre Beurteilung des Falles zu brauchen meinten. Wir prägten für diese Einstellung später den Ausdruck »Detektivarbeit«, nämlich genaues Durchforschen des gesamten Lebens des Patienten mit dem Ziel einer guten Gesamtdiagnose.

Im März 1968, als das Seminar zweieinviertel Jahre bestand, lenkte Michael Balint unsere Aufmerksamkeit auf die Tatsache, daß wir in unserem eigentlichen Forschungsprojekt keinerlei Fortschritte erzielt hätten. Hingegen glaubten die Ärzte selbst, daß sie hinsichtlich der Handhabung ihrer Fälle große Fortschritte gemacht hätten, obwohl sie ihre Enttäuschung noch nicht ganz verwunden hatten, daß sie mit dieser neuen ärztlichen Kunst nicht immer in nahen Kontakt mit ihren Patienten kommen konnten.

Es sei in diesem Zusammenhang daran erinnert, daß Balint schon früher geschildert hatte, wie schwer es den Ärzten, die zum erstenmal an seinen Seminaren teilnahmen, gefallen war, auf ihre »apostolische Mission« zu verzichten, immer am besten zu wissen, was für den Patienten gut sei und wie er sich zu verhalten habe, nachdem er sich einmal um Rat an ihn gewandt hatte, und »was der Patient erwarten könnte oder ertragen sollte und müßte«. Im Jahre 1968 hatten die Seminarteilnehmer noch nicht erkannt, daß sie mit der Gesamtdiagnose aufgrund ihres psychologischen Wissens nunmehr eine zweite apostolische Mission übernommen hatten, durch welche sie die erste, auf ihrer ärztlichen Kunst der Behandlung organischer Krankheiten beruhende, ersetzt hatten.

Nach dieser, seinerzeit sehr dramatisch wirkenden, Intervention Balints begannen die Seminarärzte, anders vorzugehen. Sie begannen, diese neuerworbene zweite apostolische Funktion aufzugeben und sich stattdessen mehr in die Bedürfnisse der Patienten einzufühlen und aufmerksamer auf das zu horchen, was die Patienten ihnen zu sagen versuchten. Immer häufiger waren sie imstande, sich auf die gleiche Wellenlänge ihrer Patienten einzustimmen, so daß sie es nicht mehr notwendig fanden, wie Detektive das gesamte Privatleben ihrer Patienten zu durchforschen. Sie begannen, die »selektive Aufmerksamkeit« bzw. »selektive Vernachlässigung« zu praktizieren, die Balint einige Jahre zuvor in seiner »Werkstatt für Fokaltherapie« erprobt hatte. Sie gingen in ihrem Denken von der Ein-Personen- zur Zwei-Personen-Psychologie über; mit anderen Worten, sie konnten den Patienten besser erreichen, indem sie die Arzt-Patient-Beziehung erforschten, anstatt sich auf die Psychopathologie des Patienten zu konzentrieren. So begannen sie, die Patienten in einem anderen Lichte zu sehen und zu versuchen, ihnen von einem anderen Ansatzpunkt aus zu helfen. Statt allein daran zu denken, wie der Patient zu untersuchen, zu beurteilen und zu behandeln sei, begannen sie sich zu fragen, auf welche Weise sich der Patient seinen Arzt am besten zunutze machen könnte.

Die Art und Weise, wie der Patient den Arzt benutzt, läßt sich an dem folgenden Fall demonstrieren, den Dr. Sage im Oktober 1969 vorstellte, zu einer Zeit, als das Seminar gerade begann, sich von der Detektivhaltung zu lösen.

Die Patientin, Frau Thornbury, war 31 Jahre alt, Hausfrau, seit vierzehn Jahren mit einem 38jährigen Milchausfahrer verheiratet, mit dem sie sechs Kinder im Alter zwischen vier und dreizehn Jahren hatte. Seit dreieinhalb Jahren stand sie auf Dr. Sages Patientenliste; sie war die älteste Tochter einer sechsköpfigen Familie, deren Mitglieder sämtlich in der Praxis wohlbekannt waren. Frau Thornburys Vater war zwei Jahre zuvor an Bronchialkrebs gestorben, die Mutter war eine etwas schlampige, aber nette Frau, die dafür sorgte, daß ihre Tochter nebst ihrer Familie auch auf die Liste von Dr. Sage kam, obwohl sie etwas außerhalb seines Praxisbezirks wohnte.

Frau Thornbury war eine ängstliche Frau, sehr um ihre Kinder besorgt; oberflächlich erweckte sie freilich den Eindruck, als würde sie gut mit allem fertig. Im Februar 1968 war sie jedoch für drei Tage in einem akuten Angstzustand ins Krankenhaus gekommen, und Dr. Sage stellte später fest, daß dieser Angstzustand damit zusammenhing, daß sie zum siebenten Mal schwanger geworden war. Sie wurde kurz darauf in eine gynäkologische Klinik aufgenommen, wo ihre Schwangerschaft beendet und sie auf ihren Wunsch sterilisiert wurde. Während dieser Zeit und noch einige Wochen danach wurde sie vom Psychiater der Klinik betreut. Anfang des folgenden Jahres suchte sie Dr. Sage auf, klagte, daß ihre Psoriasis sich verschlimmert habe, ließ aber von ihren wirklichen Ängsten nichts durchblicken. Dr. Sage notierte sich, daß ihr Ehemann plante, ein größeres Haus aus dem Sozialen Wohnungsbauprogramm zu erwerben, wo ihre Mutter, die etwas Bluthochdruck hatte, bei ihnen wohnen könnte. Ferner vertraute Frau Thornbury dem Arzt an, daß sie daran gedacht habe, Pflegekinder anzunehmen, da sie selbst ja nun keine Kinder mehr haben könne; aber sie setzte mit halbem Lächeln hinzu, das würde ihr wohl niemand erlauben.

Bei dem zehnminütigen Interview, über das Dr. Sage im Seminar berichtete, hatte Frau Thornbury zunächst geklagt, sie sei so müde und reizbar. »Ich bin so müde; mitten in der Nacht wache ich auf und habe alles satt.« Dr. Sages erster Gedanke war, daß sie bedrückt sei, weil sie keine Kinder mehr haben könne, aber die Patientin fuhr fort, es sei ihr auch so unangenehm, daß dann auch ihr Mann aufwache, und das sei schlimm, da er ja schon zwischen 5 und 6 Uhr aufstehen und zur Arbeit gehen müsse. Dr. Sage fragte, was ihr Mann denn tue, wenn er aufwache, und Frau Thornbury erwiderte, er sage dann, es täte ihm leid, daß sie nicht schlafen könnte; darauf drehe er sich auf die Seite und schlafe wieder ein. »Sollte er lieber zu Ihnen kommen?« fragte der Arzt, entschlossen, den Dingen auf den Grund zu gehen. »Ach nein«, antwortete Frau Thornbury, »nur das nicht, ich mache mir nicht viel daraus. Wissen Sie, ich bin in Wirklichkeit frigide« – das letzte sagte sie mit rauhem Lachen. »Frigide, bei all den Kindern?« fragte der Arzt. »Doch, es ist wahr, ich habe mir nie viel aus Sex gemacht. Ich habe es nur geduldet, weil ich wußte, ich könnte dann ein Kind haben.« An dieser Stelle des Interviews war der Arzt offenbar gepackt, denn er merkte, daß er sie anschaute und sah, daß sie sehr nett gekleidet war. Er machte eine Bemerkung darüber, und sie lachte und sagte, daß die Burschen auf der Straße oft hinter ihr herpfiffen. »Haben Sie denn überhaupt keinen Geschlechtsverkehr mit Ihrem Mann?« »Man muß vorsichtig sein, damit die Kinder nichts hören«, antwortete sie ausweichend.

In seiner Gesamtdiagnose beschrieb Dr. Sage die Patientin als eine unreife Person, die am liebsten immer ein Baby zum Spielen gehabt hätte und mit ihm umging wie mit einer Puppe. Sie hatte jung geheiratet und das Erwachsenenstadium nie gänzlich erreicht, da auch ihr Ehemann sie bemutterte. Den Tod ihres Vaters habe sie noch immer nicht verwunden.

In Zusammenfassung des Interviews sagte Dr. Sage, auch dieses Gespräch sei frigide gewesen, denn die Patientin habe sich in Reaktion auf sein Drängen verschlossen.

Eine Woche später bat Frau Thornbury um einen kurzfristigen Termin, da ihr siebenjähriger Sohn mit Bauchschmerzen aus der Schule heimgeschickt worden war. Der Arzt untersuchte das Kind, fand aber keinerlei körperliche Symptome. Beim Durchsehen des Krankenblattes entdeckte er, daß der Junge schon etwa 25 mal über solche Schmerzen geklagt hatte und in zwei Krankenhäusern untersucht worden war, als er noch kleiner war. Er fragte Frau Thornbury, was ihrer Meinung nach die Schmerzen hervorgerufen haben könnte. Sie antwortete, der Junge sei am Abend vorher sehr spät aus der Schule heimgekommen, und sie habe sich sehr aufgeregt, weil sie befürchtete, er könnte überfahren worden sein. Sie war sehr böse auf ihn, und da ihn das immer völlig aus der Reihe zu bringen pflegte, könnte das seine Bauchschmerzen ausgelöst haben. Dabei sah Frau Thornbury den Arzt mit einem, wie ihm schien, spöttisch-triumphierenden Lächeln an. Er sagte etwas ärgerlich: »Sie wußten also in Wirklichkeit, was er hatte?« Sie antwortete: »Ja, aber ich wollte doch sicher gehen.«

Dieser Fall zeigt, wie schwer es für den Arzt ist, mit seinen

Patienten in einen nahen Kontakt zu kommen, wenn er die Detektivtechnik benutzt. Denn während diese Technik es dem Arzt ermöglicht, eine gute Gesamtdiagnose zu stellen, hilft sie ihm nicht zu erkennen, was der Patient im Jetzt und Hier der Sprechstunde wirklich benötigt. Bei näherer Betrachtung sieht man in diesem Fall deutlich, wie der Arzt die Patientin, nicht aber, wie die Patientin den Arzt benutzte. Der Arzt benutzte die Patientin, um etwas über ihre vermutbaren Ängste im Zusammenhang mit ihrer Sterilisation und der Unfähigkeit, weitere Kinder zu haben, herauszubekommen. Seine Fragen waren gezielt auf diesen Komplex gerichtet, da er ihn für den Fokus hielt, an dem er am besten arbeiten konnte. Die Patientin dagegen benutzte den Arzt auf andere Weise. Sie schien ihre Abwehr gegen ihre Ängste, woher immer diese stammen mochten, verstärken zu wollen und bekundete keinerlei Verlangen, mit dem Arzt zusammen sich ein besseres Selbstverständnis zu erarbeiten.

Wir wollen das Interview noch einmal in den Einzelheiten betrachten. Frau Thornbury machte zunächst eine direkte Aussage über ihren seelischen Zustand: sie sei »müde und gereizt«. Sie führte dann ihre Müdigkeit darauf zurück, daß sie mitten in der Nacht aufwache, und das habe sie satt. An der Oberfläche schien das eine direkte Mitteilung über den Stand ihrer ehelichen Beziehungen zu sein, und der Arzt, der über ihre Liebe zu kleinen Kindern und ihre kürzlich erfolgte Sterilisation Bescheid wußte, kam zu dem vorschnellen Schluß, sie sei unglücklich darüber, keine Kinder mehr haben zu können. Aber Frau Thornbury erwähnte als nächstes ihre Sorge, daß ihre Schlaflosigkeit ihren Mann störe. Drückte sich darin ihre Furcht aus, daß ihr Mann Geschlechtsverkehr wünschen könnte, wenn er merkte, daß sie wach war? Aber auf die Frage, wie ihr Mann denn reagiere, wenn sie ihn wecke, antwortete sie, daß ihr Mann sie nur wegen ihrer Schlaflosigkeit bedauere und selbst gleich wieder einzuschlafen versuche. Um tiefer zu sondieren, bemerkte Dr. Sage, ihr Mann werde doch manchmal Geschlechtsverkehr mit ihr wünschen; dem widersprach sie jedoch mit rauhem Lachen: sie sei in Wirklichkeit frigide und habe den Geschlechtsverkehr nur geduldet, um schwanger zu werden. Es habe auch oft Streit mit ihrem Mann gegeben, weil sie nicht zum Geschlechtsverkehr bereit war. Konnte es sein, daß ihr Wunsch, schwanger zu werden und Kinder zu haben, ihr eine gute Entschuldigung bot, sich ihren Mann »vom Leibe zu halten«?

An dieser Stelle des Interviews sah Frau Thornbury so attraktiv aus, daß der Arzt eine Bemerkung darüber machte. Er sagte: »Aber haben Sie denn niemals Geschlechtsverkehr mit Ihrem Mann?« – worin sich die Nebenbedeutung ausdrückte: Wie kann ein Mann keine Lust haben, mit einer so attraktiven Frau Geschlechtsverkehr zu haben? Darauf sie: nein, die Kinder könnten es hören – mit anderen Worten: Es ist verboten, oder auch: Ich denke nicht daran, Sie an mich herankommen zu lassen.

Das Abwehrverhalten der Patientin ließ darauf schließen, daß sie sich über ihre Frigidität und den Anschein von Unweiblichkeit, den diese erweckte, beunruhigte. Also machte sie sich so attraktiv wie möglich, hielt aber aus Unsicherheit über ihre Weiblichkeit und aus Furcht, abgelehnt und verletzt zu werden, die Männer fern. Sie haßte den engen Kontakt mit dem Mann, der ihre Frigidität ans Licht bringen konnte.

Es ist bezeichnend für Frau Thornbury, daß sie eine Woche später um einen kurzfristigen Termin bat und ihren Sohn wegen akuter Bauchschmerzen untersuchen ließ, obwohl sie wußte, daß der Junge oft solche Anfälle hatte und sie die Ursache war. Wollte Frau Thornbury dem Arzt damit sagen, daß er, nachdem er ihren Bluff mit ihrer Frigidität durchschaut hatte, nun ihretwegen auch sehen durfte, wie sie bei ihrem Sohn Stress-Symptome provozierte, und wollte sie ihr Gewissen durch dieses Bekenntnis erleichtern? Oder machte sie sich nur wieder attraktiv, indem sie dem Arzt schmeichelte und ihn seine Kunst bei der körperlichen Untersuchung des Sohnes zeigen ließ, um ihn danach zum Narren zu halten, indem sie durchblicken ließ, sie habe immer gewußt, daß seine Symptome nur psychischer

Natur waren? Der Arzt war der Meinung, daß diese letztere Deutung die richtige und mit ihrem üblichen Verhalten gegenüber Männern im Einklang war.

Insgesamt ist es klar, daß in diesem Fall sowohl der Arzt als auch die Patientin auf ganz verschiedenen Wellenlängen waren. Der Arzt antwortete auf die Klage der Patientin über Müdigkeit und Reizbarkeit mit einer versierten psychologischen Untersuchung mit Hilfe der Detektiv-Technik; aber obwohl er damit sehr interessante Informationen über die Patientin erhielt und imstande war, eine gute Gesamtdiagnose zu stellen, auch der Patientin zweifellos ein Stück Hilfe leisten konnte, vermochte er sie doch nicht zu bewegen, das Wesen ihrer tieferen Ängste zu erforschen. Es scheint, daß er der Patientin mehr anbot, als sie zu der Zeit verlangte.

Das Seminar fand den Versuch, der Patientin durch eine bessere Gesamtdiagnose zu helfen, denn auch nicht befriedigend geglückt und stellte Erwägungen an, ob es eine andere Methode gebe, ihr zu helfen. Das Interesse des Seminars verlagerte sich: man wollte nicht mehr erforschen, wie der Arzt der Patientin am besten helfen könnte, sondern wie der Patient sich den Arzt am besten zunutze machen könnte. Die Seminarteilnehmer beschlossen, sich selbst mehr im Hintergrund zu halten und noch intensiver darauf zu horchen, was der Patient zu sagen versuchte. Sie meinten, sie müßten sich häufiger mit den Patienten identifizieren und ihre tieferen Gefühle mitempfinden. Sie müßten sich der Arzt-Patient-Beziehung stärker bewußt sein und Gegenwart und Vergangenheit des Patienten im Sinne dieser Beziehung deuten. Sie müßten selektive Aufmerksamkeit und selektive Vernachlässigung praktizieren. Mit anderen Worten: um ihr Bestes zu geben, fanden die Ärzte, daß sie sich den Patienten gegenüber ebenso verhalten müßten, wie Michael Balint sich ihnen, den Seminarärzten gegenüber verhielt.

IV

Cyril H. Gill

Verschiedene Interviewformen in der ärztlichen Allgemeinpraxis und der »Flash«

Alle Ärzte dieser Forschungsgruppe hatten Erfahrungen mit langen Interviews, in denen sie einzelnen ausgewählten Patienten bei deren persönlichen Problemen zu helfen versuchten. Im gegenwärtigen Projekt bestand das Forschungsziel darin, die normale, zehnminütige ärztliche »Beratung« in der Sprechstunde zu betrachten und zu sehen, was wir bei einem so kurzen Kontakt tun könnten. Es gibt viele Möglichkeiten der Interaktion zwischen dem Allgemeinpraktiker und seinem Patienten. So kann man die folgenden drei Kategorien aufstellen, für die jeweils ein Beispiel angeführt wird.

1. *Die übliche ärztliche Beratung*

Eine 56jährige, alleinstehende Frau, dem Arzt nicht näher bekannt, klagte über Müdigkeit und Unwohlsein. Der Arzt ließ sich ihren Zustand näher schildern und erfuhr, die Glieder seien ihr schwer und sie friere leicht. Er untersuchte sie gründlich, da er den Verdacht auf Myxödem oder Anämie geschöpft hatte. Die Untersuchung ergab jedoch nichts Auffallendes; dennoch überwies er sie zur Laboruntersuchung in eine Klinik.

2. *Das detektivartige persönliche Gespräch*

Die Labortests waren alle o. B.; die Patientin fühlte sich aber immer noch nicht wohl, und so bestellte der Arzt sie zu einem längeren Interview. Er fragte sie nach ihren Lebensumständen und erfuhr, sie habe sich kürzlich über eine Umstellung in ihrem Büro aufgeregt. Es war nicht leicht, etwas aus ihr herauszubekommen, aber es kam dann doch etwas über eine dominierende Mutter, die sie ziemlich isolierte, ihr zwar beibrachte, sie solle sich im Beruf bewähren, aber zugleich durchblicken ließ, sie glaube nicht, daß die Tochter es weit bringen werde. Diese war nun einsam und enttäuscht, und ihre Symptome begannen in dem Augenblick, als sie in einem großen Büroraum mit anderen Arbeitskollegen zusammengesetzt wurde, die ihr unfreundlich erschienen. Der Arzt faßte diese Erlebnisse in einem Bild zusammen, und sie gab zu, daß ihre Symptome damit zusammenhängen könnten. Sie sagte, sie sei ihm für sein Interesse dankbar, gab aber zu verstehen, daß sie gegen weitere Fragen in dieser Richtung Widerstand leisten würde. Es gelang ihm nie, bei ihr persönlich oder in ihren Lebensumständen eine Änderung herbeizuführen. So verschrieb er ihr Antidepressiva und bestellte sie nach vierzehn Tagen wieder.

3. *Das »Flash«-Interview*

Als die Patientin wiederkam, war sie womöglich noch deprimierter, und der Arzt rief im Ton einer Entschuldigung: »Oh, Sie Arme, dann müssen wir es aber noch einmal versuchen!« Darauf brach sie in Tränen aus. Die unmittelbare Reaktion des Arztes darauf war, daß sie mit dem Hut, den sie trug, nicht weinen dürfte, es sah zu lächerlich aus. Der Gedanke schockierte ihn, denn er hielt sich für mitfühlend gegenüber seinen Patienten; zugleich erkannte er aber, daß sie bei anderen Menschen ebenso alle Sympathiegefühle verscheuchen könnte. Sie begann sich wegen ihrer Tränen zu entschuldigen und war überrascht, als der Arzt sich seinerseits entschuldigte, daß er ihr nicht das Gefühl vermittelt habe, bei ihm dürfe sie weinen. Sie fühlte sogleich, daß dieses Gespräch eine neue Beziehung eingeleitet hatte, und verstand, was der Arzt meinte, als er sagte, sie wolle durch ihre strenge Haltung Abstand von den Menschen wahren. Er erwähnte auch den Hut, der so furchteinflößend wirkte, und sie nahm das mit gutem Humor zur Kenntnis. Zum Schluß konnte sie zugeben, daß ihre Klage über häufiges Frieren damit zusammenhängen könnte, daß sie niemanden habe, der sie wärmen könnte, und daß sie dieses Gefühl vor den anderen durch ihre strenge Haltung verbarg.

Das erste dieser Interviews war »krankheitsorientiert«; der Arzt hatte aus guten Gründen nach einem Myxödem, einer Anämie oder anderen körperlichen Krankheiten Ausschau gehalten.

Das zweite, längere Interview war »patientenorientiert«, und der Arzt leistete so etwas wie Detektivarbeit. Er versuchte, das Interview so zu führen, daß er eine Diagnose ihrer Persönlichkeit und nicht nur ihrer Krankheit stellen konnte. Er erkannte sie als eine kalte, dominierende Person und konnte auch selbst keinen guten Kontakt zu ihr gewinnen.

Das dritte Interview war ebenfalls »patientenorientiert«, bezog aber auch die Arzt-Patient-Beziehung ein. Der Arzt hatte eine blitzartige Erleuchtung über ihre Persönlichkeit und war imstande, diese Erkenntnis der Patientin mitzuteilen. Bevor das stattfinden konnte, gaben beide etwas von ihrer Zurückhaltung auf; der Arzt gestand seinen Mißerfolg ein, die Patientin erlaubte sich zu weinen. Das Klima des Interviews war viel wärmer und führte zu einer neuen Beziehung zwischen Arzt und Patient, die sich als solche schon als nützlich erweisen dürfte, die ihr aber auch helfen könnte, anders gegenüber anderen Menschen zu reagieren.

Die »Detektiv«-Technik

Diese Technik ist bekannt und bedarf keiner Beschreibung. Der Arzt erkennt, daß er die Probleme eines bestimmten Patienten, von denen er annimmt, daß sie hinter seiner Krankheit stecken, explorieren muß, und benutzt dazu dieselbe Technik wie bei der Aufnahme der Anamnesen. Er fragt nach den Gefühlen und mitmenschlichen Beziehungen des Patienten in Gegenwart und Vergangenheit und beobachtet dabei die Reaktionen des Patienten, seine Antworten, seine Vermeidungen. Das führt oft zu einem oder gar mehreren langen Interviews. Dann stellt der Arzt bei sich eine Diagnose und teilt sie dem Patienten in Gestalt einer Deutung mit. Jetzt achtet er auf die Gefühlsreaktionen, die beim Patienten und in ihm selbst auftreten, und macht sich die Arzt-Patient-Beziehung bewußt, die sich entwickelt und die er in der Behandlung nutzbar machen will. Aber die Gefühlsreaktionen wie auch das ganze Interview selbst bleiben unter der Kontrolle des Arztes. Er entscheidet, auf welche Faktoren er seine Bemühungen konzentrieren will.

Beispiele der Detektiv-Arbeit

1. *Frau Ingham – Dr. Silver.* Die 29jährige, verheiratete Frau kommt mit ihrer 14monatigen Tochter. Im Erstinterview klagt sie über Anfälle von Depression und über Streitigkeiten mit ihrem Mann, einem Antiquitätenhändler. Sie hatte früher bei ihrer Mutter in Südafrika gelebt und hatte geplant, mit ihrem Mann dorthin zurückzukehren. Die Mutter war aber vor vier Jahren, zur Zeit ihrer Heirat, gestorben, und so waren sie in England geblieben. Alle diese Auskünfte erhielt der Arzt durch ermunterndes Zureden; dann ging er zu den intimeren Fakten über. Ihre Eltern hatten sich scheiden lassen, als sie sieben Jahre alt war; sie blieb bei ihrer Mutter und zankte sich oft mit ihr. Der Arzt deutete an, sie habe vielleicht Schuldgefühle wegen ihrer Mutter. Sie gab das zu, wurde aber weinerlich und zurückhaltender, als er nach den näheren Umständen des Todes der Mutter fragte. Er verschrieb ihr Tranquilizer und bestellte sie nach einer Woche wieder.

Beim zweiten Interview sah sie besser aus und hatte von selbst aufgehört, Tranquilizer zu nehmen. Der Arzt hatte sich auf ein längeres Interview eingerichtet, und sie sprach über ihren Mann. Ihre Beziehung zueinander war zur Zeit etwas gespannt.

Er hatte den Antiquitätenhandel aufgebaut. Früher hatte sie ihm im Geschäft geholfen, aber jetzt müsse sie sich ja um das Kind kümmern. Sie beschrieb ihre Ehekräche. Am Schluß des Interviews kam der Arzt jedoch auf das Thema des Erstinterviews zurück und sagte: »Vielleicht sollten wir das nächste Mal über Ihre Mutter sprechen.«

Sie versuchte, das beim nächsten Arztbesuch zu vermeiden, klagte über Verdauungsbeschwerden, wollte, daß der Arzt mit ihrem Mann spreche. Mit Geduld gelang es dem Arzt aber, sie auf ihre Streitigkeiten mit der Mutter zurückzuführen.

Bei den beiden nächsten Interviews ging es ihr wieder besser. Sie hatte sich mit ihrem Mann ausgesprochen und erzählte nun viel über ihre Mutter. Die Mutter wie auch sie selber waren eigenwillig und tüchtig, und das führte manchmal zu Zusammenstößen. Z. B. hatte die Mutter ihr die Schuld gegeben, daß ein Grundstücksgeschäft, das ihnen die Möglichkeit gegeben hätte, zusammenzuleben, nicht zustande kam. Allmählich konnte Dr. Silver sie dazu bringen, ihren Groll und ihr Schuldgefühl über diese Streitereien bei ihm abzuladen, und es war klar, daß sie dem Ehemann gegenüber in ähnlicher Weise reagiert hatte. In weiteren Interviews half Dr. Silver ihr zu erkennen, daß sie alle Männer als Rivalen zu behandeln pflegte, und sie lernte es, ihre Rolle als Ehefrau und Mutter mit mehr innerer Befriedigung anzunehmen.

Es handelte sich in diesem Fall um eine Reihe ziemlich kurzer Interviews, aber in bezug auf die Technik ähnelten sie ein oder zwei langen Interviews, mit langen Pausen, in denen die Patientin nachdenken und ihren Widerstand überwinden konnte.

Der Arzt konzentrierte sich auf den Aspekt Mutter/Ehemann und steuerte den Fall in diesem Sinne. Vielleicht hätte er dasselbe Resultat auch mit einem anderen Fokus erreicht, aber er hielt sich an das, was er sah, und es klappte. Als das emotional belastende Thema des Todes der Mutter zu schwer für sie wurde, erlaubte er ihr wegzulaufen und sich erst einmal zu erholen, bevor er fortfuhr. Es muß eine gute Beziehung bestanden haben, die Arzt und Patientin zusammenhielt, aber trotz des Erfolges dieser »Detektivarbeit« wissen wir nicht, welche Gefühle Arzt und Patientin füreinander hegten, und wie in vielen Fokal-Fällen wurde das auch nicht besprochen und in der Behandlung nicht ausdrücklich berührt.

2. *Fräulein Malton – Dr. Silver.* Die Patientin war alleinstehend, 31 Jahre alt, klagte über Angst und Depression. Die Firma, bei der sie beschäftigt war, war in Auflösung begriffen, die Partner trennten sich und gründeten eigene Firmen. Sie wußte nicht, ob sie ihre Stellung behalten würde, und war erstaunt, daß es sie so sehr aufregte. Sie erwähnte, daß sie sich schon einmal so verzagt gefühlt hatte, als sie eine Fehlgeburt hatte; hier begann sie zu weinen. Der Arzt versuchte, sie zu ermutigen und mitfühlend zu reagieren. Sie sagte, sie hätte damals sehr gern ein Kind haben wollen, aber es sei doch unmöglich gewesen. Der Arzt suchte nach einer Parallele zwischen der damaligen und der jetzigen Situation und fragte, ob sie sich vielleicht in beiden Fällen von den Männern im Stich gelassen fühlte. Sie schien bei dieser Wendung des Interviews ziemlich zerstreut, und der Arzt verschrieb ihr ein Sedativum und bestellte sie für acht Tage später wieder. Sie kam jedoch nie wieder. Hier lag der Fehler wohl darin, daß der Arzt zu schnell versucht hatte, den Fall nach seinen eigenen Gedankengängen zu strukturieren. Es schien alles sehr gut zu laufen, bis er sich diesen Reim auf ihre Lebensgeschichte machte und seine Vorstellungen mit seiner Deutung testete. Wenn er nicht so in Eile gewesen wäre, hätte er vielleicht abwarten können, bis sie selbst einen Ausdruck für ihre Empfindungen gefunden hatte. Der Enthusiasmus und die vorschnelle Deutung des Arztes verscheuchten sie. Vielleicht war der Arzt selbst für sie zu einem der Männer geworden, die sie im Stich ließen.

3. *Herr Quorn – Dr. Sage.* Der 47jährige Patient stand seit 14 Jahren auf Dr. Sages Patientenliste; der Arzt kannte ihn aber überhaupt nicht. Er wollte eine Bescheinigung, um seinen

Arbeitsplatz gegen einen näher bei seiner Wohnung gelegenen zu vertauschen; er wirkte depressiv. Der Arzt fragte nach seinen Lebensumständen und erhielt auf einige Fragen einen kurzen Umriß. Unter anderem erfuhr er, daß der Patient einen Sohn im Pubertätsalter hatte, und der Patient schien den Tränen nahe, als er sagte, er und seine Frau könnten keine Kinder mehr haben, da seine Frau nach der Geburt dieses Sohnes an einer Post-Partum-Psychose gelitten hatte.

Dr. Sage erriet, daß es der Kummer um diesen Sohn war, der den Mann gegenwärtig so außer Fassung gebracht hatte; er glaubte, einen guten Anfang gemacht und eine tragfähige Beziehung zu diesem Patienten hergestellt zu haben, so daß er zunächst innehielt und den Patienten mit einem Rezept für ein Antidepressivum entließ.

Als wir den Fall im Seminar diskutierten, wurde klar, daß der Anstoß für das Interview die merkwürdige Bitte des Patienten war, sowie auch die Tatsache, daß er schon so lange auf Dr. Sages Liste stand und noch kein einziges Mal in der Sprechstunde erschienen war. Von diesen Beobachtungen ausgehend formulierte Dr. Sage seine Fragen, statt dem Patienten die Zügel zu lassen. Obwohl er die Depression erkannte und die Ursache erriet, konnte er den Patienten nicht dazu bringen, seinen Kummer zu offenbaren, als ihm die Tränen kamen, und so unterdrückte er dessen Aufwallung mit Tabletten.

Der Arzt sprach zwar befriedigt von einem guten Start, aber der Patient hatte dieses Gefühl während des Interviews offenbar nicht geteilt. Er erschien zwar wieder, aber zu einer gemeinsamen Arbeit kam es nicht.

Der Fall hatte jedoch eine interessante, unerwartete Folge. Der Patient schickte seine Frau zur Untersuchung, und diese gab an, daß sie in letzter Zeit frigide gewesen sei. Der junge Sohn erinnere sie an ihren Bruder; das hatte inzestuöse Ängste in ihr ausgelöst und ihre sexuellen Empfindungen gegenüber ihrem Ehemann gestört. Der Arzt konnte ihr über diese Phase hinweghelfen, was sich für die ganze Familie günstig auswirkte.

Der »Flash«

Diese kurzen Beispiele zeigen, wie die »Detektivarbeit«, mit eher formelhaften Fragen an den Patienten und der Führung des sich entwickelnden Falles durch den Arzt, sehr wertvoll sein kann, wenn die Möglichkeit besteht, die Zeit für diese Technik aufzubringen. In das übliche 5- bis 10-Minuten-Gespräch der normalen Sprechstunde paßt diese Technik jedoch nicht hinein, obwohl etwas Derartiges oft versucht werden muß, wenn man den Patienten verstehen will.

Wenn jedoch ein »Flash« – eine blitzschnelle Erleuchtung – auftritt, kann der Fall sich verwandeln lassen. Ein »Flash« kann jederzeit, in einem kurzen wie auch in einem langen Interview, aufzucken als ein spontanes, gemeinsames Gewahrwerden eines für den Patienten wichtigen Aspektes. Wir fanden es leicht, einen »Flash« zu erkennen, wenn er eingetreten war, es fiel uns jedoch schwer, ihn zu definieren. Je nach der Persönlichkeit des Arztes und des Patienten variiert er stark. Eigentlich gehört er zu den ganz gewöhnlichen zwischenmenschlichen Erfahrungen, und vermutlich wird nur allzu oft versäumt, die wertvollen Gelegenheiten, die er bietet, in der Sprechstunde auszunutzen.

Der Arzt muß sich, so ungern er es auch tut, von der Vorstellung lösen, daß er das Geschehen steuern sollte, und sich stattdessen auf die Not des Patienten »einstimmen«. Oft handelt es sich bei dem »Flash« um die Arzt-Patient-Beziehung, aber auch wenn das nicht der Fall ist, wird diese Beziehung durch den »Flash« eine andere.

Beispiele der »Flash«-Technik

1. *Frau Fareham – Dr. Gold.* Die Patientin war 34 Jahre alt; ihr ältestes Kind war mit 6 Wochen an einem angeborenen Herzfehler gestorben. Die beiden jüngeren Kinder waren jetzt vier und 2¼ Jahre alt. Sie brachte die Kinder häufig wegen

leichter Erkrankungen in die Sprechstunde, klagte, daß sie nicht schlafen wollten oder unartig wären. Oft machte sie »im Spaß« aggressive Bemerkungen über die Kinder wie: »Ich schenke sie Ihnen, Herr Doktor.« Dieser merkte nur zu gut, wie irritiert und unglücklich Frau Fareham über die Kinder war.

Diesmal kam sie mit dem jüngsten Kind, das angeblich Schnupfen und tränende Augen hatte. Der Arzt konnte nichts davon entdecken und stand vor einem Rätsel. Es fiel ihm auf, daß der Vierjährige diesmal nicht mitgekommen war, und er fragte: »Wo ist denn Mark?« Sie antwortete, daß er nun seit fünf Tagen in die Vorschule gehe, und jetzt kam es zu dem Verständigungsblitz zwischen beiden, daß dies der wahre Grund ihres Kommens war und daß sie darüber sprechen müßten. Der Arzt ließ sie reden, und sie konnte ihm in Anwesenheit des jüngeren Kindes sagen, wie schrecklich es für sie und auch für den Jungen gewesen war, sich vor dem Schulhaus zu trennen, obwohl er doch so ein »Quälgeist« sei. Sie sagte, es wäre zwar unsinnig, aber sie hätte solche Angst, daß ihm in der Schule etwas passieren könnte. Der Arzt bestellte sie in zwei Wochen wieder. Sie kam, und nun schüttete sie ihr Herz aus: ihre Schuldgefühle wegen Mark, der so unartig sei; sie schlug ihn manchmal und entsetzte sich dann über sich selber, und sie hatte ihn vorzeitig in die Vorschule gegeben, um ihn los zu sein. Mit nur geringer Hilfe ging sie dann auf ihr Schuldgefühl wegen des verstorbenen ersten Kindes über, an dessen Herzfehler sie sich die Schuld gab. In Gesprächen bei späteren Besuchen in der Sprechstunde eröffnete sie dem Arzt ihr Gefühl, eine schlechte Mutter zu sein; sie berichtete auch über Familienzwistigkeiten. Diese sind allmählich weniger häufig geworden, und die Spannung in der Familie hat nachgelassen. Auch die Kinder werden nicht mehr so häufig wegen leichter Erkrankungen gebracht. Einmal kam der Ehemann mit einer leichten interkurrenten Erkrankung und berichtete, das Familienleben sei jetzt viel glücklicher.

Das klingt nun alles nicht so, als habe der Arzt viel unternommen oder sei sehr tief in den Fall eingedrungen, aber es scheint klar, daß der ganzen Familie über eine schwierige Phase hinweggeholfen werden konnte. Durch die Bemerkung »Wo ist denn Mark?« und ihre Reaktion darauf und durch die Tatsache, daß beide die Bedeutung dieses Moments erkannten, konnte sich eine sehr viel aufrichtigere Arzt-Patient-Beziehung herstellen. Die Patientin war imstande, die bösen Gefühle, die sie im Innern hegte, auszusprechen und sich damit auseinanderzusetzen, statt sie indirekt durch das Vorschieben der kranken Kinder auszudrücken oder sie gar zu schlagen. Sie sagte einmal selbst: »Wissen Sie, wenn ich das nicht einmal aussprechen könnte, würde ich etwas Furchtbares tun.«

2. *Frau Carlisle – Dr. Black.* Die Patientin ist verheiratet und hat drei Kinder. Dr. Black hatte schon vorher mehrmals versucht, diese Frau zu verstehen, die über Kopfschmerzen klagte und oft gedrückt und angstvoll erschien, sei es wegen eigener Beschwerden, sei es wegen Krankheiten in der Familie. Der Arzt hatte ihr mehrmals angeboten, zu einem Gespräch zu kommen und die Lage mit ihm zu besprechen, aber sie leistete diesem »Detektiv-Angebot« Widerstand. Diesmal fiel dem Arzt etwas anderes an ihr auf – vielleicht ein etwas koketter Blick? Er hatte das Gefühl, daß er sie überhaupt nicht verstand, und vielleicht ging es ihrem Ehemann genauso. Er sagte: »Mir scheint, daß Ihr Mann und auch ich nicht richtig verstehen, was Sie wirklich möchten.« Sie reagierte sofort auf diese aufrichtige Bemerkung und sagte: »Drollig, daß Sie das sagen! Ich habe für Leute gearbeitet, die einen Blumenladen betreiben, und einer von den Männern war plötzlich so aufmerksam zu mir.« Anscheinend erweckte das in ihr vage romantische Gefühle. Sie hatte es ihrem Mann erzählt, der sie veranlaßte, die Arbeit aufzugeben. Nun sagte der Arzt: »Möchten Sie einmal kommen, wenn ich mehr Zeit habe, und das mit mir durchsprechen?« Sie antwortete: »Nein, das nicht. Aber ich komme vielleicht in 14 Tagen wieder.« Der Arzt meinte abschließend: »Es scheint also, als ob man Ihnen schon etwas Aufmerksamkeit widmen sollte, aber nicht zuviel.« Sie nickte lächelnd. Das war der »Flash«.

Danach war sie bei ihren Besuchen in der Sprechstunde viel freier und entwickelte eine etwas kokettierende Beziehung zu ihrem Arzt, der es geschickt vermied, daß sie das Heft völlig in die Hand bekam, oder daß er selbst zu energisch die Lenkung übernahm. Sie sprach in recht abfälliger Weise von ihrem Mann, sagte z. B. einmal: »Die Männer sind komisch«, wobei sie den Arzt mit einschloß. Der Arzt wies sie darauf hin, daß es ihr Spaß zu machen schien, ihren Mann kleiner erscheinen zu lassen, aber das hatte zunächst wenig Wirkung. Beim nächsten Gespräch sagte sie: »Ich habe darüber nachgedacht. Sie haben recht: mein Mann und ich haben einen Streit ohne Worte geführt.« Allmählich wurde ihr klar, was sie für ihn fühlte, wie unsicher sie ihrer selbst war und wie sie ihre Probleme in sich selbst zum Austrag bringen mußte.
Diese Patientin befindet sich in der Defensive und greift den Arzt und ihren Ehemann an, um die geringe Meinung zu verbergen, die sie von sich selbst hat. Sie konnte nicht zugeben, daß der Arzt sie in einem besonderen Interview direkt darauf ansprach, noch hätte sie etwa ertragen können, zum Psychiater geschickt zu werden. Irgendwie drang der Arzt dennoch zu ihr durch, indem er sich in die Lage des Ehemanns versetzte und diese Rolle geschickt beibehielt, während sie sich selbst besser verstehen lernte. Hier gibt es keine detektivische Befragung, keine Diagnose außer der, die sich aus der Arzt-Patient-Beziehung ergibt, unter Benutzung dessen, was der Arzt schon vorher über sie wußte. Am Tage des »Flash«-Erlebnisses kam sie und hatte etwas Kokettes an sich, das sie vorher nicht gehabt hatte. Auch der Arzt konnte sich etwas von seiner traditionellen Berufshaltung lösen, sich auf sie »einstimmen« und so zu einer Beziehung gelangen, die jedoch nicht zu eng sein durfte. Er beschrieb diese Beziehung sogar ausdrücklich in Worten, was nicht ohne einige Angst auf beiden Seiten geschah. Später war sie dann imstande, diese Beziehung so zu benutzen, daß sie ihre Ehe und ihr Verhältnis zu Menschen im allgemeinen verstehen lernte. Sie ist dadurch nicht zu einem anderen Menschen geworden, aber eine solche kleine Besserung im Selbstverständnis ist

der Mühe wert und ist ein realistischeres Ziel als eine »Heilung«.

3. *Frau Derby – Dr. Sage.* Die Patientin ist eine 56jährige Hausfrau ohne Kinder. Sie hat eine Schwester, die bei ihr wohnt, desgleichen einen alten Vater, der nach dem kürzlich erfolgten Tod der Mutter aus Nordengland zu ihr gezogen ist. Der Alte hat die Neigung, sich als »Schwerkranker« zu fühlen und im Bett zu bleiben, wogegen sein Arzt jedoch Einspruch erhob. Die Patientin selbst klagte über Schwäche und hatte einen Abszeß im Ohr. Während der Arzt das Ohr versorgte, sprach sie über das Zusammenleben mit dem Vater.

Jeder praktische Arzt kennt solche Situationen, in denen der Patient neben den Symptomen, die er selbst vorbringt, noch andere Beschwerden zu haben scheint, die er nicht recht in Worte fassen kann.

Der Arzt ist sich dann oft im unklaren und nicht sicher, ob er die traditionelle Arztrolle übernehmen oder sich auf das einstimmen soll, was der Patient sagt. Es kann viele Gründe geben, den Patienten zu unterbrechen und einem eigenen Gedankengang zu folgen: Furcht, eine wichtige somatische Krankheit zu übersehen, Mangel an Zeit oder Sympathie. Aber gerade diese Unsicherheit, wenn wir sie tolerieren können, ist das Vorspiel zu einem »Flash«.

In diesem Fall sagte die Patientin von ihrem Vater: »Er sieht so schwach aus, wenn er morgens aufsteht, und ich denke dann: Wieder ein Tag, der durchgestanden werden muß.« Der Arzt hatte plötzlich das Gefühl, daß sie hier nicht nur von ihrem Vater, sondern auch über sich selber sprach. Sie gab das zu, und nun bildete sich ein neues Klima. Sie sprach von ihrer eigenen traurigen Stimmung und dem ihr versagten Wunsch nach Kindern. Sie schloß mit den Worten: »Wie wird es einmal mir ergehen, wenn ich alt und von allen verlassen bin?« Der Arzt erwiderte: »Ich glaube, Ihr Vater ist nicht so traurig wie Sie selbst.«

Später hatte der Vater einen Herzinfarkt, und als er sich er-

holte, legte sich die Patientin mit Hüftschmerzen ins Bett. Die Ursachen der Hüftschmerzen waren nicht recht zu klären, und der Arzt brachte es fertig, zu ihr zu sagen: »Na, nun haben Sie es erreicht, nun haben Sie wenigstens einmal eine Ruhepause!« Sie nahm das nicht übel und stand auch bald wieder auf.
Ein anderes Mal kam sie, klagte über Schwindel und Ohrensausen und schien wieder deprimiert. Sie sprach über ihren Vater und ihre Schwester und sagte: »Meine Schwester sieht unserer Mutter so ähnlich; ich glaube, das ist es, warum Vater sie so gern hat.« Der Arzt half ihr, ihre Eifersucht auszudrücken, die sich hinter diesen Worten verbarg. Diese depressive, ziemlich häßliche Frau, die mit ihrer Schwester um die Liebe des Vaters wetteiferte, entwickelt allmählich eine vertraute Beziehung zu ihrem Arzt, der ihr Gefühl der Einsamkeit verstehen kann. Sie erkennt seine Besorgtheit um sie, hat aber Mühe, selbst Gefühle zu zeigen, und muß sich und andere unter Kontrolle halten. Der Fall geht weiter, und der Arzt steht bereit zu helfen, wann immer eine Krise, etwa beim Tode des Vaters, eintreten sollte.

Der praktische Arzt trifft seine Patienten und ihre Familien bei scheinbar zusammenhanglosen Vorfällen innerhalb langer Lebensspannen. Das gibt ihm genügend Gelegenheiten, diese Menschen kennenzulernen, auch wenn er sie nicht systematisch befragt oder die Auskünfte, die er erhält, bewußt zusammenfügt; gerade in diesem Rahmen ist ein »Flash« so wertvoll.
Beim Detektiv-Interview bewegt der Arzt sich in der überlieferten Rolle des medizinisch-diagnostischen Inquisitors. Damit ein »Flash« sich ereignen kann, muß er normalerweise dieses hergebrachte Verhalten aufgeben und sich auf den Patienten einstimmen. So müssen beide, sowohl der Arzt als auch der Patient, ihre Abwehrpositionen vor dem »Flash« etwas abbauen (z. B. im Falle der Frau Carlisle, als der Arzt zugab, nicht zu verstehen, was sie wirklich brauchte), und obwohl beide sich nachher wieder auf gewohnten Boden zurückzuziehen pflegen, hat sich die Arzt-Patient-Beziehung durch den »Flash« verändert, und dieses neue Sichverstandenfühlen wird

vom Patienten dann benutzt. Obwohl der Arzt sich hierbei weniger darum kümmert, ob der Fall auch gut in Kategorien eingeordnet und logisch durchschaut ist, muß er immerhin soviel Kontrolle behalten, daß der »Flash« therapeutisch genutzt werden kann.

So besteht z. B. im Falle Carlisle die Gefahr, daß Arzt und Patientin sich in der Formel »genügend, aber nicht zuviel Aufmerksamkeit« festfahren. Das ist ja das gewöhnliche Verhaltensschema der Patientin, und es wäre leicht möglich, daß beide einander damit in die Hand spielen und zulassen, daß die Beziehung verödet. Der Arzt muß der Patientin helfen, ihren Verhaltensautomatismus zu verstehen und soweit wie möglich abzubauen, solange der »Flash« noch wirksam ist.

Eine weitere Schwierigkeit besteht darin, daß der Arzt sich von seinem eigenen »Flash« nicht blenden lassen darf, daß er vielmehr bereit sein muß, sich das nächste Mal auf etwas anderes mit dem Patienten einzustimmen, wenn das opportun erscheint. Das zeigt sich z. B. im Fall Derby, wo der Arzt durch seine wache Aufmerksamkeit für alles, was die Patientin brachte, mit ihr zusammen die verschiedenen Aspekte ihrer Verstimmung behandeln konnte, und zwar immer genau dann, wenn der Grad der Spannung es erforderlich machte.

V
Michael J. F. Courtenay
Die Geschichte der Berichtsformulare

Die Falldarstellungen in den Seminaren waren zu Anfang ganz unsystematisch vorgetragen worden: Jeder Arzt stellte seine Fälle auf seine Weise vor, wobei er selbst entschied, welche Aspekte relevant waren, und in seinem Vortrag hervorhob, was ihm wichtig erschien. Das hatte zwei Vorzüge: erstens wurden die wichtigsten Momente des Kontaktes betont, und zweitens konnte man sehen, wie die Einstellung des Patienten zu seinem Arzt sich in der Einstellung des Arztes zum Seminar widerspiegelte, was vom Seminar direkt miterlebt wurde.
Es waren jedoch auch Nachteile zu verzeichnen. So wurden erstens negative Aspekte leicht ignoriert und manche Gebiete im Leben des Patienten vielleicht überhaupt nicht gesehen; zweitens war diese Form der Berichterstattung sehr zeitaufwendig.
Es wurden nun Versuche unternommen, eine systematischere Darstellungsweise einzuführen, wobei zwar die Nachteile vermieden, zugleich aber leider die Vorteile eingebüßt wurden. Dieser Verlust konnte aber dadurch einigermaßen wettgemacht werden, daß wir annehmen durften, daß unsere Ärzte alle etwa gleiches Können und eine ähnlich subtile Wahrnehmungsfähigkeit besaßen, so daß sie wohl beurteilen konnten, was sich in der Arzt-Patient-Interaktion abgespielt hatte. Es hatte sich in früheren Forschungsgruppen gezeigt, daß stichhaltige Ergebnisse in der Tat nur mittels strengerer Methoden erreicht werden konnten, und das Seminar beschloß daher, die Berichterstattung mittels »Formularen« zu strukturieren.

Formblätter zur Aufzeichnung von langen Erstinterviews waren im Laufe der Jahre mehrfach entwickelt worden. Sie waren von Michael und Enid Balint für die Zwecke der Einzelfall-Hilfe *(case-work)* im »Family Discussion Bureau«[1] eingeführt worden, um die in einem unstrukturierten Interview gewonnenen Auskünfte so auf verschiedene Rubriken zu verteilen, daß die positiven und negativen Befunde deutlich hervortreten und für eine rasche, sichere Diagnose benutzt werden können.

Dieses ursprüngliche Formular war von der »Werkstatt für Fokaltherapie« *(The Workshop)* erarbeitet worden und wurde in abgewandelter Form auch für allgemeinere Zwecke im »Cassel Hospital« benutzt. In nochmals modifizierter Gestalt wurde es in einem Forschungsprojekt über die Behandlung psychosexueller Störungen von denjenigen Ärzten verwendet, die für die Vereinigung für Familienplanung tätig waren. Die Geschichte dieser Berichtsbögen ist von M. Courtenay andernorts dargestellt worden (1968).

Diese Berichtsbögen eigneten sich jedoch nicht für die Auswertung der kurzen Interviews, die in der normalen Sprechstunde des praktischen Arztes die Regel sind. Allerdings hatte Enid Balint für ein von ihr geleitetes Forschungsseminar von praktischen Ärzten eine Karteikarte entworfen, um die in diesem Seminar vorgestellten Fälle zu registrieren; die Rubriken dieser Karte sind ziemlich die gleichen wie die auf unseren Formularen (s. Anhang A).

Zu Beginn des hier dargestellten Forschungsprojekts sollten im Seminar Interviews berichtet werden, bei denen der Arzt den Eindruck hatte, es sei ihm gelungen, mit dem Patienten einen sinnvollen Kontakt aufgenommen und diesen Kontakt so genutzt zu haben, daß etwas Fruchtbares herauskam, wobei das Interview nicht länger als zehn bis fünfzehn Minuten gedauert

1 Jetziger Name: »Institute for Marital Studies« (Institut für das Studium von Eheproblemen).

haben durfte (s. Kapitel I). Wir nahmen an, daß die Arzt-Patient-Interaktion in einem so kurzen Interview besser verstanden werden könnte, wenn sie auf einem Formular eingetragen würde, zumal ja die Rubriken der Karteikarten, die im Seminar für praktische Ärzte von Enid Balint benutzt worden waren, schon zur Verfügung standen. Man kann jedoch nicht oft genug betonen, daß die Aufzeichnung so kurzer Interviews, wie sie in der Sprechstunde des praktischen Arztes vorkommen, von der der langen Interviews sehr verschieden ist. Erstens stammt das Material durchaus nicht ausschließlich aus dem Interview des betreffenden Tages, sondern umfaßt auch alles, was der Arzt schon vorher über den Patienten und seine Umgebung wußte; dazu kommen noch, wie es sich in der Praxis erwies, allerlei nachträgliche Erwägungen, die der betreffende Arzt anstellt. Weil zweitens das Material, das in den einzelnen Konsultationen über die Arzt-Patient-Beziehung und ihre Auswirkung auf die Störung des Patienten gewonnen werden kann, immer nur knapp und sogar flüchtig ist, liegt die Versuchung nahe, da, wo Fakten fehlen, die Phantasie einzuschalten. Die Darstellung eines langen Interviews auf einem Formular ist Übungssache und bedeutet Ordnung und Raffung des Materials, während die Darstellung eines kurzen Interviews oft wie die Vergrößerung einer Photographie auf grobkörnigem Papier wirkte, sodaß der Arzt die undeutlich erscheinenden Züge gern etwas retuschierte. Es muß gesagt werden, daß der berichtende Arzt von der Gruppe zu solchen Retuschen oft sehr gedrängt wurde, denn alle unausgefüllten Stellen des Berichts wurden scharf kritisiert, trotz Michael Balints wiederholter Mahnung, gerade diese Lücken als solche zu beachten und zu verstehen.

Die Formulare entwickelten sich während des ersten Jahres der Seminararbeit sehr rasch, unterlagen dann einigen Änderungen und hatten erst im vierten Jahr ihre endgültige Form erlangt. Eine Übersicht über die Entwicklung der Rubriken gibt Tabelle I.

Tabelle I. Formular für das Erstinterview

Nr. des Formulars / Rubriken:	I	II	III	IV	V	VI	VII	VIII	IX
1. Daten und Fakten	+	+	+	+	+	+	+	+	+
2. Beschwerden und traditionelle Diagnose	+	+	+	+	+	+	+	+	+
3. Gesamtdiagnose									
a) iatrogen	+	+	+	+	+	+	+	+	+
b) autogen	+	+	+	+	+	+			
4. Therapieplan									
a) traditionell	+	+	+	+	+	+	+	+	+
b) fokal	+	+	+						
c) gesamt	+	+	+	+	+	+	+	+	+
5. Vorhersagen	+	+	+	+	+	+	+	+	+
6. Gründe für Wahl des Falles				+	+	+			
7. Reaktionen des Patienten			+	+	+	+	+	+	+
8. Gründe für sein Kommen	+	+	+	+	+	+	+	+	
9. Nachträgliche Erwägungen							+	+	+
10. Was hat der Patient gewollt?								+	+
11. Kollusion								+	+
12. Der »Flash«									+

Vielleicht ist es am einfachsten, die Verwendung des Berichtsbogens anhand eines Falles zu erklären.

Herr Dalston, 25 Jahre alt, jungverheiratet, kam in die Sprechstunde und klagte, er werde so dick, bekomme Brüste wie eine Frau. Vor einigen Jahren hatte er plötzlich erheblich an Gewicht zugenommen und an den Oberarmen und Schenkeln Striae entwickelt. Er war im Krankenhaus auf Morbus Cushing untersucht worden, jedoch ohne Befund. Diese Episode hatte sich kurz nach dem Tode seiner Großmutter, an der er sehr gehangen hatte, ereignet. Er war seit einem Jahr verheiratet; der Arzt kannte die junge Frau seit ihrer Kindheit und wußte, daß sie ein uneheliches Kind gehabt hatte, das jedoch kurz vor der Heirat gestorben war. Der Arzt sprach den Patienten nun auf seine Angst wegen der Brüste an, und es kam heraus, daß er die Lust am Sexualverkehr verloren hatte, aber seine Frau dafür verantwortlich machte: sie habe kein Interesse daran, und zuhause bestehe überhaupt eine unglückliche Atmosphäre. Ferner kam heraus, daß das verstorbene Kind nicht von ihm war. Der Arzt diagnostizierte am Grunde des Problemes Ängste wegen Potenzverlust und konzentrierte sich darauf.

Man kann wohl mit Recht annehmen, daß diese Kurzdarstellung eine recht genaue Beschreibung eines ziemlich typischen Arzt-Patient-Kontakts im Rahmen der Allgemeinpraxis ist. Wenn man jedoch das Formular benutzt, bekommt die Konsultation einen weit gewichtigeren Anstrich, weil verschiedene Aussagen festgehalten werden, die in einer vielbesuchten Sprechstunde oft unbemerkt verhallen. Auf dem Formular sieht der Fall folgendermaßen aus:

Fakten und Daten

Name des berichtenden Arztes: Dr. Black.

Name des Patienten: Dalston, geb. 12. 7. 1941 (25 Jahre alt).

Beruf: Elektriker.

Seit einem Jahr verheiratet.

Name der Ehefrau: Brenda, geb. 20. 8. 1944 (22 Jahre alt).

Beruf: Büroangestellte.

Kinder: Keine. Das uneheliche Kind der Ehefrau starb im August 1965 mit 5 Monaten, 12 Tagen an Lungenentzündung.

Datum und Dauer des Interviews: 24. 2. 1967, 15 Minuten. Auf der Patientenliste des Arztes seit 4 Monaten. Zahl der

Kontakte: 3. Ehefrau seit 1955 auf Pat.-Liste; 75 Kontakte in 15 Jahren (5 pro Jahr).

Wann und warum entschloß sich der Arzt, den Fall zu berichten?

Als der Patient die frühere Krankheitsperiode mit einer seelischen Belastung begründete (gegen Ende des Interviews).

Vorgebrachte Beschwerde:

Gewichtszunahme.

Traditionelle Diagnose:

Fettsucht.

Motivierung des Patienten:

a) Patient selbst: er entwickele Frauenbrüste.
b) Meinung des Arztes: Eheschwierigkeiten.

Unterlagen für die Gesamtdiagnose:
Bereits bekannte Tatsachen:

Es war das erstemal, daß der Patient mit Dr. Black in Kontakt kam; eine Woche vorher hatte er seinen Partner wegen Husten und Schnupfen aufgesucht. Die Krankenakte des Patienten enthielt jedoch zahlreiche Mitteilungen des Krankenhauses, die Dr. Black durchlas, als der Patient erwähnte, daß er zur Untersuchung seiner plötzlich aufgetretenen Fettleibigkeit und Striae ins Krankenhaus überwiesen worden war. Es ergaben sich mehrfache Bronchitiden in der Kindheit, ferner schon eine Notiz, daß er mit 15 Jahren übergewichtig war. 1962 war er wegen einer Gewichtszunahme von 28 Pfd. zur Ausschließung eines Cushing ins Krankenhaus aufgenommen worden. Er wog bei der Aufnahme 210 Pfd., nahm aber die 28 Pfd. durch Diät rasch wieder ab. Er hatte eine Freundin, die eine der ersten Patientinnen von Dr. Black gewesen war. Sie hatte ein uneheliches Kind, und der Patient heiratete sie, nachdem das Kind gestorben war. Sie selbst hatte als Kind an Chorea gelitten. Ihre Mutter hatte wegen Mitralstenose zwei Valvulotomien gehabt. Ihr älterer Bruder war eine Zeitlang in Heimerziehung (Borstal), hat sich aber gefangen. Sie hat einen Stiefvater.

Beobachtungen während des Interviews:
Der Patient präsentierte zunächst seine Gewichtszunahme, dann das Dickwerden der Brüste und die Striae; dabei erwähnte er den früheren Krankenhausaufenthalt. Dann sprach er von seinem Libidoverlust; er habe jetzt höchstens einmal in der Woche Geschlechtsverkehr, früher dagegen zwei- bis dreimal. Er glaubte, es sei auch deswegen, weil seiner Frau nicht viel am Geschlechtsverkehr liege. Dann sagte er, daß sie oft Streit hätten, weil seine Frau ihm vorwarf, er sei faul, mache keine Reparaturen und Malerarbeiten am Hause, wie es der Mann ihrer Freundin tue (er gab zu, daß er dafür kein Geschick habe), während er ihr vorwarf, daß sie zuviel Geld ausgebe, abends in teure Tanzlokale gehen wolle, wo man essen muß, während er eine Kneipe vorzieht. Er glaubt, daß sie ihn nur geheiratet hat, weil sie nach dem Tode des Kindes trostbedürftig war, und daß sie es nun bereut. Der Arzt hatte bis dahin nicht gewußt, daß das Kind nicht von ihm stammte; die Frau war seinerzeit bei seinem Partner in Behandlung gewesen; allerdings fand sich in den Aufzeichnungen die Notiz, daß sie den Mann, der sie geschwängert hatte, nicht hatte heiraten wollen, aber das hatte er überlesen. Der Patient hatte sich ihr schon während ihrer Schwangerschaft genähert. Die Striae hatten das auch im Bericht des Krankenhauses beschriebene Aussehen. Die Brust des Patienten war zwar fett, aber es war keine Vergrößerung der Brustwarzen oder des Brustgewebes zu erkennen. Der Arzt deutete an, er müsse sich doch ziemlich elend fühlen angesichts der häuslichen Atmosphäre und ehelichen Schwierigkeiten; er müsse das Gefühl haben, seine Frau fordere zwar Geld und Arbeit von ihm, verweigere ihm aber Liebe, und da Hunger und Durst oft mit solchen Spannungen zusammenhingen, käme sein starkes Eßbedürfnis vielleicht daher, daß er unzufrieden sei. Die Klage über das Dickwerden der Brust deutete der Arzt als Furcht, kein ganzer Mann zu sein, und er brachte das mit seinem Libidoverlust in Verbindung. Es kam noch heraus, daß die Ehefrau sich jetzt wieder ein Kind wünschte, er aber glaubte, sie finde seinen fetten Körper abstoßend.

Gesamtdiagnose:

a) *Iatrogen:* Ein Mann, der ein Mädchen umworben hatte, das von einem anderen schwanger war, von ihr nach dem Tode des Kindes geheiratet wurde, jetzt aber abgewiesen wird und sich mit Essen und Trinken zu trösten versucht; das führt jedoch dazu, daß er sich immer weniger männlich und anziehend findet, so daß er in einem *circulus vitiosus* steckt.

b) *Autogen:* Der Arzt meint, daß vielleicht doch eine Drüsenstörung (Testes?) vorliegt, trotz des negativen Befundes des Krankenhauses.

Therapieplan aufgrund der traditionellen Diagnose:
1200 Kalorien-Diät.

Therapieplan aufgrund der Gesamtdiagnose:
Bei dieser Konsultation: Verknüpfung seiner Fettleibigkeit mit seiner Lebenssituation.
Für später: Explorierung seiner Potenzängste.

Reaktionen des Patienten im Interview:
Der Patient nahm die Deutung, daß er sich mit Essen und Trinken trösten wolle, an und erzählte dem Arzt dazu, daß er auch nach dem Tode seiner Großmutter 28 Pfund zugenommen hatte, da habe er wohl auch aus Kummer soviel gegessen. Er verwarf die Deutung, daß er fürchte, kein vollwertiger Mann zu sein; er habe keine Angst davor, sein Geschlecht zu wechseln.

Nachträgliche Erwägungen beim Niederschreiben des Berichts:
Keine

Vorhersage:

a) *Kurzfristig:* Er hat sich mit dem Arzt verständigen können und wird imstande sein, mittels Diät an Gewicht zu verlieren; es kann aber sein, daß er dann die Ehe als noch drückender empfindet, evtl. neue Symptome produziert.

b) *Langfristig:* Die Vorhersage ist von der Schwere der Sexualstörung abhängig, die noch nicht voll diagnostiziert ist.

Dieser aufschlußreiche Fall wurde auf dem Formular dargestellt, den das Seminar während des ersten Arbeitsjahres verwendete und der sich nur wenig von der Patientenkarte unterschied, die von einer früheren Gruppe entwickelt worden war.

Die Weiterentwicklung des Formulars läßt sich anhand dieses Falles gut demonstrieren. Erstens ist noch keine Rubrik für die Reaktion des Patienten auf den Therapieversuch des Arztes vorhanden, und das läßt den ganzen Bericht stark arztbezogen erscheinen. Zweitens wurde die Frage, wann und warum der Fall als Berichtsfall ausgewählt wurde, allein auf das »warum« reduziert und später ganz weggelassen, weil es zunehmend deutlich wurde, daß auch dies wieder mehr den Arzt als den Patienten anging. Die Entdeckung, wie wichtig der Beitrag des Patienten war, führte zur wohl einschneidendsten Änderung des Formulars und beruhte auf einer veränderten Einstellung des Seminars im Gange der Forschung; immerhin hatte auch das alte Formular schon autogene Komponenten bezüglich der Gründe für den Besuch beim Arzt und der Gesamtdiagnose berücksichtigt. Wir machten jedoch die Erfahrung, daß in den Berichten nicht die Phantasien des Patienten, sondern die Phantasien des Arztes über diese aufgezeichnet waren. Im Falle des Patienten Dalston glaubte der Arzt, Dalston mache sich Sorgen über seine Potenz; das Seminar war dagegen überzeugt, daß der Patient stark homosexuell war und keineswegs wünschte, potenter zu werden; vielmehr versuchte er, vom Arzt Verständnis für diese seine Einstellung zu erhalten.

Eine weitere Änderung betraf die Rubrik »Therapeutische Beschlüsse aufgrund der Gesamtdiagnose«. Ursprünglich, und zwar vor der Berichterstattung über Herrn Dalston, wollten wir den Behandlungsplan im Hinblick auf einen Fokalbereich formulieren, mit den Gründen für und gegen diese Entscheidung. Die Feststellung des Fokus war natürlich ein Rätselraten, denn in einem so kurzen Interview konnte der Arzt kaum die ganze Störung erfassen, sondern mußte sich einen Bereich auswählen, wo eine Änderung noch am ehesten möglich und daher etwas Erfolgversprechendes zu unternehmen war. Schließlich hatte diese Methode in der »Werkstatt für Fokaltherapie« und in einem Seminar für Familienplanung und psychosexuelle Probleme schon Erfolge gezeitigt.

Was zunächst nicht gesehen wurde, war die Tatsache, daß im langen Interview wohl Gelegenheit besteht, die ganze Persönlichkeit des Patienten zu erfassen und abzuwarten, ob sich aus dem Material ein Fokus herauskristallisieren würde. Im kurzen Interview ist es ein Glücksfall, wenn ein Fokus in Erscheinung tritt, obwohl ein solcher Fokus oft in den nachträglichen Erwägungen der Ärzte sich abzeichnete. Als der Fall Dalston vorgetragen wurde, waren die Rubriken schon vereinfacht, so daß die Therapiebeschlüsse nur noch als kurzfristige und langfristige Ziele notiert werden sollten. Der Fall gibt nichts her mit Bezug auf nachträgliche Erwägungen, weil der Arzt sich ganz sicher fühlte – zu unrecht, wie es sich bald zeigte.

Man muß sich wundern, wieviel von der vergangenen Krankengeschichte von den Ärzten während des Interviews nicht erinnert wird. Einer der Ärzte hatte vergessen, daß sein Patient zweimal verheiratet gewesen war, obwohl er selbst die Untersuchung wegen der Unfruchtbarkeit der ersten Ehefrau in die Wege geleitet hatte. Oft erkannte der Arzt die Bedeutung seiner Ratschläge erst nach dem Interview, sehr oft erst beim Niederschreiben des Berichts für das Seminar.

Dies alles führte uns zu der Erkenntnis, daß das Formular stärker auf die – bewußten und unbewußten – Beiträge des Patienten ausgerichtet werden müßte. Daraufhin wurde eine neue Reihe von Rubriken eingeführt, mit Hilfe derer versucht werden sollte, die Interaktionen zwischen Patient und Arzt zu klären. Sie wurden auf dem Formular unter der Zusammenfassung des Interviews eingefügt und dienten zur Kontrolle der Interaktionen. Dadurch wurde auch die schon vorher vorhandene Information, die zur Gesamtdiagnose beigetragen hatte, deutlicher von dem aus dem Interview hervorgehenden Material abgehoben.

Anfänglich hatten wir vor allem das aufgezeichnet, was dem

Arzt aus dem Patienten herauszuholen gelungen war, statt uns auf das zu konzentrieren, was der Patient von selbst mitteilte. Ein Beispiel: Die 69jährige Frau Chester hatte ihren Ehemann durch einen in ihrer Abwesenheit eingetretenen Herzinfarkt verloren. Sie hatte Schuldgefühle, daß sie nicht bei ihm war, als der Anfall eintrat, und wollte sich beruhigen lassen und hören, daß ihr Mann auf keinen Fall zu retten gewesen wäre. Diese Versicherung wurde ihr gegeben und von ihr oberflächlich auch angenommen; als aber der Arzt versuchte, ihr Schuldgefühl etwas tiefer zu sondieren, erhielt er eine aggressive Abfuhr und mußte sich in seine Grenzen verweisen lassen.

Manchmal zeigte es sich, daß es zu einer »Kollusion«, einem unerkannten Hand-in-Hand-Spielen zwischen Arzt und Patient kam, wenn der Arzt es dem Patienten überließ, seine eigenen Ziele zu verfolgen. Als Beispiel hierfür sei der Fall der Patientin Frau Olney genannt. Sie war eine Witwe spanischer Abkunft mit zwei Kindern. Sie wohnte knappe 10 Minuten von der Praxis ihres Arztes entfernt, bat aber unter dem Vorwand einer geringfügigen Fußverletzung um einen Hausbesuch. In Wirklichkeit wollte sie ein Attest haben, das es ihr ermöglichen sollte, ihre kranke Mutter in Spanien zu besuchen. Bei der Seminardiskussion kam heraus, was der betreffende Doktor übrigens nur ungern preisgab, daß diese hilflose Frau ausschließlich von staatlicher Unterstützung lebte. Ihr »Schuldgefühl«, wieder etwas erbitten zu müssen, hinderte sie keineswegs daran, immer neue Wünsche zu haben, was vielleicht mit den Entbehrungen ihrer Kindheit zusammenhing. Die Kollusion bestand in diesem Fall darin, daß Frau Olney immer die hilflose fremde Frau bleiben durfte, während der Arzt der omnipotente Helfer war, der bei jedem Hilferuf herbeieilte, um ihren Notstand zu beheben.

Diese beiden Punkte: »Was hat der Patient vom Arzt haben wollen« und »Kollusion«, wurden der Kontroll-Liste hinzugefügt, die der Zusammenfassung des Interviews beigegeben war, und es zeigte sich, daß sie die Rubrik »Gründe des Patienten für sein Kommen« ersetzten, die infolgedessen gestrichen wur-

de. Damit wollten wir auch betonen, daß selbst Tendenzen wie das Hand-in-Hand-Spielen von Arzt und Patient nicht unbedingt negativ zu werten seien; diese Erkenntnis ergab sich, als die Interaktionen zwischen Arzt und Patient in der normalen Sprechstunde allmählich besser verstanden wurden. An dieser Stelle wurde das Bedürfnis nach einer dynamischen Zusammenfassung des Interviews offenbar.
Der Entwicklungsweg des Formulars hatte den Weg geebnet, die Aufmerksamkeit des Forschungsteams sehr konzentriert und bereitwillig auf die Vorgänge im kurzen Sprechstundeninterview zu richten. Plötzliche Einsichten, die manchmal dem Patienten, häufiger noch dem Arzt kamen, in letzter Zeit aber oft auch bei beiden gleichzeitig aufleuchteten, führten zu der in den Kapiteln I, II, II und IV beschriebenen »Flash«-Technik, und der »Flash« war denn auch die letzte Rubrik, die auf dem letzten, endgültigen Formular Nr. IX hinzugefügt wurde (s. Anhang A).

Das Katamnesen-Formular:

Die scheinbare Ähnlichkeit der beiden Formulare für das Erstinterview und die Katamnese ist irreführend. Katamnesen-Formulare waren schon für die Werkstatt für Fokaltherapie und für das Seminar für Familienplanung ausgearbeitet worden, aber die Ausfüllung hatte zu wünschen übriggelassen. Das kam daher, daß die Ärzte, die sich an das Formular für das Erstinterview gewöhnt hatten, nun das Katamnesenformular genauso zu behandeln versuchten, mit dem Ergebnis, daß eine Zusammenfassung einer Anzahl (manchmal sehr vieler) Interviews in stark kondensierter Form verfaßt wurde, und das erwies sich als schwierig und weniger befriedigend als die Berichterstattung über das Erstinterview (oder die zwei, drei ersten Gespräche).
In der Tat erfaßt das Formular für das Erstinterview eine eher statische Situation, in welcher der Arzt eine in einer speziellen

Terminologie formulierte Diagnose stellt. Dagegen ist das Formular für die Katamnese für eine dynamische Bewegung in einem gewissen Zeitraum bestimmt und soll verfolgen, in welcher Weise diese Entwicklung mit der ursprünglichen Formulierung des Falles zusammengeht.

Die Vorgeschichte des Katamneseformulars ist nicht so gut dokumentiert wie die des Erstinterviewformulars. Wiederum kann man die Ursprünge bis auf die Karte zurückverfolgen, die in Enid Balints Seminar benutzt wurde (s. Anhang A). Diese Karte war die Vorläuferin des Katamneseformulars Nr. I, das bei der hier dargestellten Forschung benutzt wurde (es wurde gleichfalls von Enid Balint entworfen). Der Hauptteil des Formulars wurde nur unwesentlich modifiziert, aber es kam eine neue Rubrik hinzu: »Hat sich die Vorhersage bestätigt?« Eine weitere neue Rubrik war »Aus der Seminardiskussion hervorgegangenes Material«. Die Gesamtdiagnose bekam die gleichen Unterteilungen wie auf dem Erstinterviewformular. Die Rubrik »Änderung der Vorhersage (Prognose)« wurde erst weggelassen, bald aber wieder eingeführt.

Die Katamnese von Herrn Dalston sieht auf dem Katamneseformular folgendermaßen aus:

Fakten und Daten:
Berichtender Arzt: Dr. Black
Name des Patienten und Nr. des Erstberichts: Herr Dalston, 48/2.
Datum der ersten Diskussion: 7. 3. 1967.
Daten der weiteren Interviews: 7. 3. 67; 10. 3. 67; 21. 3. 67; 11. 7. 67.
Durchschnittliche Länge der Interviews: je etwa 10 Minuten.

Neue oder modifizierte traditionelle Diagnose:
Diagnose unverändert.

Inwieweit haben sich die ursprünglichen Vorhersagen erfüllt?
Kurzfristig: Nicht erfüllt, kein Gewichtsverlust eingetreten.
Langfristig: Ursprünglich zu ungenau; die Ehe ging bald darauf auseinander.

Neues, die Gesamtdiagnose betreffendes Material:
Allgemein: Der Unfrieden in der Ehe verschärfte sich rasch, obwohl die Frau schwanger war. Er blieb passiv, verzog sich in die Kneipe. Die Frau warf ihm vor, daß ihm seine Kumpane mehr bedeuteten als sie. Er hat das Gefühl, daß er nicht aus Liebe, sondern nur aus Mitleid geheiratet hat. Er kann dominierende Frauen nicht ertragen, hatte schon einmal eine Verlobung deswegen gelöst. Die Ehe wurde zusehends schlechter, und im Juli zog Herr Dalston aus der ehelichen Wohnung aus und wohnt jetzt wieder bei seiner Mutter.

Kommentar zum ursprünglichen Material, das zur Gesamtdiagnose benutzt wurde:
Das Material wies ziemlich klar auf die inzwischen eingetretene Entwicklung hin.

Änderungen bzw. Ergänzungen zur Gesamtdiagnose:
In den späteren Interviews trat die homosexuelle Orientierung des Patienten klarer hervor.

Änderungen in der Vorhersage (bezüglich der Arzt-Patient-Beziehung, der Symptomatologie und der Lebenssituation des Patienten):
Der Patient scheint sich nicht nur aus der Ehe, sondern auch vom Arzt zurückgezogen zu haben. Weitere Behandlungsmöglichkeiten zeichnen sich nicht ab.

Zusammenfassung der Änderungen und Ergänzungen infolge der Diskussion im Seminar:
Das von Dr. Black gezeichnete Bild wurde durch die Seminardiskussion stärker profiliert: Als das Problem des Patienten wurde nicht seine Potenz, sondern der Wunsch erkannt, das Kind eines anderen Mannes an sich zu bringen. Arzt und Patient waren daher auf verschiedener Spur; Dr. Black hatte die homosexuellen Obertöne ignoriert, da er sie beunruhigend fand. Der Patient hat sich jetzt zurückgezogen; ob nur zeitweilig oder auf die Dauer, bleibt abzuwarten. Er würde Schwierigkeiten haben zuzugeben, daß er seine Frau geschwängert hat,

wie es ihm auch schwergefallen war zuzugeben, daß ein anderer sie geschwängert hatte. Immerhin ist es nicht unmöglich, daß er zu seiner Frau zurückkehrt, wenn das Kind geboren ist.

Zusammenfassender Kommentar über die Technik des Arztes: Nach dem Erstinterview haben sechs weitere Gespräche stattgefunden. Der Patient hat seine Frau und auch den Arzt verlassen. Abgesehen vom Erstinterview hat Dr. Black diesem Mann nie mehr nahekommen können, übrigens auch nicht der Frau.

Der Arzt versuchte, die eheliche Situation zu bessern, und ignorierte dabei die Angebote des Patienten wie »Ich habe keine Angst davor, mein Geschlecht zu wechseln« oder »Ich bin lieber mit den Kollegen zusammen«. Das Seminar war der Meinung, es hätte ihm geholfen werden können, wenn der Arzt dies zum Fokus der Arzt-Patient-Beziehung gemacht hätte. Dem Patienten lag nichts daran, potenter gemacht zu werden.

Als wir die Fälle des ersten Jahres katamnestisch betrachteten, schien eine Rubrik über die Technik des behandelnden Arztes notwendig, da diese im Erstinterviewformular nur kurz erwähnt wurde. Dieses ergänzte Formular wurde dann längere Zeit verwendet. Es wurden nur kleinere Änderungen vorgenommen, die mit der Weiterentwicklung des Erstinterviewformulars zusammenhingen; das führte übrigens vorübergehend in der Durchführung zu einem Durcheinander, da es sich als schwierig erwies, mit dieser Entwicklung Schritt zu halten.

Später wurde noch einmal eine neue Rubrik eingeführt: »Änderungen im Therapieplan«; zugleich erhielt die neue Gesamtdiagnose eine eigene Überschrift, um sie deutlich hervorzuheben. Nun aber hatte dieser neue katamnestische Berichtsbogen (Katamneseformular Nr. VIII) einen solchen Umfang bekommen, daß das Seminar rebellierte, und wir experimentierten mit einer vereinfachten Form. Leider führte die Vereinfachung, die den Ärzten größere Freiheit ließ, neues Material zu berichten, zu Einbußen bezüglich der eigentlichen Funktion des Ka-

tamneseformulars, nämlich möglichst genau den Verlauf der Arzt-Patient-Beziehung mit Bezug auf die ursprünglichen Angaben zu verzeichnen.
Nachdem dies erkannt war, wurde ein Formular Nr. XI entworfen, das die größtmögliche Freiheit mit methodischer Genauigkeit verbinden sollte. In Tab. II ist die gesamte Entwicklung des Katamneseformulars zusammengefaßt.

Tabelle II. Katamneseformular

Nr. des Formulars Rubriken:	I	II	III	IV	V	VI	VII	VIII	IX	X	XI
1. Fakten und Daten	+	—	—	—	—	—	—	—	—	—	—)
2. Neue oder abgeänderte traditionelle Diagnose	+	—	—	—	—	—	—	—	—	—)	
3. Neues Material zur Gesamtdiagnose	+	—	—	—	—	—	—	—	—	—	—)
4. Änderungen in der Gesamtdiagnose	+	—	—	—	—	—	—	—	—	—	—)
5. Änderungen bei der Vorhersage	+	—	—	—	—	—	—	—	—	—	—)
6. Vorhersagen eingetreten?	+	—	—	—	—	—	—	—	—	—	—)
7. Änderungen bzw. Zusätze aufgrund der Diskussion	+	—	—	—	—	(		)	—	—	—)
8. Diskussion der Technik des Arztes			+	—	—	(		)	—	—	—)
9. Änderungen im Therapieplan				+	—	(		)	—	—	—)
10. Neue Gesamtdiagnose					+	—	—	—	—	—	—)
11. Punktwert für Besserung									+	—	—)

Unter dem Gesichtspunkt der Forschung hat die Katamnese den Charakter einer Beurteilung. Bei dem hier geschilderten Forschungsprojekt sollten durch die Katamnese die Leistungsfähigkeit der ursprünglichen Diagnose gemäß dem Erstinterviewformular, die Technik des Arztes und die erreichten Therapieziele beurteilt werden. Von den beiden letzteren Fragen handeln die Kapitel I–IV und IX, so daß hier nur die Frage der Formulierung der Diagnose zu erörtern bleibt.

Abgesehen von der Unterbrechung, die durch das eine freie Berichterstattung gestattende Formular Nr. X entstand, waren die 7 Hauptrubriken praktisch unverändert geblieben. Hinsichtlich der zwei wesentlichen neuen Rubriken waren die Überlegungen folgende: Erstens war dem Rechnung zu tragen, daß die Vorhersage bezüglich der Ärzte unsicherer ist als die bezüglich der Patienten, so daß es wichtig ist, die Therapiepläne auf etwaige Änderungen genau zu beobachten; zweitens muß auch die Entwicklung der Gesamtdiagnose im Laufe der weiteren Arzt-Patient-Kontakte sorgfältig aufgezeichnet werden. Statt einer Neuformulierung fanden sich oft allerlei Zusätze, die im Laufe der Zeit zu der ursprünglichen Gesamtdiagnose hinzugekommen waren und diese verdunkelten.

Diese Erwägungen beziehen sich natürlich auf die schon eingangs erwähnte Schwierigkeit bezüglich solcher Formulare, eine dynamische Situation angemessen darzustellen, zumal es nicht leicht ist, sich bei der Beschreibung einer in Gang befindlichen Entwicklung knapp auszudrücken.

Zum Schluß soll noch gesagt sein, daß das Seminar das Katamneseformular weit unbequemer auszufüllen fand als das Erstinterviewformular – vielleicht eben wegen der genannten Schwierigkeit. Die Berichte waren manchmal unerträglich langatmig oder umgekehrt so kondensiert, daß sie fast sinnlos waren. Trotzdem wurden die Formulare getreulich ausgefüllt, was an sich schon bemerkenswert ist.

VI
Max B. Clyne
Die Diagnose

Der Begriff »Diagnose«, abgeleitet vom griechischen Verb *diagignoskein* (herauserkennen, unterscheiden), bedeutet »Bestimmung der Natur eines Krankheitszustandes, Identifizierung einer Krankheit«[1]. Nicht immer hat der Arzt es für notwendig gehalten, die Krankheit zu identifizieren; die Bücher der hippokratischen Sammlung tun dies nur in sehr allgemeiner, vager, undeutlicher Form (z. B. in Begriffen wie Fieber, Krise, Apoplexie). Die diagnostische Wissenschaft wurde geboren, als man begann, physiologische und pathologische Prozesse im Sinne der Naturwissenschaften zu verstehen. In den Anfängen der wissenschaftlichen Medizin konnte der Arzt oft nicht mehr für seinen Patienten tun als eine richtige Diagnose stellen, da es für viele Krankheiten noch keine Behandlungsmöglichkeiten gab. Heute hat das enorm vermehrte und verbesserte therapeutische Rüstzeug, über das wir verfügen, einerseits die Notwendigkeit immer genauerer Diagnosen im traditionellen Sinne erhöht und andererseits diese Notwendigkeit wieder verringert, weil manche unserer modernen therapeutischen Maßnahmen so umfassend sind, daß sie heilend wirken, obwohl die Diagnose nicht feststeht.

Die traditionelle Diagnose

Die traditionelle Diagnose hat die Aufgabe, die Krankheit in einen bekannten Rahmen einzuordnen und sie in einem Arzt und Patient gemeinsamen Vorstellungszusammenhang zu strukturieren; hier kann es allerdings zu erheblichen Mißver-

1 Nach dem *Shorter Oxford English Dictionary*, 1968.

ständnissen kommen. Boyle (1970) hat einmal untersucht, welche unterschiedlichen Auffassungen zwischen Patient und Arzt hinsichtlich der üblichen deskriptiven (diagnostischen) Bezeichnungen, die von beiden benutzt werden, bestehen. Er fand, daß scheinbar so einfache Ausdrücke wie »Blähung«, »Durchfall«, »Verstopfung« und »Sodbrennen«, aber auch Angaben wie »Nierenregion«, »Herzgegend« zu Zeiten intellektuell wie emotional ganz verschiedene Bedeutung für den Arzt wie für den Patienten hatten. Und die Sprachverwirrung wird noch größer, wenn die eigentliche ärztliche Diagnose erläutert werden soll. Hierzu ein (nicht im Seminar diskutierter) Fall: Eine meiner Patientinnen, eine junge Frau, brachte ihren sechsjährigen Sohn mit in die Sprechstunde, einen kräftigen Jungen. Ich sah mir das Kind an und erklärte, es habe eine Bronchitis. Zu meiner Bestürzung brach sie in verzweifeltes Weinen aus. Für mich bedeutete »Bronchitis« hier einen relativ harmlosen, akuten entzündlichen Zustand der Bronchien, der mit Antibiotika rasch zu beheben ist. Für sie aber bedeutete Bronchitis eine furchtbare Krankheit, an der vor Jahren eine alte Verwandte, der gegenüber sie ambivalente Gefühle von Liebe und Haß gehabt hatte, regelrecht erstickt war.

So ist das Stellen einer Diagnose nicht nur eine intellektuelle Aufgabe, sondern hat für den Patienten und den Arzt auch gefühlsmäßige Konnotationen. Schon ehe noch der Patient den Arzt aufsucht, hat er sich gewöhnlich – um seine Angst zu bannen – eine Diagnose zurechtgebastelt, deren Inhalt und Terminologie von seinem Bildungsstand, seinem medizinischen Wissen und seiner Phantasie abhängen. Die dann vom Arzt gestellte Diagnose mag, wenn sie ihm mitgeteilt wird, seine Angst weiter stillen. Auf alle Fälle aber dient die Diagnose zur Stillung der Angst des Arztes, indem dieser sich nun imstande fühlt, der Situation Herr zu werden.

So hat die traditionelle Diagnose ein doppeltes Ziel: Auf der intellektuellen Ebene ist sie eine Beurteilung der Krankheit des Patienten, gibt sie Hinweise auf die Ätiologie und Wirkung der Krankheit auf Struktur und Funktion und dient der Klassifikation, Prognose und Therapie. Auf der emotionalen Ebene hat sie den Zweck, eine angsterweckende Situation zu strukturieren, so daß die Angst – des Patienten, aber auch des Arztes – gelindert wird.

Man könnte fragen, ob es genügt, nur die Krankheit oder Funktionsstörung zu beurteilen, ob es nicht ebenso wichtig sein könnte, die gesunden Anteile des Patienten zu untersuchen. Man könnte auch fragen, ob es genügt, nur den augenblicklichen Zustand des Patienten zu beurteilen, und ob es nicht ebenso wichtig wäre, seine Beziehungen zu anderen Menschen zu betrachten und auch seine Umwelt in die Diagnose einzubeziehen. Schließlich könnte man auch noch fragen, ob und bis zu welcher Grenze es wünschenswert, therapeutisch nützlich und gerechtfertigt ist, die Ängste des Patienten und des Arztes auf diese Weise zu beschwichtigen. Es ist auch die Frage, ob die traditionelle Diagnose alle diese Ziele wirklich erreicht. Vielleicht ist es leichter, diese Fragen anhand eines Falles zu betrachten.

Fräulein Malvern – Dr. Green

Vorgeschichte: Die 41jährige, unverheiratete Frau, Sekretärin von Beruf, hatte seit zwei Jahren den Arzt und seinen Praxispartner wegen ihres Asthmas aufgesucht, an dem sie seit vielen Jahren litt. Zeitweise waren die Anfälle so schwer, daß sie mit Corticosteroiden behandelt werden mußte. Eines Tages kam sie in die Sprechstunde und erzählte, daß sie eine private Behandlung bei einer Psychotherapeutin begonnen habe. Sie erwähnte bei dieser Gelegenheit ihre Mutter, die »psychotisch« und »raffgierig« sei. In der Kindheit habe die Mutter ihr gesagt, sie sei so häßlich, daß niemand sie leiden möge. In der Tat hatte die Patientin nicht geheiratet und sagte, sie fühle sich als »Ladenhüter«. Sie klagte auch über Depression. Der Arzt telefonierte mit der Psychotherapeutin und erfuhr, daß Mutter, Schwester und Tanten der Patientin zeitweilig in psychiatrischen Heilanstalten untergebracht waren. Die Psychotherapeutin meinte, die Patientin zöge es wohl vor, körperlich krank zu sein, statt sich seelisch gestört zu fühlen. Sie schlug dem Arzt vor, sich optimistisch hinsichtlich des Heilerfolges zu zeigen und die Patientin mit so wenig Medikamenten wie möglich zu behandeln. Während einiger Wochen befolgte Dr. Green diesen Rat. Er gab der Patientin Tranquilizer und schrieb sie krank, untersuchte sie jedoch nicht näher. Es stellte sich später heraus, daß die Patientin sogar zwei Psychotherapeuten aufsuchte, einen Mann und eine Frau, die bezüglich der Patientin miteinander in Kontakt standen.

Das Interview. Zwei Monate nach dem ersten Gespräch kam die Patientin wieder in die Sprechstunde. Sie keuchte mehr denn je und schien mürrisch, offenbar weil der Arzt ihr das antiasthmatische Mittel nicht wieder verschrieben hatte. Der Arzt bemerkte das; er sagte: »Ich glaube, Sie sind auf mich böse.« Sie nickte lächelnd und antwortete, er tue ja auch nichts für sie. Dann begann sie über ihren Chef zu klagen. Er hatte ein Kopiergerät in ihr Arbeitszimmer gestellt, das Hitze und Gerüche verbreitete. Der Arzt schlug vor, sie sollte dem Chef ein Briefchen schreiben und ihn bitten, das Gerät in einem anderen Raum zu installieren; er bot ihr an, ihr ein entsprechendes Attest zur Unterstützung ihrer Bitte auszustellen. Während er das Attest schrieb, sagte er, daß Chefs und Ärzte doch nicht solche Ungeheuer wären, wie sie meinte, daß sie aber gelegentlich angestoßen werden müßten, damit sie etwas für sie täten. Damit endete das Interview; die Patientin hatte inzwischen aufgehört, asthmatisch zu keuchen.

Wir wollen nun versuchen, aus dem Material dieses kurzen Fallberichts eine traditionelle Diagnose zu entnehmen. Im Sinne der traditionellen Medizin hätte der Arzt sich von Anfang an auf den keuchenden Atem konzentriert und aufgrund der bisherigen Krankengeschichte und des körperlichen Befundes weitere Spezialuntersuchungen angeordnet. In der Tat war fünf Jahre vor diesem Interview eine Batterie von Allergietests durchgeführt worden, die jedoch die Ursache der Atemstörung nicht aufgedeckt hatte. Es waren auch keine einleuchtenden körperlichen Befunde erhoben worden. Das kommt bei *Asthma bronchiale,* der traditionellen Diagnose des Falles, allerdings nicht selten vor. Ein genauer beobachtender Arzt hätte der Hauptdiagnose vielleicht noch den Zusatz »Depression« beigegeben. Ein weniger einfühlender Arzt hätte diese Nebendiagnose vielleicht mit einem Achselzucken abgetan; er hätte wohl gemeint, daß eine Frau, die jahrelang an schwerer Atemnot leidet, selbstverständlich deprimiert sein muß.

Die kurze traditionelle Diagnose, sei es »Asthma« oder »Asthma und Depression«, hat jedenfalls eines der oben genannten Ziele erreicht: sie hat die Störung klassifiziert. Sie sagt jedoch nichts aus über die Ätiologie und über die Auswirkung auf Struktur und Funktionen, obwohl dies noch ergänzend hinzugefügt werden könnte. Man könnte die traditionelle Diagnose folgendermaßen ausweiten: *Sporadisches Asthma unbekannten, vielleicht psychischen Ursprungs ohne Auswirkungen auf die Struktur der Atmungsorgane, jedoch mit x % Verlust der Atmungsfunktion (wie mittels Pneumometrie festgestellt); Depression (möglicherweise reaktiv infolge des Asthmas), jedoch mit wenig oder keiner Leistungseinbuße.*

Die Implikationen der traditionellen Diagnose

Wie steht es mit den anderen Zielen, also Prognose und Behandlung? Wenn man an eine Population von Patienten denkt, die an solchen Störungen leiden, wie sie unter diese erweiterte Diagnose fallen würden, so könnte man einen Wahrscheinlichkeitsgrad ausfindig machen, gemäß welchem solche Patienten geheilt zu werden pflegen (also eine Prognose). Das wäre nur *statistisch* möglich, wäre also keine eigentliche Vorhersage aufgrund des tatsächlichen Zustands eines bestimmten Patienten. Nehmen wir einmal an, es wäre durch Untersuchungen an einer Population von Patienten, die an sporadischem Asthma der beschriebenen Art leiden, bekannt, daß bei – sagen wir – 60 % (mit einer Toleranz von ± 5 %) das Asthma innerhalb von 5 Jahren sich wieder verloren hat; man wäre dann imstande vorherzusagen, daß unsere Patientin von ihrem Asthma mit einer Wahrscheinlichkeit von 60 % ± 5 % binnen 5 Jahren genesen könnte. Es ist jedoch nicht möglich, auf der Grundlage der traditionellen Diagnose vorherzusagen, daß unsere Patientin von ihrem Asthma befreit wäre, wenn sie z. B. heiraten oder ihren Beruf wechseln würde oder wenn sie weniger deprimiert wäre. Die traditionelle Diagnose erlaubt demnach nur eine Prognose innerhalb der statistischen Wahrscheinlichkeit, nicht jedoch eine persönliche, auf den einzelnen Patienten bezogene Prognose.[2]

Das gleiche gilt für die Behandlung. Die Erfahrung an anderen Patienten, entweder aufgrund wissenschaftlicher Forschung oder der praktischen, erinnerten Erfahrung des Arztes, deutet nur auf einen gewissen Grad statistischer Wahrscheinlichkeit hin, daß bestimmte Behandlungsmethoden den Zustand bessern oder heilen können. Wiederum führt die traditionelle Diagnose nicht zu einer persönlichen, auf den betreffenden Patienten gezielten Behandlung. Und es ist in der Tat auf der Grundlage der traditionellen Diagnose gänzlich unerklärbar, warum die Patientin gegen Ende des Interviews nicht mehr keuchte, sondern ganz normal atmete.

Es gibt also zwei wichtige Einwände dagegen, die Beurteilung des Zustands eines Patienten auf die traditionelle Diagnose zu beschränken: 1.) daß sie keine spezifischen, persönlichen Vorhersagen und dementsprechenden Behandlungsvorschriften für den individuellen Patienten enthält, vor allem dann nicht, wenn es sich um emotionale Störungen oder die emotionalen Aspekte der Krankheit handelt; 2.) daß die traditionelle Diagnose in Wirklichkeit ein abstraktes Konzept beschreibt, klassifiziert und beurteilt, nämlich eine Krankheit, nicht einen kranken Menschen. Es ist im Kontext der traditionellen Diagnose offenbar ganz unerheblich, daß unsere Patientin unverheiratet und 41 Jahre alt ist, daß sie gleichzeitig von einem praktischen Arzt und zwei Psychotherapeuten behandelt wird, daß sie sich

2 In einem Leitartikel in *Lancet* (1969) wird mit Bezug auf die traditionelle psychiatrische Diagnose konstatiert: »Von der (psychiatrischen) Diagnose prognostische Validität zu erwarten, ist zuviel verlangt.«

von ihrer Mutter entwertet und zum »Ladenhüter« gestempelt fühlt, daß mehrere Mitglieder ihrer Familie einschließlich der Mutter psychiatrisch krank sind, daß sie bestimmte vorgefaßte Meinungen und Haltungen in bezug auf Männer in überlegenen Positionen (den Chef, den Arzt) hegt. Einige dieser Züge, z. B. die Tatsache, daß es in ihrer Familie Geisteskrankheiten gab, hätten vielleicht in der traditionellen Diagnose ihren Platz finden können (»erblich«). Andere, wie ihre Haltung gegenüber Männern, würden zweifellos von den meisten Ärzten im Rahmen der traditionellen Diagnose für irrelevant gehalten werden.

Die traditionelle Diagnose kümmert sich nur um den pathologischen Zustand, in diesem Fall um das Asthma. Es ist eine *krankheitszentrierte* Diagnose. Das nimmt ihr nicht unbedingt ihren Wert. Die traditionelle, krankheitszentrierte Diagnose hat ihre Verdienste; sie hätte ja auch andernfalls nicht seit mehreren Jahrhunderten in der medizinischen Praxis bestehen bleiben können. Sie bietet einen ausgezeichneten Rahmen für die Klassifizierung von Krankheiten und ist für statistische und epidemiologische Zwecke von unschätzbarem Wert. Sie macht es möglich, daß viele Krankheiten mit hochspezifischen Mitteln behandelt werden, und liefert die statistische Wahrscheinlichkeit des Ausgangs bestimmter Krankheiten.

Dennoch bedeuten diese traditionellen Diagnosen sicherlich nicht die beste oder auch wahrheitsgetreue Bestandsaufnahme des Gesundheitszustandes der Patienten, besonders der Patienten des Allgemeinpraktikers. Er weiß so viel mehr über den Patienten, hat während der Konsultation bestimmte Eindrücke erhalten und gefühlsmäßig erfaßt – wenn das auch schwer zu definieren und aufzuzeichnen ist –, daß viele Allgemeinpraktiker die traditionelle Diagnose, die sie in ihren Krankenblättern verzeichnen, nur als eine Gedächtnisstütze betrachten. Unerklärliche Heilungen, Verschlimmerungen und Syndrom-Verschiebungen kommen so häufig vor, daß in vielen Fällen die traditionelle Diagnose ganz daneben zu zielen scheint. Karl Menninger schreibt: »Die Patienten, die heute die Wartezimmer der Ärzte füllen oder die Krankenhausbetten in Anspruch nehmen, leiden meist an Zuständen, auf die keine einzige (traditionelle) Bezeichnung paßt.« Das nagende Gefühl, daß unsere traditionellen Diagnosen und die auf ihnen beruhenden Behandlungen und Prognosen keine Beziehung zu den wahren Ursachen des Zustandes des Patienten und zu unserer Arbeit und ihren Ergebnissen besitzen, haben viele praktische Ärzte in Michael Balints Seminare geführt.

Ferner werden in der Allgemeinpraxis die Patienten oft behandelt (und gut behandelt), ohne daß irgendeine traditionelle Diagnose gestellt wurde oder die gestellte Diagnose mit der Art der Behandlung in irgendeiner Beziehung steht. In der Tat ist es für den Patienten unter dem Gesichtspunkt seiner Gesundheit, sogar seines Lebens von größtem Nachteil, wenn die traditionelle Diagnose besonders scharf und raffiniert gestellt wird. Die besten, eingehendsten, fundiertesten Diagnosen werden gewöhnlich in den klinisch-pathologischen Konferenzen gestellt, wenn der Patient bereits tot ist. Die traditionelle Diagnose birgt auch die Gefahr in sich, daß der Patient wie der Arzt sie zur Strukturierung der Krankheit zu Abwehrzwecken benutzen, um die darunterliegenden seelischen Konflikte nicht anrühren zu müssen. Hierzu wiederum ein Beispiel aus meiner eigenen Praxis (ein nicht im Seminar diskutierter Fall):

Eine Frau kam weinend in die Sprechstunde: ihr Ehemann hatte sie gezwungen, die gemeinsame Wohnung zu verlassen, und hatte die Scheidungsklage eingereicht. Sie erklärte in ganz überzeugender Weise, daß sie vorhabe, Selbstmord zu begehen. Die traditionelle Diagnose würde auf »reaktive Depression« erkennen, und die auf dieser Diagnose aufbauende Behandlung würde aus der Verordnung von Antidepressiva und vielleicht Einweisung in eine psychiatrische Klinik bestanden haben. Nach der Statistik solcher Behandlungen hätten die depressiven Symptome sich wahrscheinlich gebessert oder wären ganz abgeklungen. Ihr wahres Problem und ihre eigentliche Krankheit bestand jedoch darin, daß sie sich gegen Männer aggressiv verhielt dergestalt, daß sie jeden Mann, mit dem sie in Beziehung trat, seiner Kräfte berauben mußte. Sie brachte es immer wieder fertig, sich als hilflos, lieb und fürsorgebedürftig hinzustellen, den Beschützerdrang der Männer zu erwecken und dann ihre Forderungen so zu steigern, daß sie nicht mehr zu erfüllen waren, so daß der betreffende Mann schließlich das Gefühl bekam, er könne die Last nicht mehr tragen, und sie verließ oder sie von sich stieß. Wenn sie auf diese Weise das Opfer ihrer fordernden Aggressivität verloren hatte, wendete sie ihre Aggression schuldbewußt gegen sich selbst und drohte mit Selbstmord.

Die traditionelle Diagnose und dementsprechende Behandlung hätten diese Grundstörung zur Krankheit strukturiert und verfestigt. Die Diagnose »reaktive Depression« hätte für die Patientin wie auch im Denken des Arztes bedeutet, daß die Krankheit »Depression« eine Reaktion darauf sei, was andere (ihr Mann, ihr Freund) ihr antaten. Auch wenn das Symptom »Depression« abgeklungen wäre, würde sie noch immer ebenso zwanghaft auf Männer reagiert haben, und mit den gleichen Folgen.

Die Gesamtdiagnose

Balint (1964) hatte dem Begriff »Diagnose« eine neue Definition gegeben: »Das Verstehen von Menschen in beruflicher Eigenschaft.« In einer Studie über nächtliche Krankenbesuche und Notrufe (Clyne, 1961), an der auch einige Mitarbeiter unserer gegenwärtigen Forschungsarbeit beteiligt gewesen waren, stellten wir übereinstimmend fest, daß die traditionelle Diagnose für die Behandlung solcher Situationen wenig hergab. Wir hatten das Gefühl, daß man eine umfassendere, tiefere oder weiter gefaßte Diagnose brauchte, um wirklich gute Therapiepläne aufstellen zu können. Bei der Forschungsarbeit, über die hier berichtet wird, wurde das Bedürfnis noch stärker gespürt, nämlich eine diagnostische Beurteilung zu formulieren und schriftlich festzuhalten, die auch jene Züge der Persönlichkeit und der mitmenschlichen Beziehungen des Patienten einschloß, die ihn in den verschiedenen Sphären seines Lebens charakterisierten. So stellten wir uns die Aufgabe, eine Diagnose zu entwickeln, die einen Überblick über die körperlichen und emotionalen Zustände des Patienten und über seine Beziehungen zu sich selbst und anderen Menschen einschließlich des Arztes geben sollte, also eine globale oder *Gesamtdiagnose*, wie wir sie nannten.

Wenden wir uns jetzt noch einmal dem Fall der Asthmatikerin auf S. 108 zu. Die Gesamtdiagnose, die der berichtende Arzt gestellt hatte, lautete: »Asthma; ihr erträglicher als die sich dahinter verbergenden Probleme: Angst vor der in der Familie grassierenden Geisteskrankheit und Schwierigkeiten in bezug auf Männer.« Diese Diagnose wurde infolge der Seminardiskussion folgendermaßen erweitert: »Die Patientin teilt sich zwischen ihren Therapeuten auf, provoziert deren Rivalität und Wetteifer. Sie stiftet Verwirrung, wer nun eigentlich ihren Fall verantwortlich führt, indem sie ihre seelischen Konflikte den Psychotherapeuten und ihr Asthma dem praktischen Arzt vorlegt, aber gleichzeitig zu jedem von ihnen auch mit den Problemen kommt, die eigentlich der andere behandeln sollte. So macht sie es auch mit anderen Menschen, mit denen sie in Beziehung tritt, aus Furcht, ein ›Ladenhüter‹ zu werden. Dieses Gefühl reflektiert das Bild von sich als einer häßlichen, reizlosen Frau, das die Mutter ihr eingepflanzt hatte, während der Arzt sie recht anziehend und weit jünger als ihre Jahre aussehend fand.« Ein Jahr später fügte der berichtende Arzt hinzu, daß die Anfälle von Atemnot bei der Patientin immer dann auftraten, wenn sie eine Verabredung mit einem Mann hatte oder mit scheinbar unlösbaren Problemen konfrontiert war. Das Asthma schien ein Hilfeschrei zu sein, eine Bitte an den Arzt, sie zu lenken und ihr doch zu erlauben, krank zu sein.

Im Gegensatz zur herkömmlichen Diagnose enthält diese Gesamtdiagnose weitgehend Aussagen, die sich auf die Beziehungen der Patientin zu anderen Menschen einschließlich des

Arztes und auf die spezifischen Ängste beziehen, die mit ihren Symptomen und äußeren Zeichen (teils kausal, teils nebenherlaufend) einhergingen. Die Gesamtdiagnose unterscheidet sich ferner dadurch von der herkömmlichen Diagnose, als die letztere mehr oder weniger statisch ist, während die Gesamtdiagnose weitergeht und sich bei jedem Interview verändert oder erweitert.

Die Gesamtdiagnose, von der wir annehmen, daß sie in der Tat der herkömmlichen Diagnose überlegen ist, da sie einen besseren Therapieplan und eine genauere Prognose erlaubt, hat noch den Vorteil, daß sie *patientenorientiert* ist. Sie vermittelt das Bild eines Menschen, dessen Konflikte und Leiden man mitfühlen und verstehen kann. Sie ist sozusagen maßgeschneidert: die Tätigkeit des Arztes beruht nun nicht mehr auf der statistischen Wahrscheinlichkeit, sondern auf den spezifischen Nöten dieses individuellen Patienten. Das Wort »patientenzentriert« hat im Zusammenhang mit unserer Gesamtdiagnose oft die Animosität der Kollegen erweckt, mit denen wir unsere Ergebnisse diskutierten, denn jeder Arzt glaubt ja, daß er seine Bemühungen auf den individuellen Kranken zentriert und daß alle ärztliche Tätigkeit eo ipso patientenzentriert sei. So scheint das Wort als eine Schmähung der Ärzte aufgefaßt zu werden, die die herkömmliche Diagnose benutzen, und zugleich als Hybris der Ärzte unserer Denkweise.

Viele Ärzte, sowohl niedergelassene wie Kliniker, behaupten, daß sie ohnehin in jedem Falle Gesamtdiagnosen stellen und die herkömmlichen Diagnosen nur zu Registrierzwecken gebrauchen. Sie berufen sich darauf, daß sie auch etwas vom Hintergrund des Patienten wissen, daß Erkundigungen durch Sozialarbeiter und psychiatrische Fürsorgekräfte ihnen jegliches relevante Material über den Patienten herbeischaffen, das, wenn auch nicht in der Diagnose ausgedrückt, doch für den Therapieplan und die Prognose benutzt wird. Ohne Zweifel haben viele, wenn nicht alle Ärzte das Bedürfnis, eine patientenzentrierte Medizin auszuüben, aber sie sind durch Herkommen und ihre Ausbildung an die krankheitszentrierte Medizin gefesselt. Das oft bekundete Unbehagen, wenn die krankheitszentrierte Medizin und die herkömmlichen Diagnosen versagen, sei es aufgrund unerklärlicher Wendungen der Krankheit, sei es aufgrund von Symptomverschiebungen, unerwarteter Genesung oder Verschlimmerung, ist ein Ausdruck der Kluft zwischen der klinischen Tradition und den Absichten des Arztes.

Im Falle unserer Asthmatikerin hätten vermutlich viele praktische Ärzte, wäre sie ihre Patientin gewesen, auch einiges oder sogar alles über das Material gewußt, das zur Gesamtdiagnose führte. Aber dieses Wissen wäre höchstwahrscheinlich außerhalb leicht mobilisierbarer Erinnerung geblieben, wäre als nicht wirklich relevant oder als auf Faktoren bezüglich erachtet worden, die nicht in das Gebiet des Arztes gehören oder hinsichtlich derer er sowieso nichts machen kann. Wenn also die Gesamtdiagnose nicht ausdrücklich formuliert wird, kann sie nicht oder nur sehr vage als rationale Basis für einen Therapieplan oder die Prognose benutzt werden. In der Tat sind solche Einzelheiten der Beziehungen und Gefühle, wie sie in der Gesamtdiagnose unserer Patientin Malvern aufgeführt werden, kaum jemals registriert oder benutzt worden.

Implikationen der Gesamtdiagnose

Der beste Beweis für die Überlegenheit der Gesamtdiagnose über die herkömmliche Diagnose, für ihre Nützlichkeit und Validität, wird die Genauigkeit sein, mit welcher sie den Patienten und seine Krankheit beschreibt und beurteilt, sowie ihre Eignung für einen detaillierten Therapieplan und für eine von ihr abzuleitende Prognose.

Betrachten wir den von Dr. Sage für Fräulein Malvern aufgestellten Therapieplan. Nach dem Erstinterview meinte er, sich auf den Groll konzentrieren zu sollen, den sie bei ihm gegen ihren Chef hatte erkennen lassen, zumal die Stärke ihres Ressentiments keine Alternative zu erlauben schien. Er wollte es ihr ermöglichen, ihren Groll zu ventilieren, ihr dabei zeigen, daß er das tolerieren könnte und daß es besser für sie sei, wenn sie sich ausspräche. Er wollte sie damit auch daran hindern, ihn als Arzt für sie nutzlos zu machen, denn er fühlte, daß sie eben das tat, indem sie ihre Probleme säuberlich in drei Teile teilte und sie stückweise seinem Partner, ihm selbst und den beiden Therapeuten hinwarf. Er ging dabei von seinem Gefühl aus, daß sie ihn dennoch als jemanden brauchte, an den sie sich anlehnen konnte.

Drei Jahre nach dem Erstinterview erstattete Dr. Sage einen katamnestischen Bericht und beschrieb, welche Wandlungen sein Therapieplan in dieser Zeit erlebt hatte. Die Patientin hatte ihre Stellung aufgegeben und eine Ausbildung zur Sozialfürsorgerin begonnen. Sie hatte anfangs einige Unannehmlichkeiten mit den Dozenten, da sie versucht hatte, jedem zu sehr gefällig zu sein, und sie hatte ähnliche Schwierigkeiten auch bei ihrer Mutter und ihrem Freund. Übrigens hatte sie seit über zwei Jahren keinen Asthmaanfall mehr gehabt. Der Arzt hatte darauf hingezielt, ihr zur Unabhängigkeit von der Mutter zu verhelfen (mit anderen Worten: ihr zu helfen, kein Asthma mehr haben zu müssen) und ferner zu einem gewissen Grad sexueller Reife (wofür das Erscheinen eines Freundes ein Zeichen war); er wollte ihr auch quasi väterlich helfen, selbstsicherer zu werden. Die Beziehung zu der Psychotherapeutin hatte er abgebrochen.

In der Diskussion der Katamnese wurde noch ein weiteres Ziel hinzugefügt: Sie sollte befähigt werden, zu ihrem Arzt zu kommen, wenn ihr Groll wieder zu stark für sie wurde, damit er ihr helfen könnte, mit diesem Affekt fertigzuwerden.

Waren denn nun die Behandlungsziele im Falle der Patientin Malvern von der Gesamtdiagnose abgeleitet? Die einzelnen Punkte der Gesamtdiagnose waren, kurz gesagt: Die Patientin benutzte ihr Asthma 1. als einen Fluchtweg; 2. als einen Hilferuf; 3. als an den Arzt gerichtete Bitte um bessere Kontrolle; 4. hatte sie sich bzw. ihre Probleme zwischen ihren Helfern aufgeteilt.

Der Therapieplan des Arztes, ihr zu ermöglichen, ihren Groll auszudrücken, fußte direkt auf (1), ihr zu helfen, ihre Unabhängigkeit von der Mutter zu erreichen, auf (2) und die Erlangung besserer Selbstkontrolle auf (3).

Waren diese Behandlungsziele erreicht worden? Bei einem weiteren katamnestischen Bericht ein Jahr später erfuhren wir, daß die Patientin eine Krise durchzustehen hatte. Ihre Schwester, mit der sie sehr verbunden gewesen war, war gestorben, in ihrer Berufstätigkeit waren Belastungen aufgetreten, aber sie hatte kein Asthma mehr. Sie hatte einige Schritte in der Richtung auf größere Selbständigkeit und Sicherheit getan, denn es war ihr mit Hilfe ihres Arztes möglich gewesen, ihre Aggressionen zu beherrschen. In ihrem Beruf arbeitete sie jetzt sehr erfolgreich. Hinsichtlich ihrer sexuellen Reifung hatte der Arzt keine spezifischen Ziele aufgestellt, und in dieser Richtung hatte sie auch nur sehr wenig Fortschritte aufzuweisen.

Hinsichtlich der Prognose waren aufgrund der Gesamtdiagnose folgende Vorhersagen gemacht worden: Die besondere Beziehung, die Patientin und Arzt miteinander hatten, könnte noch viele Jahre andauern; das Asthma würde sich bessern oder ganz aufhören, vorausgesetzt, der Arzt würde nicht mehr Macht über sie ausüben wollen, als sie erlauben konnte. Es wurde auch vorhergesagt, daß sie nicht heiraten würde. Alle diese Vorhersagen gingen in der Tat in Erfüllung.

Im Laufe unserer Arbeit hatten wir den Eindruck, daß diese Übereinstimmung zwischen Gesamtdiagnose, Behandlungsplan und dessen Ergebnissen mit den Bestätigungen der Prognose die Nützlichkeit der Gesamtdiagnose erwiesen hätte. Wir wendeten das Konzept der Gesamtdiagnose nun auf alle in dem Seminar berichteten Fälle an. Vielleicht können einige kurzgefaßte Beispiele die Art und den Geist dieser Gesamtdiagnosen beleuchten.

Frau Exton – Dr. Sage

Traditionelle Diagnose: Sinusitis und reaktive Depression

Gesamtdiagnose: Eine verängstigte, deprimierte Mutter mit

einem zweijährigen Kind mit angeblich schwerem Nierenschaden. Seit dieser Diagnose ist sie überängstlich, und die ehelichen Beziehungen sind höchst unglücklich. Sie hat ihre Aggression gegen sich selbst gekehrt, seit ihr Ehemann sich von ihr abgewendet hat.

Fräulein Exford – Dr. Scarlet
Traditionelle Diagnose: Wünscht Schwangerschaftsunterbrechung; Akne.
Gesamtdiagnose: Ein Mädchen mit geringem Selbstbewußtsein, durch eine falsche Mutter-Tochter-Beziehung belastet. Sie weiß, daß sie möchte, daß Männer sich um sie kümmern, kann aber nur oberflächliche, kurzlebige Beziehungen anknüpfen. Diese bestätigen sie zwar in ihrer Weiblichkeit, jedoch nicht stark genug, um ihr die Kraft zu geben, die Schwangerschaft auszutragen. Sie ist eine unglückliche Person, die andere Menschen dazu zwingt, sie unhöflich abzuschieben.
Diese Gesamtdiagnosen waren natürlich nicht ganz ohne Beziehung zu den betreffenden traditionellen Diagnosen. Im Falle der Patientin Exton z. B. kehrt der Ausdruck »Depression« auch in der Gesamtdiagnose wieder, jedoch mit der erweiterten Bedeutung »Wendung der Aggression gegen sich selbst«. Das Attribut »reaktiv« in der traditionellen Diagnose wiederum impliziert auch eine mit ihrer Depression zusammenhängende Umweltbelastung (dazu in der Gesamtdiagnose: Der Ehemann hat sich von ihr abgewandt).

Wie wird die Gesamtdiagnose erreicht?

Es gibt außerdem noch eine methodologische Verbindung zwischen der traditionellen und der Gesamtdiagnose. Normalerweise verfährt der Arzt so, daß er beobachtet, die Anamnese aufnimmt und untersucht – gewöhnlich in dieser Reihenfolge. Die Aufnahme der Anamnese, das Herzstück der medizinischen Untersuchung, ist hochgradig standardisiert und beruht auf einem Schema, das man wie einen Fragebogen verwenden könnte. Auch wir haben dieses Verfahren bei unseren Gesamtdiagnosen verwendet. Feststellungen wie »zweijähriges Kind mit angeblich schwerem Nierenleiden« (Fall Exton) und »schlechte Mutter-Tochter-Beziehung« (Fall Exford) stammen natürlich auch aus der Anamnese. Falls wir nicht schon die Einzelheiten aus der Lebensgeschichte des Patienten kannten, mußten wir Fragen stellen, besonders wenn wir den betreffenden Fall im Seminar vorstellen wollten und uns auf ein Kreuzverhör vorbereiten mußten.

Hier fanden wir uns vor einem merkwürdigen, beunruhigenden Widerspruch. Es war eine Maxime unserer Denkweise, nicht das Schema der üblichen Anamnese zu benutzen (d. h. nicht die Standardfragen zu stellen), sondern statt dessen den Patienten zu beobachten, ihn reden zu lassen und »zuzuhören« (so wie Balint (1957) diesen Terminus verstand). Wir wußten ja nur zu gut, daß das Ausfragen der Patienten gewöhnlich nicht die beste Methode ist, seine Empfindungen über die einzelnen Aspekte seiner Lebenssituation zu erfahren. Fragen drängen die Menschen oft in die Defensive, und die Fakten allein gewähren noch keinen Einblick in den Menschen.

Es fiel uns oft sehr schwer, selbst in erfolgreichen Fällen eine Gesamtdiagnose zu stellen, weil unser Wissen über die Lage des Patienten zu knapp und fragmentarisch erschien. Der berichtende Arzt wurde von den anderen Seminarteilnehmern oft gedrängt, weitere Nachforschungen anzustellen. Dann machte sich der betreffende Arzt – oft ungern – an eine Art Detektivarbeit, um Tatsachenmaterial herbeizuschaffen, das dem Seminar für die Gesamtdiagnose unerläßlich schien. Das erforderte manchmal lange Interviews, eine Technik, die wir eigentlich nicht für zulässig hielten und die unserem Ziel der Erforschung der Allgemeinpraxis jedenfalls nicht angemessen war, insbesondere was die Praxis des Nationalen Gesundheitsdienstes betraf.

Während mehr und mehr Fallberichte im Seminar vorgetragen wurden, kam bei einigen Mitgliedern das beunruhigende Gefühl auf, daß das kurze Gespräch in der Allgemeinpraxis nicht geeignet war, einen Überblick zu gewinnen, der zur Formulierung einer echten Gesamtdiagnose führte, daß man vielmehr weiteres Material brauchte. Das alte Argument der zu knappen Zeit kam wieder auf. Wir waren verdrießlich, denn wir hatten gemeint, daß wir in vielen Fällen mit den kurzen Interviews gute Arbeit geleistet hätten und die Einwände nicht stichhaltig wären. Einige Skeptiker behaupteten sogar, unsere Forschung habe ergeben, daß die Gesamtsituation und die emotionalen Aspekte der Krankheit eines Patienten doch nicht in den kurzen Interviews in der Allgemeinpraxis des Nationalen Gesundheitsdienstes erfaßt werden könnten, da das Faktenmaterial für die Formulierung der Gesamtdiagnose nicht ausreiche.

Der Fokalbereich in der Gesamtdiagnose

Wir kamen zu dem Schluß, daß eine umfangreiche Untersuchung der gesamten Lebens- und Erlebensweise des Patienten nicht durchführbar sei, auch nicht in den normalen Arbeitsstil der Allgemeinpraxis passe. Was in unseren erfolgreichen Fällen geschehen war und was wir also weiter machen sollten, war, so meinten wir, die Fokussierung auf einen speziellen Aspekt im Leben des Patienten, der der Haupt-Krankheitsherd zu sein schien. Wir sprachen vom *Fokalbereich,* und zwar im Verlauf einer Reihe von Studien (Malan, 1963; Balint, Balint, Gosling und Hildebrand, 1966), in denen das Konzept eines diagnostischen und therapeutischen Fokus in einer sog. »Kurzpsychotherapie« als besondere, von Psychoanalytikern zu handhabende Technik entwickelt worden war. Vielleicht kann ein weiterer Fallbericht aus den »Berichtsfällen« dieses Konzept deutlich machen.

Herr Baldock – Dr. Green

Ein 44jähriger Mann kommt in die Sprechstunde und verlangt eine Arbeitsunfähigkeitsbescheinigung für die Krankenversicherung. Die traditionelle Diagnose lautet: Bandscheibenläsion; die vom behandelnden praktischen Arzt gestellte Gesamtdiagnose: Ein Mann, der sich als Versager fühlt. Er könnte einen besseren Posten ausfüllen, er ist homosexuell, ist stark an seine Mutter und andere weibliche Verwandte gebunden, wütend über seine manipulierende Mutter; aber er selbst versucht auch, den Arzt zu manipulieren. Er wünscht sich einen Arzt, der seine »schmutzigen« Krankheiten (er hatte Syphilis) tolerieren und ihm zugleich erlauben kann, statt dessen eine Streß-Krankheit wie die Rückenschmerzen zu haben.

Das ist nun eine recht ausführliche Gesamtdiagnose, in der auch etwas über die Wurzeln der Angst steht, die den Patienten zum Arzt geführt hat. Sie berücksichtigt die Beziehungsstörungen des Patienten, seine Art, sich selbst zu sehen, die Gefühle des Arztes, die der Patient erweckt hat, und Aspekte der Lebenssituation des Patienten wie die folgenden:

1. sein Versagen im Beruf (den Arbeitsbereich);
2. seine Homosexualität (den Triebbereich);
3. seine Bindung an weibliche Verwandte und seine Wut über die manipulierende Mutter (den Bereich der Familie);
4. sein eigenes Manipulieren des Arztes (die Arzt-Patient-Beziehung);
5. seinen Wunsch oder sein Bedürfnis, eine durch Streß erworbene Krankheit vorzuweisen (den Bereich der Selbstachtung).

Jeder einzelne dieser Bereiche hätte einen Fokus hergeben können. In diesem Falle brauchte niemand sich über ungenügende Information zu beklagen; im Gegenteil, die Gesamtdiagnose enthielt eine solche Fülle von Material, daß eine Auswahl sowohl hinsichtlich des Therapieplans als auch der Prognose notwendig erschien. Dennoch zeigte die Diskussion, daß das Seminar immer noch nicht zufriedengestellt war. Es wurden zahllose Fragen gestellt, so die folgenden: Ist er manifest homosexuell oder nur in der Phantasie? – Was macht er mit seinen aggressiven Impulsen? – Drückt seine körperliche Krankheit einen Zug von Selbstzerstörung aus? Alle diese

Fragen sind durchaus sachbezogen und relevant, aber sie sind nur Erweiterungen der Gesamtdiagnose und machen die Auswahl eines Fokalbereichs nicht leichter.

Aber ob man sich nun mit der vorhandenen Gesamtdiagnose zufriedengibt oder sie durch weitere Nachforschungen ergänzen will, die nächste große Frage ist die, welchen Bereich oder Aspekt der Lebenssituation des Patienten man untersuchen und behandeln sollte. Sollte man alle, einige oder nur einen einzigen Bereich in Angriff nehmen?

Je weiter wir uns auf die Fragen der Definition und Behandlung eines Fokalbereichs einließen, desto tiefer gerieten wir in Schwierigkeiten. Im Falle des Patienten Baldock hatte der Arzt sich zu einem Behandlungsplan entschlossen, mit welchem er sich auf einen besonderen Aspekt der Krankheit des Patienten konzentrierte. Er wollte den Patienten dazu bringen, sein Gefühl, ein Versager zu sein, zu erkennen, und er sagte voraus, daß der Patient den Arzt in dieses Gefühl des Versagthabens einbeziehen und daß dies therapeutische Konsequenzen haben würde. Diese Vorhersage erfüllte sich nicht. Ähnliche Enttäuschungen erlebten wir auch in mehreren anderen Fällen, weil sich der Fokus bei den späteren Interviews verschob, andere Fokalbereiche, die vom Arzt zunächst nicht angesprochen worden waren, an Bedeutung gewannen, oder der Fokus offenbar nicht der richtige gewesen war. Im Falle der Asthma-Patientin Malvern schien ihre Aggressivität gegen Männer in Autoritätsstellung zunächst der geeignete Fokalbereich zu sein; das änderte sich später in die Formulierung, sie mache den Arzt für sich nutzlos und teile ihre Probleme zwischen mehreren Helfern auf; dann kamen ihre Beziehung zu ihrer Mutter, ihr Selbstwertgefühl und ihre Sexualität ins Blickfeld. Man konnte in diesem wie auch in anderen Fällen meinen, die Fokalbereiche würden je nach Lust und Laune von Patient und Arzt gewählt und gewechselt.

Im Falle der Patientin Malvern hatte sich im Erstinterview etwas ereignet, auf das die Seminarteilnehmer zuerst nur wenig geachtet hatten. Dr. Green hatte das Interview so vorge-

tragen, wie es hier geschildert wurde. Die Seminardiskussion drehte sich dann fast ausschließlich um die Aspekte, die wir als für die Gesamtdiagnose relevant erachteten: ihre Psychotherapeutin, ihre Mutter, ihr Gefühl, als »Ladenhüter« sitzen zu bleiben usw., während das zentrale, emotionale Ereignis des Interviews gar nicht berührt wurde: Der Arzt hatte berichtet, daß die Patientin verdrießlich schien, daß er ihren Groll gefühlt und versuchsweise gesagt hatte, sie sei wohl ärgerlich auf ihn. Das hatte sie lächelnd zugegeben und gesagt, er tue ja auch nicht viel für sie. Anschließend sprach sie von ihrem Groll auf ihren Chef, der einen stinkenden Kopierapparat, der ihr Asthma verschlimmerte, in ihren Arbeitsraum gestellt hatte. In einer plötzlichen Erleuchtung und dem Gefühl, sie zu verstehen, hatte der Arzt gesagt, vielleicht seien der Chef und er selbst in Wirklichkeit keine solchen Ungeheuer, sie müßten nur einen Anstoß bekommen, um etwas Gutes für sie zu tun.
Erst viel später, in der Tat erst nach zwei Jahren, verstanden wir, daß dieser kurze, gefühlsmäßige Austausch von wenigen Sätzen, die zur Zeit der Berichterstattung als etwas Nebensächliches, nur Einleitendes, Anekdotisches erschienen waren, in Wirklichkeit für das Verständnis dieses Falles und vieler anderer Fälle von großer Wichtigkeit war. Beim Wiederlesen der Nachschriften unserer Seminarsitzungen, in denen der Fall Malvern besprochen worden war, ist die kurze Abfertigung, die das Seminar dem emotionalen Inhalt des Erstinterviews zuteil werden ließ, ganz auffällig. Bemerkenswerterweise hatte der berichtende Arzt den emotionalen Inhalt des Interviews für seine Gesamtdiagnose und den Therapieplan benutzt und auch die folgenden Interviews darauf aufgebaut, ohne sich seinerzeit über dessen Wichtigkeit volle Rechenschaft zu geben. Offenbar hatte der Arzt wohl etwas an der Patientin bemerkt, das bei ihm eine Saite zum Klingen brachte, und er hatte ihr auch sein Verständnis mitteilen können.

Bei der Untersuchung vieler ähnlicher Fallberichte wurde uns klar, daß solche gemeinsamen Wahrnehmungen von Arzt und Patient verhältnismäßig häufig vorkamen. Sie schienen charakteristische Determinanten unserer Diagnosen, Behandlungen und Prognosen zu sein; wenigstens konnten wir rückblickend erkennen, daß wir auf der Grundlage solcher Interaktionen gehandelt hatten, auch wenn wir sie nicht intellektuell erfaßt oder in Worte gekleidet hatten. Diese Art der Interaktion, das fast unmittelbare Einander-Verstehen zwischen Arzt und Patientin hatte etwas von einem Lichtblitz an sich. Wir sprechen daher von einem »Flash«. Der weitere Begriff »Flash-Therapie« ist in den Kapiteln I-III dargestellt. Hier sollen nur noch die diagnostischen Implikationen des »Flash« erörtert werden.

Im Falle von Fräulein Malvern bestand der »Flash« darin, daß Dr. Green ihren Groll und ihr Bedürfnis, diesen Groll auszudrücken, sah, und sie seine Wahrnehmung teilte und verstand, daß er ihren Groll akzeptierte. Der »Flash« war vorbereitet (beziehungsweise der Arzt war für solche Art von Interaktion sensibilisiert) durch ein Gefühl, daß er Fräulein Malverns Zustand und seine Beziehung zu ihr überprüfen müßte. Vor dem Interview, in welchem der »Flash« sich ereignete, war sie nach der traditionellen Diagnose (Asthma, Angst, Depression) behandelt worden. Der »Flash«, die gemeinsame intuitive Wahrnehmung eines bedeutsamen, gleichzeitigen Erkennens und Verstehens hatte einen Fokalbereich der Gesamtdiagnose so plötzlich und blendend hell beleuchtet, wie dies durch kein anderes Mittel zu erreichen gewesen wäre. Der Arzt wurde dadurch in den Stand gesetzt, seine nächsten therapeutischen Schritte in diesen Fokalbereich zu verlegen, mit dem bemerkenswerten Ergebnis, daß das asthmatische Keuchen am Schluß des Interviews ganz verschwunden war.

Natürlich ist der »Flash« selbst keine Diagnose; er ist ein Ereignis, das ein besonderes Klima, eine bestimmte Atmosphäre schafft, worin die weitere Diagnose und therapeutische Arbeit mit größerer Zielgenauigkeit und Intensität als sonst möglich vor sich gehen kann, vorausgesetzt, daß der Arzt den »Flash« erkennt und benützt. Der »Flash« ist kein bloßer Einfall, keine Blitzdiagnose oder Blitzdeutung, wie richtig und treffend diese auch sein mögen. Ein Einfall, wie er in den alltäglichen Interaktionen zwischen Menschen dauernd vorkommt, enthält immer ein Element von Erraten, Zufallstreffer, Glück, was in unseren Fällen nicht vorkam und nicht gewünscht war. Vielmehr hatte Dr. Green im Moment des »Flash« sein Gefühl bezüglich der Patientin beobachtet. Er fühlte den Groll, den die Patientin gegen ihn hegte, er beobachtete die Empfindungen, die dies bei ihm selbst erweckte, und stellte dann einen Zusammenhang zwischen dem Gefühlsanteil dieser mitmenschlichen Beziehung und dem weiteren Feld ihrer Beziehungen zu Männern her. Man könnte von einer »kontrollierten Intuition« sprechen, die berufsmäßig und bewußt eingesetzt wurde, obwohl sie aus unbewußten oder vorbewußten Quellen stammte. Der »Flash« ist auch nicht mit einer jener »Blitz-Diagnosen« identisch, mit denen erfahrene Praktiker gelegentlich ihre Patienten verblüffen. Die in der traditionellen Medizin oft verwendete Blitzdiagnose ist mit dem Erkennen eines »Pattern« vergleichbar und am besten in der Terminologie der Gestaltpsychologie zu beschreiben. Der Erfolg dieser Diagnosenform hängt davon ab, daß die Gestalt voll ausgeprägt vorhanden ist, der Arzt die Kunst beherrscht, Gestalten zu erkennen, und daß er weiß, was sie bedeuten. Die Blitzdiagnose liegt ganz auf dem Gebiet der traditionellen Diagnose und teilt infolgedessen auch deren Mängel. Der »Flash« war aber in diesem Fall auch keine Deutung im psychoanalytischen Sinne. Er war zwar von einer Deutung gefolgt: der Patientin wurde ein angsterweckender Affekt (ihr Groll auf Männer) zum Bewußtsein gebracht, und der Arzt zeigte ihr, daß kein Grund bestehe, soviel Angst zu haben, denn die Männer, auch solche in Autoritätsstellungen, seien a) keine solche Ungeheuer und könnten b) durch einen kleinen Anstoß zu verständnisvollem Handeln veranlaßt werden. Aber die Deutung war eine dem »Flash« folgende therapeutische Handlung, nicht der »Flash« selber. Die diagnostische Bedeutung des »Flash« liegt somit in der Schaffung eines Klimas von hoher Gefühlsspannung, in welchem weitere Interaktionen stattfinden können, oder – anders ausgedrückt – es wird eine Art von Fokalbereich konstelliert, der durch ein unausgesprochenes Einvernehmen zwischen Arzt und Patient ausgezeichnet ist.

Natürlich ist der »Flash« keine neue Erfindung, keine neue Technik. Er kann sich bei jeder ärztlichen Interaktion und in jeder Form ärztlicher Praxis ereignen, sei sie hausärztlich, psychiatrisch oder fachärztlich. Wir haben eine Anzahl der normalen Sprechstunden-Konsultationen einiger unserer Seminarmitglieder betrachtet und gefunden, daß in etwa jedem dritten Fall ein solcher »Flash« vorkam. Natürlich war der »Flash« vom Arzt nicht immer als solcher erkannt oder benutzt worden, immerhin hatte die diagnostische Wahrnehmung des Arztes an dieser Stelle die Grenzen der traditionellen Diagnose überschritten.

Implikationen der Interrelations-Diagnose

Auf dem Gebiet der Diagnose scheint es, daß wir auf drei miteinander in Verbindung stehenden Ebenen zu arbeiten pflegen, und auch das Niveau und die Leistungsfähigkeit unserer Therapie hängt von der jeweiligen diagnostischen Ebene ab.

1. Manchmal bleiben wir auf der Ebene der traditionellen, der krankheitszentrierten Diagnose, wobei sich Behandlung und Prognose allein auf die Krankheit beziehen – also nicht auf den kranken Menschen – und von der statistischen Bewertung der Erfahrungen der Vergangenheit abgeleitet werden. Diese Diagnose ergibt sich mittels der traditionellen Methoden der Anamnese-Erhebung mit fragebogenartigen Mitteln und der Untersuchung, wobei der Patient als Objekt gesehen wird und der Arzt als unbeteiligter Beobachter. Die Ausdehnung und

Verfeinerung der traditionellen Diagnose sind grenzenlos: je mehr der Arzt untersucht und je raffinierter ausgeklügelt sein Instrumentarium ist, desto mehr nosologische Einheiten wird er finden, gewiß nicht immer zum Segen für den Patienten.

2. Oft haben wir versucht, die Ebene der Gesamtdiagnose zu erreichen, einer Beurteilung, die etwas mit einer psychodynamischen Diagnose gemeinsam hat. Sie ist patientenzentriert, ist aber oft schwer abzugrenzen und so weit gefaßt, daß man mitunter einen Fokus finden muß, der nicht immer mit Gewißheit und Genauigkeit auszumachen ist, besonders in der Allgemeinpraxis. Die Gesamtdiagnose umfaßt Arzt und Patient, indem der Arzt seine eigenen Reaktionen auf den Patienten beobachtet und auch die Arzt-Patient-Beziehung mit einbezogen wird. Der beobachtende Arzt muß sich dessen bewußt sein, daß der beobachtete Gegenstand, der Patient, seine eigenen Reaktionen und Beobachtungen beeinflußt. Die Gesamtdiagnose und der Fokus können ziemlich viele Nachforschungen erforderlich machen, entweder durch Ausfragen mittels der Fragebogenmethode oder durch lange psychodiagnostische Interviews. Das kann zu Therapieplänen mit längeren psychotherapeutischen Interviews führen, die in der Allgemeinpraxis eigentlich nicht vorgesehen sind. Für die Allgemeinpraxis, so wie sie in England besteht und wie wir sie erforschen wollten, sind lange psychodiagnostische und psychotherapeutische Sitzungen nicht repräsentativ.

3. Unsere erfolgreichsten und befriedigendsten Fälle schienen sich dann zu ergeben, wenn das diagnostische Klima, wie es sich durch einen »Flash« konstellierte, zu einer Interrelations-Diagnose führte, was bedeutet, daß Arzt und Patient wirklich in den diagnostischen Vorgang einbezogen sind. Die sich aus dem »Flash« ergebende Diagnose bezieht sich direkt auf die Arzt-Patient-Beziehung und von dorther nach draußen auf die Lebenswirklichkeit des Patienten. Es kann dazu kommen, daß der Patient dadurch, daß er im Arzt starke Emotionen erweckt, zum eigentlichen Erzeuger des »Flash« wird. In jedem Fall stellt der Patient die Diagnose und legt sie dem Arzt vor. Beide

arbeiten dann partnerschaftlich an der durch den »Flash« geschaffenen Situation. Die Fragen, die der Arzt dann stellt, dienen nicht mehr nur der Sammlung von Fakten, sondern sind Anstöße zur Erweckung gefühlsgeladener Antworten.

Die so erzielte Diagnose ist eine Abart der Gesamtdiagnose, in der sich jedoch sozusagen durch gegenseitige Abmachung und Zustimmung ein Fokalbereich spontan gebildet hat. Im Laufe unserer weiteren Untersuchung der ärztlichen Interaktionen in der Allgemeinpraxis überzeugten wir uns davon, daß die Interrelations-Diagnose wirklich die Grundlage der erfolgreichen Behandlungen und Diagnosen der Allgemeinpraxis war. Sie wurde nicht immer formuliert, nicht immer wahrgenommen oder befolgt, manchmal sogar zugunsten anderer diagnostischer Ebenen verworfen. Wenn aber der Arzt und der Patient gemeinsam fühlten, daß der Kern der Störung angesprochen war, kam eine Interrelations-Diagnose zustande, wenn auch manchmal nur andeutungsweise.

Diese diagnostische Leistung wurde niemals durch die inquisitorische Fragebogentechnik, durch Anhäufung von Fakten oder durch die Wahl eines Fokus aus dem zur Verfügung stehenden Material erreicht. Sie kam mit Hilfe des intuitiven »Flash«-Vorgangs zustande.

Wir selbst und viele Kollegen, denen wir unsere Entdeckung des »Flash«-Elements in der ärztlichen Interaktion mitteilten, waren zunächst über seine Bedeutung sehr im Zweifel. Es schien doch allzu flüchtig, undeutlich und unwissenschaftlich. Da wir aber seine Realität und Wirksamkeit nicht länger leugnen konnten, glauben wir jetzt, daß es vielleicht notwendig ist, diese Flüchtigkeit und Undeutlichkeit als Wesenszug des »Flash« zu akzeptieren.

Der »Flash« hat Bezug zu solchen Aspekten der Arzt-Patient-Beziehung, die man oft mit »ärztlicher Kunst« oder »Onkel-Doktor-Rolle« bezeichnet. Auch diese Züge sind ungreifbar, und man meint oft, sie gehörten zu den idealistischen Vorstellungen, auf die ein wissenschaftlich gebildeter Mediziner sich nicht einlassen sollte, obwohl allgemein zugegeben wird, daß sie in der Praxis von unschätzbarem Wert sind. Indem wir die diagnostischen und therapeutischen Wirkungen des »Flash« untersuchten, nahmen wir diese Vorstellungen in den wissenschaftlichen Forschungsbereich auf.

Die Akzeptierung des »Flash«-Konzeptes wirft zahlreiche Probleme auf, z. B. woran man einen »Flash« erkennt, wie man ihn erfolgreich benutzt und wie man diese Technik lehren und lernen kann. Diese Fragen gehören aber nicht mehr in den Kontext der Diagnose und müssen an anderer Stelle behandelt werden.

VII
Aaron Lask
Die Vorhersagen

Da keine zwei »Gesamtdiagnosen« genau gleich sind, kann es bei unserer Arbeit keine experimentell aufgezogenen Kontrollen der therapeutischen Techniken geben. Wir müssen daher die Validität unserer Arbeit durch möglichste Präzision in Diagnose, Therapie, Vorhersagen der Ergebnisse und später der Katamnesen demonstrieren. Hinsichtlich dieser Reihenfolge: Diagnose, Therapie, Prognose und Beurteilung der Ergebnisse ist unsere Denkweise der in der Medizin allgemein üblichen ganz ähnlich. Es sind jedoch bei einigen wichtigen Einzelfragen grundsätzliche Unterschiede zu beachten.

Erstens sind die Kriterien der Gesamtdiagnose manchmal dürftig, vage, anfechtbar und der Rechtfertigung bedürftig. Umgekehrt kann die Aufhellung diagnostischer Details, um die Diagnose zu sichern, leicht zu einer Erschwerung und Entstellung der Therapie führen (s. Kapitel II).

Zweitens kann ein therapeutischer Fortschritt im Interview die Diagnose modifizieren oder erweitern und dadurch zu einer Änderung im Therapieziel führen (s. Michael Balints Beschreibung der Bewegungen des Therapeuten, der sich im Interview abwechselnd in die Lage des Patienten hineinbegibt, dann wieder zurückzieht, um nachzudenken, dann wieder sich empathisch in den Patienten versetzt usw.).

Drittens kommt es wesentlich auf eine realistische Bewertung der Erfolgsaussichten unserer Arbeit an. Hier garantiert zwar übergroße Bescheidenheit in der Vorhersage Erfolge, aber ebenso garantieren übersteigerte Erwartungen Mißerfolge. Zu Anfang unserer Forschungsarbeit, als wir uns vor allem auf die Gesamtdiagnose konzentrierten, stellten wir uns als Ziel einen »großen Durchbruch« vor, d. h. wir wollten versuchen, mit Hilfe der Gesamtdiagnose auf einmal einen großen Schritt vorwärtszukommen. Es wurde dann jedoch klar, daß das in der Zeit, die dem Allgemeinpraktiker in seiner Sprechstunde zur Verfügung steht, nicht möglich ist. Was möglich erscheint, sind »kleine Durchbrüche«, d. h. das Anstreben von kleinen, aber deutlich erkennbaren Besserungen in irgendeinem Problembereich des Patienten. Diese Zielsetzung unterscheidet sich nun sehr von dem Versuch, eine solche Wandlung im Patienten herbeizuführen, daß er die krankmachenden Situationen vermeiden kann (s. Malan, 1963).

Wie Monsieur Jourdain in Molières »Bürger als Edelmann«, der Prosa spricht, ohne es zu wissen, macht der praktische Arzt sehr oft Vorhersagen, ohne sich dessen bewußt zu sein. Wie oft sagt er: »In ein oder zwei Tagen sind Sie wieder auf dem Posten« oder »Mit diesem Patienten werde ich noch viel Kummer haben!« Vielleicht besteht der Hauptunterschied zwischen einer Prognose und einer Vorhersage darin, daß bei ersterer die Variablen formalisiert und wenig zahlreich sind, während bei letzterer die Variablen formlos, zahlreich und schlecht kontrollierbar sind. Daher erwecken Vorhersagen oft den Anschein von bloßen Vermutungen oder Ideen, die der Arzt sich macht.

Um diese Schwierigkeiten zu überwinden, setzten wir genaue Kriterien zur Erfassung der Probleme des Patienten fest, so wie wir sie in der Lebenssituation des Patienten und im Interview sahen. Das gleiche galt auch für die Therapie und die Erfolgsbeurteilung (s. hierzu die Darstellung in Kapitel VIII durch H. Bacal).

Es war nicht zu vermeiden, daß unsere Terminologie etwas von einer Privatsprache annahm, aber die individuellen Probleme erfordern eine unschematische Darstellung. So wird die Diagnose zur »Gesamtdiagnose«. Damit ist unseres Erachtens der Versuch gemeint, die Lebenssituation des Patienten, seine Vergangenheit und Gegenwart, seine innere und äußere Welt und auch seine Interaktionen mit der Krankheit selbst auf eine Formel zu bringen, um zu einer Hypothese zu gelangen, welche Probleme es waren, die den Patienten zum Arzt geführt haben.

Die Therapie wird dann zum therapeutischen Nahziel im Verhältnis zu dem, was wir mit dem Patienten in der Behandlungssituation letztlich zu erreichen hoffen. Die Vorhersagen gründen sich auf die Annahme, daß an der vorgeschlagenen Therapie festgehalten wird (und ziehen neuerdings auch in Betracht, was zu erwarten ist, wenn an der Therapie nicht festgehalten wird); sie konzentrieren sich auf Bereiche der Behandlungssituation, die dem Arzt erreichbar und daher bei der später vorzutragenden Katamnese, wenn die Vorhersagen der eingehenden Beurteilung durch die Forschungsgruppe unterliegen, quantifizierbar sind. Diese Beurteilung geschieht nach vier Gesichtspunkten:

a) Änderungen in der Arzt-Patient-Beziehung;
b) Änderungen in der Symptomatologie des Patienten;
c) Änderungen im emotionalen Spannungsfeld um den Patienten bezüglich signifikanter Personen und deren Beziehungen zu ihm;
d) Bewertung der in der Behandlungssituation geleisteten Arbeit.

Im folgenden wird versucht, anhand einiger Fälle zu zeigen, wie dieses Schema sich in der Praxis bewährte, aber auch, welche Schwierigkeiten gelegentlich auftraten.

Fall 1: Frau Derby - Dr. Sage

Die Patientin ist 56 Jahre alt, kinderlos verheiratet; ihr Ehemann ist etwa gleichaltrig. Er ist ein hochqualifizierter Handwerker, der für sehr reiche Leute arbeitet und viel Geld verdient. Die Familie wird seit vier Jahren auf der Liste von Dr. Sage geführt. Bei ihnen lebt ihr 82jähriger Vater, ein Bergmann aus Wales, der seinen Lebensabend bei der Tochter verbringt. Er hat Atembeschwerden, Emphysem und Bronchitis. Die Patientin nimmt den Arzt etwa viermal pro Jahr in Anspruch, der Ehemann einmal, der Vater etwa dreißigmal.

Geklagte Beschwerde: Kribbeln in Händen und Füßen, Schwächegefühle.

Traditionelle Diagnose: Eisenmangelanämie, Neurose

Bereits vorliegende Information: Eine nette Frau, jedoch stark schielend. Mehrere Schwestern im Wohnbezirk. Bevor der alte Vater zu ihnen zog, hat sie den Arzt nie »belästigt«. Sie hat sich nun ganz auf die Betreuung des Vaters gestürzt, und der Arzt hatte Mühe, sie davon abzuhalten, ihn ganz zum Invaliden zu stempeln. Einen Monat vor dem im Seminar vorgetragenen Interview hatte der Vater einen leichten Herzanfall, und die Familie hatte sich schon auf seinen Tod vorbereitet. Er erholte sich jedoch. Drei Monate vor dem Seminarbericht hatte sich ein »Flash« ereignet: Als die Patientin monoton über das elende Leben des Vaters klagte, der jeden Morgen zu einem weiteren Tag seines beschwerlichen Lebens aufwachte, hatte der Arzt sie darauf aufmerksam gemacht, daß sie wohl eigentlich über sich selbst spreche. Sie hatte erschrocken mit tränenden Augen aufgeschaut und traurig genickt. Sie versuchte dann, den Gesprächsgegenstand zu wechseln; als der Arzt sie auch darauf aufmerksam machte, sprach sie von der Leere ihres eigenen Lebens. Etwa 14 Tage vor dem Seminarbericht war Dr. Sage zu einem Hausbesuch gerufen worden und fand die Patientin im Bett mit Hüftschmerzen, die sie völlig lähmten, die aber offenbar hysterischer Natur waren. Die ganze Familie war angstvoll um ihr Bett versammelt. Es gelang dem Arzt, ihr in scherzhaftem Ton ihr hysterisches Leiden auszureden, und nach ein paar Tagen war sie wieder wohlauf.

Zusammenfassung des im Seminar berichteten Interviews: Die Patientin klagte über einen Schwächeanfall während des Einkaufens. Sie hatte in jeder Hand einen Einkaufskorb getragen. Der Arzt sah sie an, untersuchte sie aber nicht sogleich. Er fragte, was denn zuhause vorgefallen sei, und sie setzte zu einem langen Bericht an. Sie sprach mit tonloser, resignierter Stimme, als ob sie ganz vernünftig über eine betrübliche Situation berichtete. Erstens waren kurz hintereinander ihre Mutter und zwei Schwäger gestorben, danach noch vor einem Jahr ihre älteste Schwester, an der sie sehr gehangen hatte und die auch Patientin von Dr. Sage gewesen war. Wieder ertappte der Arzt sich dabei, daß er sie aufmunterte und sie ein bißchen damit aufzog, daß sie den Vater wohl gern ganz allein pflegen wollte. Sie lächelte schwach und antwortete: »Nein. Meine jüngste Schwester sieht aus und spricht wie meine Mutter, deshalb hat Vater sie auch so gern, glaube ich.« Sie schwieg dann und sah traurig aus. Da hatte der Arzt eine blitzartige Erleuchtung, einen »Flash«, und er sprach davon, wie sehr sie sich bemühen müsse, sich die Liebe des Vaters zu erhalten. Sie saß nur traurig da. Der Arzt erinnerte sich nun ihrer Anämie, ordnete eine Blutuntersuchung an und verschrieb ihr ein Eisenpräparat.

Die Gesamtdiagnose lautete hier: Eine stolze Frau, zugleich ein häßliches Entlein. Die Kränklichkeit des Vaters ist für sie eine Gelegenheit, die Enttäuschungen ihrer Kindheit auszuagieren. Sie ist bestrebt, den Vater ganz für sich zu haben, übernimmt sich jedoch dabei und scheint die erhoffte Befriedigung nicht zu erhalten.

Therapeutisches Nahziel: Mit ihr die Möglichkeit anderer Quellen der Befriedigung in ihrer jetzigen Lebensphase zu erforschen.

Vorhersagen:

a) Kurzfristig wird die Arzt-Patient-Beziehung gut bleiben, sich vielleicht sogar verstärken. Die Symptome werden nachlassen, aber ihre Lebenssituation wird sich nicht ändern.

b) Langfristig: Die Arzt-Patient-Beziehung wird davon abhängen, daß der Arzt nicht zu grob mit ihr verfährt. Die Symptome werden je nach dem Stand der Arzt-Patient-Beziehung und der Familiensituation variieren. Wenn die Arzt-Patient-Beziehung gut bleibt, wird sie keine Symptome nötig haben. Wenn ihr Vater stirbt, wird es wahrscheinlich einen Rückfall geben. Falls der Arzt seine Arbeit gut getan hat, wird es eher zu einer Depression als zu psychosomatischen Symptomen kommen.

Lebenssituation: Sie ist ein gütiger Mensch und kann, wenn

man sie darauf einstellen kann oder nachdem ihr Vater gestorben ist, viele Freunde und Interessen finden.

Bei einer Nachuntersuchung eine Woche später, die Dr. Sage in seinem Bericht miterwähnte, waren keine Zeichen von Anämie mehr vorhanden und die Hämoglobinwerte normal. Alle ihre Symptome waren verschwunden, und sie wirkte lebhaft und heiter. Sie erklärte ihre Schwindelgefühle der vorigen Woche damit, daß sie bei grellem Sonnenschein ausgegangen war und ihre Brille nicht aufgesetzt hatte. Jetzt bereitete sie sich für eine in einigen Monaten geplante Seereise vor und war mit ihrer Schwester zu Einkäufen in die Stadt gekommen. Da blitzte bei Dr. Sage ein neuer »Flash« auf, er erkannte sie als eine machtvolle, das Steuer in der Hand haltende Frau und sagte: »Gewöhnlich erreichen Sie wohl, daß alles so geht, wie Sie es wollen?« Sie antwortete: »Ja, das schon. Aber denken Sie nicht, daß es in unserer Familie nicht gut steht. Es steht sehr gut, wir sind eine fest zusammenhaltende Familie. Ich will nicht behaupten, daß es bei uns nicht auch einmal einen Krach gibt, aber danach versöhnen wir uns und sind uns wieder einig. Bei uns herrscht ein freundlicher Ton und wir halten zusammen.«

Katamnese nach einem Jahr: Inzwischen war sie einmal mit ihrem Ehemann gekommen, um sich vor ihrer Seereise impfen zu lassen. Wieder klagte sie über Schwäche oder Schwindel morgens gegen halb elf Uhr. (Eine Untersuchung auf Zucker war o. B.) Der Arzt erinnerte sie daran, ihre Sonnenbrille zu tragen. Er bestellte sie eine Woche später wieder, und es ging ihr wieder gut: sie bereitete den Urlaub vor. Bei Gelegenheit der Impfung hatte der Arzt sie mit ihrem Ehemann beobachtet: es schien eine entspannte, erfreuliche Beziehung zu bestehen.
Als sie nach dem Urlaub wiederkam, beklagte sie sich bitter, aber mit fester, beherrschter Stimme über ihre verwitwete Schwester, die mit ihrer Tochter unten im gleichen Hause wohnte. Der Vater war schließlich ohne zu große Aufregung in

der Familie gestorben. Als der Arzt in das Haus kam, um den Totenschein auszustellen, fand er die Patientin allein, ganz ruhig, entspannt und philosophisch redend. »Er hat ein gutes Leben gehabt. Ich habe mein Bestes für ihn getan, das ist wahr.« Seither hat der Arzt sie nur noch einmal gesehen; seit dem Tode des Vaters sind jetzt sechs Monate vergangen, und es gibt nichts zu berichten.

Als die Gruppe die Bewertung dieses Falles erörterte (s. Anhang B), erhob sich die Frage, ob ihre Besserung nicht dem Tode des Vaters zuzuschreiben sei, womit die Ursache und der Gegenstand ihrer Eifersucht entfallen war. Der Arzt hatte eine gewisse Depression beim Tode des Vaters vorausgesagt, diese schien aber nicht eingetreten zu sein. Es war etwas Arbeit an der Geschwisterrivalität geleistet worden, und wir einigten uns, daß dies bei dem guten Ergebnis eine Rolle gespielt hatte. Die Beurteilung ergab folgende Werte:

Arzt-Patient-Beziehung	+ 3
Symptome	+ 3
Umwelt-Spannungen	+ 3
Arbeit in der Behandlungssituation	+ 2

Fall 2: Fräulein Grantham – Dr. White

Die Patientin ist ledig, arbeitslos, 18 Jahre alt. Erstmals gesehen beim Erstinterview Mai 1968.

Grund: »Ich brauche eine Bescheinigung, ich habe kein Geld.«

Probeweise Gesamtdiagnose: Ein sehr gestörtes, depressives, rebellisches Mädchen, das unter seiner Ablehnung leidet. Sie saß müde, böse und zerrauft da, trug einen alten Rock und Pullover und sah wie eine kleine Landstreicherin aus. Ihre Eltern hatten sich scheiden lassen, als sie sieben Jahre alt war; man hatte sie auf Heimschulen geschickt. Sie konnte sich mit ihrem Stiefvater und später, als ihr Vater wieder heiratete, auch mit ihrer Stiefmutter nicht verstehen. Vom College war sie relegiert worden; sie kam dann in verschiedene Kliniken, wurde aber auch da hinausgeworfen. Sie war verzweifelt. »Niemand küm-

mert sich um mich«, sagte sie, »ich bekomme überhaupt keine Behandlung.«
Der Arzt sagte: »Finden Sie nicht, daß Sie nun genug Rebellion betrieben haben?«
In diesem Augenblick begann das Mädchen, ihm ihre Aufmerksamkeit zuzuwenden, ihre Haltung begann sich zu ändern, und eine therapeutische Beziehung setzte ein, die mit der Zeit zu einem vollen Erfolg führte.

Therapeutisches Nahziel: Man muß versuchen, ihr zu helfen, daß sie ihre Einstellung zur Gesellschaft als solcher und vielleicht auch zu einigen Menschen, besonders ihren Eltern, ändern kann.

Beim nächsten Besuch in der Sprechstunde vierzehn Tage später sah sie netter aus, und die neue Beziehung machte sich bemerkbar.
Beim katamnestischen Bericht im Juni 1969 zeigte es sich, daß Dr. White gute Fortschritte erzielt hatte. Sie hatte zwar auch in ihrer Beziehung zu ihm rebelliert, Termine nicht eingehalten usw., war aber imstande, offen und ehrlich mit ihm zu sprechen oder ihm zu schreiben. Sie hatte begonnen, sich Arbeit zu suchen und in ihren Stellungen auszuhalten. Ihre Aggressivität gegenüber dem Arzt und jeglicher Autorität wurde mehrfach gedeutet. Trotz ihrer großen sozialen Probleme war der Arzt imstande, sie aufrechtzuhalten und ihr zu helfen, Versagenssituationen zu ertragen und weitere zu vermeiden. Es wurde vorausgesagt, daß der Arzt, wenn er diese Position beibehalten könnte, sie vielleicht vor großen sozialen Fehlern bewahren könnte.
Beim nächsten katamnestischen Bericht im Februar 1971 wurden gute Fortschritte sichtbar. Sie war nun nett und sauber gekleidet, war seit über einem Jahr in einem Büro tätig und hatte ihre Stellung dort bereits verbessert. Sie hatte Bekanntschaften mit mehreren jungen Männern gemacht und als ungeeignet wieder aufgegeben. Ihre Mutter hatte sie aufgefordert, zu ihr zu ziehen; sie hatte das sorgfältig erwogen, mit dem Arzt be-

sprochen und beschlossen, ihre Unabhängigkeit nicht aufzugeben. Sie stand jedoch mit Mutter und Stiefvater in guter Beziehung. Wenn sie in Schwierigkeiten geriet, nahm sie gelegentlich Valium. Sie nahm einen anderen Familiennamen an, und als der Arzt ihr gratulierte, daß sie sich von ihrem Vater gelöst habe, war sie erfreut und erklärte, sie habe dem Vater geschrieben, um zu einem besseren Verhältnis mit ihm zu kommen, und es liege nun an diesem, das herbeizuführen. Mancherlei Krisen wurden erlebt und realistisch bestanden, wenn auch immer mit Hilfe des Arztes. Es kam zu einer ungewünschten Schwangerschaft, der von ihr, dem Arzt und der Klinik sehr vernünftig begegnet wurde: Sie unterzog sich ohne übertriebene Angst oder Aufregung einem Schwangerschaftsabbruch.

Einmal erzählte die Patientin dem Arzt eine merkwürdige Geschichte von einer Freundin, deren ausländischer Arzt versucht habe, sie in seinem Sprechzimmer zu vergewaltigen, und sie fragte Dr. White um Rat. Er blieb ganz sachlich, sagte, sie solle sich damit nicht befassen, da es nicht ihre Angelegenheit sei. Er selber, so versicherte er ihr, werde sich niemals so zu ihr benehmen. Hier wandte die Seminargruppe ein, er hätte die offen zutage liegende Übertragungsbedeutung deuten müssen, da sich damit eine Gelegenheit bot, mit ihr an ihrer sexuellen Unreife zu arbeiten.

Die Besserung im Falle dieser Patientin wurde von der Gruppe folgendermaßen bewertet:

Arzt-Patient-Beziehung	+ 3
Symptombesserung	+ 2
Umweltspannungen	+ 2

Die geleistete therapeutische Arbeit war zur Zeit dieser Katamnese noch nicht ganz durchschaubar; aus der Diskussion war aber zu entnehmen, daß man sie gewiß nicht schlechter als mit + 2 bewerten könnte.

Meines Erachtens erfüllen diese beiden Fälle unsere Kriterien. Die Arbeit war im Rahmen der Allgemeinpraxis geleistet worden. Beide Patientinnen waren krank und hatten Beschwerden.

Es wurden Gesamtdiagnosen gestellt, therapeutische Nahziele, wenn nicht explizit, so doch implizit abgesteckt, und die Katamnesen zeigten Ergebnisse, die mit der therapeutischen Arbeit im Einklang standen. Man könnte kritisieren, daß die therapeutischen Nahziele zu weit gefaßt waren, daß die Besserungen auch spontan oder einfach durch Verstreichen der Zeit zustande gekommen sein könnten. Schließlich fangen sich rebellische Jugendliche manchmal, und deprimierte Frauen in mittleren Jahren erleben Besserungen, wenn kranke Angehörige sterben. Der folgende Fall zeigt ein enger gefaßtes therapeutisches Nahziel in einer viel schwierigeren Situation, wobei die Vorhersage explizit und genau war.

Fall 3: Herr Disley – Dr. Green

Der Patient ist 85, seine Frau 70 Jahre alt. Für beide war es eine späte zweite Ehe. Die erste Frau und die Tochter von Herrn Disley waren gestorben. Er hatte in neunzehn Jahren insgesamt 76 Arzt-Patient-Kontakte benötigt; die Frequenz hatte in letzter Zeit zugenommen. Frau Disley hatte in zwanzig Jahren 23 Kontakte benötigt.

Die traditionelle Diagnose lautete: wiederholte Bronchitis, und im letzten Jahr wiederholte Ekzeme und Alterspemphigus. Medikation: orale Steroide; schmerzstillende Mittel gegen Osteoporose. Er mußte das Zimmer und oft auch das Bett hüten. Wenn der Arzt nicht von sich aus kam, gab es etwa alle Vierteljahre Panik-Anrufe.

Gesamtdiagnose: Sie war unter diesen Umständen oberflächlich: ein gebrechlicher, empfindlicher alter Mann, der möchte, daß man ihn betreut, aber auch Schuldgefühle deswegen hat. Von dem, was dahinter steckt, vor allem auch von den Umständen der zweiten Ehe, weiß der Arzt nichts. Die Frau erschien kalt, aber um das Wohlergehen des Patienten bemüht; sie ist viel jünger und vergleichsweise aktiver. Der Arzt glaubte, daß das Abhängigkeitsproblem kürzlich durch einen Brief ihrer Schwester aufgerührt worden ist, in dem die Schwester schrieb,

auch sie sei krank. Nach der Diskussion im Seminar wurde die Gesamtdiagnose noch um folgendes erweitert: Geheimes Hand-in-Hand-Arbeiten zwischen Arzt und Patient, dessen der Arzt sich voll bewußt war; Irritation zwischen den Ehegatten und auch ziemlich viel Irritation zwischen Arzt und Patient.
Das therapeutische Nahziel bestand darin, den Patienten dazu zu bringen, über seine Aggression und Gereiztheit gegen diejenigen, von denen er doch so abhängig war, zu sprechen. Es wurde vorausgesagt, daß dies zu einer »respektablen« Menge Haß führen würde, die Patient und Arzt recht erschüttern würde, daß es aber möglicherweise auch dazu führen würde, daß der Patient sich nicht mehr so abhängig fühlen, weniger ans Bett gefesselt sein und nicht soviel klagen würde. Wenn der Arzt diese Linie nicht verfolgte, so könnte man höchstens eine geringfügige Besserung im körperlichen und seelischen Befinden des Patienten erhoffen.

Katamnese, ein Jahr später: Es genügt ein Arztbesuch alle sechs Wochen (statt wie bisher alle drei Wochen), keine Panik-Anrufe. Die Klagen über Rückenschmerzen haben aufgehört, die Medikation konnte auf ein Drittel der vorherigen Menge reduziert werden. Innerhalb von zwölf Monaten ist nur eine Pemphigus-Blase aufgetreten. Etwas Bronchitis und Beschwerden durch seinen Leistenbruch mußten behandelt werden. Etwa acht Wochen nach dem Seminarbericht hatte sich folgende Episode ereignet. Der Arzt sprach zu ihm, während er ein Pferderennen im Fernsehen verfolgte. Plötzlich wurde er sehr böse, schlug mit der Faust auf die Armlehne seines Stuhls und rief: »Lassen Sie doch diese verdammte Fragerei!« Er schaltete den Fernseher ab und stampfte aus dem Zimmer, knallrot im Gesicht. Die Ehefrau beruhigte den Arzt und sagte, das habe nichts zu bedeuten, so etwas tue er öfter, aber er beruhige sich schnell. Beim nächsten Besuch eine Woche später kam der Arzt auf die Episode zurück. »Ach, ich liege ja schon auf dem Müllhaufen«, sagte der Patient, gereizt abwinkend. »Ja, wenn ich Sie kurieren könnte, wäre alles in Ordnung, aber so scheine ich Firlefanz zu treiben und Ihnen keine Besserung zu verschaffen.« Das traf ins Schwarze, denn nun begann der Patient, von seiner Hoffnungslosigkeit zu sprechen: daß er zwar Menschen brauche, die ihm helfen müßten, aber doch nicht imstande sei, gesund zu werden. Eine zweite kleine Episode derselben Art ereignete sich einige Monate später und wurde ebenfalls im Seminar durchdiskutiert.

Bewertung: Objektiv war hier eine deutliche Besserung auf allen Gebieten eingetreten. Keine Panik mehr, Nachlassen der Rückenschmerzen, Verringerung der Steroid-Dosis, bessere Beweglichkeit des Patienten innerhalb seiner Wohnung. Subjektiv hatte sich eine deutliche Spannungsminderung zwischen dem Patienten, seiner Frau und dem Arzt ergeben. Es ist zuzugeben, daß hier die präzise Vorhersage, daß es nötig sein werde, den »Abszeß« der heimlichen Aggressivität und des Grolls des Patienten zu öffnen, voll gerechtfertigt war.
Die Werte waren für alle Bereiche + 2.

Die Möglichkeit, richtig und genau vorauszusagen, ist ein Nebenprodukt des Verständnisses für den Patienten und seine Interaktionen, in dem weiten Sinne, wie er in den Interviewberichten dargelegt ist. Einmal sagte Michael Balint bei der Diskussion einer unglücklich verheirateten, kinderlosen Patientin: »Sie kommt mit den unfeinsten Symptomen der Welt – nein, doch nicht ganz, sie hätte ja auch noch ihren Anus präsentieren können.« – Bei der nächsten Katamnese berichtete der behandelnde Arzt, die Frau habe bei ihrem darauffolgenden Besuch in der Sprechstunde über Pruritus ani geklagt.
Die Vorhersage ist das Äquivalent der Prognose in der organischen Medizin, wobei die Therapie sich dem Verlauf der Krankheit anpaßt; bei therapeutischen Fehlern ist die Prognose schlecht. Im folgenden Fall hatte der Doktor verstanden, sein therapeutisches Nahziel und demgemäß seine Vorhersagen zu modifizieren.

Fall 4: Frau Crosby – Dr. Black

Die Patientin war zur Zeit des Berichts 32 Jahre alt, verheiratet, drei Kinder von 8 und 6 Jahren und 10 Monaten. Der Ehemann wurde nicht auf Dr. Blacks Liste geführt.

Geklagte Beschwerde: Starke Schmerzen im Nacken.

Traditionelle Diagnose: Torticollis.

Sie war die älteste Tochter einer großen Familie, von der mehrere Mitglieder Patienten von Dr. Black waren. Er hatte sie von der ganzen Familie am liebsten, weil er eine gute, wenn auch ziemlich oberflächliche Arzt-Patient-Beziehung zu ihr hatte und sie regelmäßig in den Mütterberatungsdienst kam. Sie war immer kooperativ und nahm Rücksicht auf seine Zeit. Während ihrer Adoleszenz hatte sie an schwerer primärer Dysmenorrhoe gelitten, und ihre erste Schwangerschaft endete mit einer Fehlgeburt. Die sexuelle Beziehung zu ihrem Ehemann war befriedigend. Die Nackenschmerzen traten nach der Geburt des dritten Kindes auf. Sie verschwanden spontan nach einer Woche.

In dem Interview, das der Arzt dem Seminar vortrug, hatte er die Patientin gefragt, da er merkte, daß sie noch etwas auf der Seele hatte: »Was steckt denn nun wirklich hinter Ihren Halsschmerzen?« Die Patientin sah den Arzt einen Augenblick starr an und sagte nach einer Pause, sie frage sich, ob sie ihn mit ihren Problemen belästigen dürfe. Es kam heraus, daß ihre Ehe zur Zeit gar nicht gut war. Ihr Mann hatte, als das dritte Kind erwartet wurde, eine zusätzliche Abendbeschäftigung angenommen, hatte aber mehr und mehr Zeit und Geld in der Kneipe verbracht, statt nachhause zu kommen. Sie schalt ihn, geriet außer sich und schlug auf ihn ein. Sie versöhnten sich zwar, hatten befriedigenden Sexualverkehr, aber am nächsten Tag geschah wieder dasselbe. Sie hatten sich buchstäblich geprügelt, sie warf ihm die Teller an den Kopf, und er schlug sie. Sie sagte dazu, sie könne sich einfach nicht beherrschen. Darauf erwiderte der Arzt, das sei eigentlich interessant, denn sie habe doch zu Anfang gesagt, sie getraue sich kaum, ihn mit ihren Gefühlen zu belästigen. Sie hätte offenbar zwei Seelen in der Brust, eine sehr rücksichtsvolle und eine unbeherrschbare. Sie reagierte darauf mit Erinnerungen aus ihrer Kindheit. Da sie die Älteste der Geschwister gewesen war, hatte die Mutter sie als Hausgehilfin ausgenutzt, und sie hatte immer gefühlt, daß man auf sie überhaupt keine Rücksicht nahm. Sogar heute noch hütete die Mutter, die in der Nähe wohnte, zwar die Kinder der anderen Töchter, niemals aber die ihren. Sie hätte aber gelernt, ihren Groll hinunterzuschlucken und sich nichts anmerken zu lassen. Übrigens liebe sie ihren Ehemann und wolle ihn nicht verlieren, aber ihm gegenüber könne sie sich nicht beherrschen, und das mache sie noch wütender. Der Arzt sagte dazu, vielleicht benehme sie sich ihm gegenüber so, wie sie sich gern gegenüber ihrer Mutter benommen hätte. Dazu lächelte sie, ihr Gesicht erhellte sich, und sie sagte: »Ja, vielleicht haben Sie recht. Ich weiß, mein Geschimpfe treibt ihn hinaus.«

Es wurde eine probeweise Gesamtdiagnose gestellt: Eine Frau, die mütterliche Zärtlichkeit entbehrt hatte und bestrebt war, selbst eine gute Mutter zu sein. Sie neigt dazu, von ihrem Mann Bemutterung zu verlangen, und zwar in einem Ausmaß, das er zuletzt nicht mehr leisten konnte; dadurch war ihr alter Groll gegen die Mutter reaktiviert worden und hatte die Selbstbeherrschung, die sie sich anerzogen hatte, durchbrochen, zum Schaden ihrer Ehe.

Das für dieses Interview gestellte therapeutische Nahziel bestand darin, sie ihren Groll aussprechen zu lassen; in Zukunft wollte der Arzt ihr helfen zu verstehen, daß sie ihr Ressentiment wegen der ihr entgangenen Bemutterung abreagierte, wobei der Arzt ihr Bedürfnis nach besonderer Beachtung der Bemutterungswünsche, die sich im Laufe der Behandlung in der Arzt-Patient-Beziehung entwickeln würden, anerkannte. Nach der Falldiskussion im Seminar entschloß sich der Arzt, das Behandlungsziel noch zu erweitern und auch die Dissonanz in der Beziehung der Eheleute zueinander zu beachten, falls sie in der Arzt-Patient-Beziehung auftauchen sollte.

Es wurden folgende Vorhersagen formuliert:
Kurzfristig: Die Arzt-Patient-Beziehung bessert sich, da beide offen und ehrlich miteinander reden können. Der Zustand der Patientin wird sich bessern, weil sie imstande sein wird, sich besser zu beherrschen, was der häuslichen Atmosphäre zugute kommen wird. Leider hatte man vergessen, eine Vorhersage bezüglich der Nackenschmerzen zu machen. Spannungen im Umfeld der Patientin: Leichte Besserung im Zustand des Ehemanns, minimale Krankheiten bei den Kindern, wenig oder keine bei der Mutter.

Langfristig: Die Arzt-Patient-Beziehung bleibt weiterhin gut, wenn der Arzt an seinem ursprünglichen Therapieziel festhält, denn in diesem steckt ein Geheimabkommen mit der Patientin: etwaige verkleidet angebotene Probleme ihrer Weiblichkeitsrolle auszusparen. Damit würde auch das Thema der Aggression umgangen. Mit diesen Vorbehalten wäre ein Punktwert von + 2 zu erreichen.

Besserung im Zustand der Patientin: Die Erwartungen der Patientin, daß der Ehemann sie für die entgangene Bemutterung entschädige, können herabgesetzt werden. Es ist jedoch zweifelhaft, ob statt dessen eine beiderseits befriedigende reife Sexualbeziehung eintreten kann, da die Probleme der Patientin mit ihrer Weiblichkeit ja nicht aufgenommen wurden. So muß man Ersatzsymptome (etwa Schlaflosigkeit, erneute Nackenschmerzen, Störungen in der Sexualbeziehung) erwarten. Daher könnte man hier nur einen Punktwert von + 1 erwarten.

Spannungen im Umfeld der Patientin: Auch hier ist nicht mehr als + 1 zu erwarten. Vielleicht kommt es zu einer weniger spannungsreichen Beziehung zum Ehemann, dafür aber zu einer gestörteren zur Mutter.
Sollte jedoch Dr. Black imstande sein, das erweiterte therapeutische Ziel zu verfolgen und die Weiblichkeitsprobleme der Patientin in die Therapie hineinzunehmen, wäre wohl auf allen Gebieten Besseres zu erwarten: + 2 oder sogar + 3 für die Arzt-

Patient-Beziehung, + 2 für Besserung im Zustand der Patientin, nämlich insofern, als der Ehemann öfter zuhause bleibt, weniger Streit herrscht usw., die Patientin keine körperlichen Beschwerden hat; schließlich hinsichtlich der Spannungen im Umfeld der Patientin wahrscheinlich auch + 2.

Bei der Katamnese ein Jahr später ergab sich folgendes: Beim ersten Besuch der Patientin in der Sprechstunde eine Woche nach dem Berichtsinterview war Dr. Black unglücklicherweise in seiner Arbeit aufgehalten worden, und die Patientin mußte eine halbe Stunde warten. Sie kam herein, das Baby auf dem Arm, und weinte vor Ärger. Dr. Black entschuldigte sich sofort und sagte: »Es tut mir leid, ich habe mich nicht richtig um Sie gekümmert.« Sie hörte auf zu weinen, und das Gespräch nahm einen unerwarteten Verlauf. Sie erklärte, sie müsse alles gut organisieren, sonst bekäme sie das Gefühl, daß alles über ihr zusammenbreche. Sie fügte noch hinzu, sie wünschte wohl, daß andere die Initiative übernähmen, aber es käme dann doch immer so, daß sie alles selber machen müsse. Beim nächsten Sprechstundenbesuch sprach sie über ihren Mann. »Er ist ein charmanter Mann mit vielen Freunden, aber er wechselt sehr oft seinen Arbeitsplatz, er sollte etwas beständiger sein.« Der Arzt kommentierte, sie hätte vielleicht gern einen Charmeur, der zugleich beständig sei; sie nickte lächelnd und sagte, vielleicht bekäme sie die Behandlung, die eigentlich ihr Mann nötig hätte. In diesem Moment waren die Nackenschmerzen verschwunden. Sechs Wochen später kam sie, um sich Anti-Baby-Pillen verschreiben zu lassen. Sie und die Kinder hatten Grippe gehabt, hatten den Arzt jedoch nicht gerufen. Vier Monate später hatte sie wieder etwas Nackenschmerzen. Bei diesem Gespräch war sie etwas weinerlich: ihr Mann hatte in seiner alten Firma einen besseren Posten angenommen und würde mehr Außendienst haben und deshalb oft erst spät nachhause kommen. Drei Wochen später klagte sie wieder über Nackenschmerzen und berichtete über eine Verschlechterung ihrer Beziehung zum Ehemann. Er hatte für seinen neuen Posten den

Führerschein gemacht, und sie sagte, wenn sie weiter mit ihm streite, werde er sie vielleicht ›gegen ein neues Modell eintauschen‹. »Ich glaube, jetzt sollte sich wer um mich kümmern«, ergänzte sie. »Das ist mein Stichwort«, sagte der Arzt, »und was meinen Sie, daß ich tun soll?« Der Arzt hatte das Bedürfnis, sich therapeutisch potenter zu zeigen. Er ordnete eine Röntgenaufnahme ihrer Wirbelsäule an und verschrieb stärkere Schmerztabletten. Sie kam einen Monat später wieder in die Sprechstunde, noch böse, aber ohne Nackenschmerzen. Diesmal erzählte sie, zuhause sei eine Fensterscheibe zerbrochen – zufällig, nicht infolge eines Streits –, und ihr Mann habe sie mit Packpapier ersetzt, statt eine neue Glasscheibe einzusetzen. Der Arzt kommentierte, vielleicht mache er es mit ihren Eheproblemen ebenso: er übertünche nur die Risse, statt einmal der Frage auf den Grund zu gehen, was ihr Sorge mache. Es trat eine lange Pause ein, während welcher sie den Arzt starr anblickte. Dann sprach sie über ihres Mannes Unordentlichkeit; er habe sie eigentlich in jeder Beziehung enttäuscht, aber es sei schon wahr: obwohl sie noch immer sich wünschte, umsorgt zu sein, wollte sie doch zugleich die Kontrolle haben. Übrigens sei das Baby nicht geplant gewesen (während des Erstinterviews hatte sie erzählt, daß sie schwanger geworden sei, während sie eine Untersuchung wegen Konzeptionsschwierigkeiten hatte). Sie hatte sich nun eine Halbtagsarbeit gesucht. Der Arzt sagte darauf, auch in diesem Interview arbeite sie hart, mache sozusagen »die ganze Arbeit selbst«. Das Interview endete, als das Baby, das im Zimmer herumgekrabbelt war, auf Dr. Blacks Schoß kletterte. Dies fand er zu schwierig zu deuten.

Einen Monat später kam sie zu einer Kontrolluntersuchung wegen der Anti-Baby-Pille. Es ging ihr besser; sie hatte mittels Diät abgenommen und fühlte sich wohl; Nackenschmerzen hatte sie nur noch ganz selten. Die Beziehung zu ihrem Mann hatte sich auch gebessert, er hatte die Führerscheinprüfung bestanden und war mit seiner Arbeit zufrieden. Vier Monate später kam sie mit der ältesten Tochter, die einen Halsinfekt hatte. Auf Dr. Blacks Frage antwortete sie, zuhause ginge alles jetzt gut.

In der Diskussion wertete das Seminar die Arzt-Patient-Beziehung mit + 2. Auch die Besserung im Befinden der Patientin wurde mit + 2 bewertet. Hinsichtlich der Spannungen im Umfeld der Patientin wurde nur + 1 gegeben. Die Bewertung der am therapeutischen Nahziel geleisteten Arbeit war damals noch nicht eingeführt.

Fünf Wochen später kam die Patientin wieder in die Sprechstunde. Sie hatte eine starke Blutung nach der Anti-Baby-Pille bekommen. Sie hatte beschlossen, mit der Pille aufzuhören und Coitus interruptus zu üben. Ihre Absichten schienen hier kompliziert. Sie erklärte, ihr Mann hätte ihr vorgeworfen, sie sei zu bockig; er glaubte, das hänge mit der Pille zusammen und wollte, daß sie aufhöre, sie zu nehmen. Sie selbst, sagte sie, wolle beweisen, daß ihre Bockigkeit nicht mit der Pille, sondern mit ihren inneren Problemen zusammenhänge; deshalb wollte sie mit der Pille aufhören, damit er selbst einsehen müßte, daß damit nichts gebessert sei. Sie meinte auch, indem sie Coitus interruptus praktizierten, würde die Kontrolle ihm zufallen und er einen höheren Grad von Verantwortung in ihrer Beziehung übernehmen müssen. Der Arzt hatte den Eindruck, daß sie aufrichtig sprach. Es wurde jedoch erwogen, ob es sich um einen Vorwand für den Wunsch handeln könnte, noch ein Kind zu haben.

Fünf Monate später kam sie, um sich zu verabschieden, da sie aus dem Wohnbezirk fortzögen; sie hätten etwa 20 km entfernt ein Haus bekommen. Sie sagte, es täte ihr leid, ihren Arzt zu verlieren und überhaupt diese Wohngegend zu verlassen. Sie fügte hinzu, jetzt schimpfe sie schon lange nicht mehr »wie ein Fischweib«, wenn sie wütend sei, sondern überlege sich, was sie tue. Sie schalt sich selbst, daß sie früher so bockig gegen ihren Mann gewesen war.

Später suchte die Mutter der Patientin mit einigen Beschwerden den Arzt auf. Der Arzt sagte, er habe sich bemüht, etwas über den eigentlichen Grund ihres Kommens und über die Beziehung zur Tochter herauszufinden, aber vergebens. Eines Tages erklärte die Mutter, sie wolle sich auf die Liste des Arztes, der ihren Mann behandelte, überschreiben lassen. Seither hat der Arzt nichts mehr von der Patientin gehört.

Über die letzten zwei Interviews berichtete Dr. Black, nachdem die Patientin bereits fünf Monate aus dem Bezirk fortgezogen war. Die Arzt-Patient-Beziehung wurde mit + 2 bewertet, die Besserung des Befindens der Patientin mit + 3, die Spannungen im Umfeld der Patientin mit + 2; die Arbeit am therapeutischen Nahziel erhielt + 1.

Das Ende des Falles war eigentlich unverständlich. Das Seminar war der Ansicht, daß im großen ganzen der Arzt schließlich doch noch versucht hatte, statt nur mit den Abhängigkeitsbedürfnissen auch mit den Weiblichkeitsproblemen der Patientin zu arbeiten. Man weiß nicht genau genug, was in der Ehe wirklich vorging, aber alles deutet doch darauf hin, daß es zum Schluß einigermaßen zufriedenstellend zuging. Vielleicht hätte der Arzt therapeutisch etwas mehr Potenz entwickeln sollen. Es scheint ihn etwas zurückgehalten zu haben, was im Augenblick nicht zu klären ist. Das ist die begrenztere Information, der das Interview in der Allgemeinpraxis unterliegt; es ist zwar unbefriedigend, muß aber als unvermeidlich für einen Großteil der Arbeit des praktischen Arztes hingenommen werden. Er ist im Rahmen der Behandlung selten berechtigt, so potent zu sein, wie er wünschte oder könnte; so tief zu sondieren, wie er zu seiner Unterrichtung über das, was vor sich ging, gern möchte.

Diese Fallberichte sind für den Stil der ärztlichen Tätigkeit, die wir im Rahmen des Forschungsprojekts entfalten konnten, ziemlich typisch. Wir glauben eine Methodik demonstriert zu haben, die man durchaus wissenschaftlich nennen darf: Diagnose, Behandlung, Prognose und Katamnese bilden ein zusammenhängendes Programm, und zwar auf eine Weise, die mit der Allgemeinpraxis sinnvoll verbunden ist. Das bedeutet auch, daß der Patient spontan zum Arzt kommt, es bedeutet die Vielfalt von Faktoren, die den Patienten und seine Krankheit beeinflussen, auch die Zeit, bis er zum Arzt geht; es bedeutet, daß der Arzt unvermeidlich nur einen Bruchteil der Lebensgeschichte des Patienten kennt, und es bedeutet den Druck, den seine Ausbildung und die gewohnte Routine auf ihn ausüben, sich doch durch Ausfragen Gewißheit zu verschaffen. Wir müssen hinzufügen, daß es schlechterdings unmöglich ist, in der zur Verfügung stehenden Zeit soviel Material, wie es wünschenswert wäre, zusammenzubekommen. Das also ist die Situation. Die Arbeitslast in der Allgemeinpraxis wie in den meisten Zweigen des Arztberufs ist eine Tatsache, die zwar bedauert, aber für die Jetztzeit als unvermeidlich betrachtet werden muß.

Statt also über die Lage zu klagen, können wir nun beginnen, sie in einem neuen Licht zu sehen. Gerade die Begrenztheit des Systems kann wie ein Schnellkochtopf wirken: Wie immer die Einzelheiten der klinischen Situation sind, die unbewußten Bedürfnisse des Patienten müssen ohne Aufschub behandelt werden. Gerade in dieser Dringlichkeit und komprimierten Kommunikation kann ein »Flash« zünden. Wir können nicht auf eine durchsichtige verbalisierte Darstellung des Patienten warten oder hoffen. Wir müssen uns auf unsere Gefühlserlebnisse verlassen, und es wird sich bei der Katamnese erweisen, ob wir das richtige Gefühl hatten. Wenn wir schließlich oft genug richtige Vorhersagen gemacht haben, können wir beginnen, für unsere Methode Validität zu beanspruchen.

Dieses Forschungsprojekt erforderte einen erheblichen Aufwand an Zeit und Arbeit sowie die Überwindung von Enttäuschungen, um schließlich die Art des Verstehens zu erlangen, die mit dem »Flash«-Konzept gemeint ist. Wir waren in der Tat erst zu Anfang des dritten Drittels unserer Forschungsarbeit so weit. Wir sind nicht übermäßig optimistisch hinsichtlich des Erreichbaren. Wir glauben gezeigt zu haben, daß es gelegentlich möglich ist, eine vollgültige Gesamtdiagnose zu stellen, ein therapeutisches Ziel anzupeilen und das Ergebnis hinsichtlich einer die Mühe lohnenden Besserung in Teilproblemen unserer Patienten mit einiger Genauigkeit vorauszusagen. Wie die Beschreibung der »Flash«-Technik erkennen läßt, müssen wir das Unbehagen unseres Nichtwissens ertragen, während wir dem Patienten erlauben, seinerseits »den Arzt zu benutzen«. In dieser therapeutischen Situation, in welcher der Arzt »entspannt-aufmerksam« zuhört, können »Flash«-Kommunikationen erkannt und dann mit dem Patienten zusammen ausgewertet werden. Das betrifft jeweils nur einen engen Bereich innerhalb der Probleme des Patienten, aber es ist eine Form der Kommunikation mit ihm und daher durchaus bedeutsam. Es ist die Kurzfassung einer langen psychotherapeutischen Begutachtung (die ohnehin nicht möglich wäre); und wenn sie richtig benutzt wird, ist die klinische Besserung voraussagbar und in der Katamnese nachzuweisen.

Wir wollen die Essenz dieser Behauptung ganz klar machen. Wir behaupten nicht, daß diese Forschung für einen sehr großen Teil der Arbeit des Allgemeinpraktikers relevant ist. Es handelt sich um die immerhin nicht unerhebliche Minderheit, die mit offenen oder verborgenen emotionalen Problemen zum Arzt kommt, die von der traditionellen Diagnose nicht erfaßt werden. Wir könnten sie ignorieren, Drogen verschreiben, die Patienten weiterverweisen, ohne Überzeugung nach einem roten Faden suchen oder die Technik der »Randwahl« probieren (wenn man einem geistig behinderten Kind mehrere Gegenstände zur Auswahl anbietet, wählt es nicht, sondern greift nach dem nächsten Gegenstand), oder wir könnten die Zähne zusammenbeißen und ein langes Interview anbieten, wenn wir uns das leisten können. Wir behaupten, daß auf diesem Feld der klinischen Arbeit unsere Methode brauchbar, ökonomisch in bezug auf unsere Zeit und die Mittel der staatlichen Krankenversorgung und, was am wichtigsten erscheint, logisch folgerichtig ist. Wir mögen glauben, daß wir besser wissen, was gut für den Patienten ist, aber das stößt sich an der Toleranzschwelle des Patienten. Was *er* wünscht, mag eine ungeeignete Grundlage für die Therapie sein; was *wir* glauben, daß ihm nötig wäre, mag ihm zu weit vorauszielen. Man darf nicht vergessen, daß wir es hier mit der Allgemeinpraxis und nicht mit den Verhältnissen in der psychiatrischen Praxis zu tun haben.

Indem wir erlauben, daß der Patient sich den Arzt zunutze macht, können wir zumindest mehr darüber erfahren, was der Patient für die Ursache seines Leidens hält, das, was Michael Balint die »autogene Diagnose« nannte. Wir meinen mit »den Arzt benutzen« nicht, daß einfach den Wünschen des Patienten Rechnung getragen wird, sondern daß der Arzt einen klinischen Fokus im Rahmen der Arzt-Patient-Beziehung akzeptiert. Das anvisierte optimale Resultat darf sich nicht auf die Meinung des Arztes über das Problem (also die iatrogene Diagnose) stützen, sondern muß auf der sorgfältigen Beurteilung, wie weit der Patient »mitgehen« kann, aufgebaut sein. Je näher wir in dieser Hinsicht beim Patienten bleiben, desto besser sind die Aussichten. Mangels einer vollgewichtigen psychotherapeutischen Beurteilung könnte dies das beste Mittel sein, die Bedürfnisse des Patienten zu erkennen. Was also anfänglich wie ein Verzicht auf die ärztliche Helfer-Rolle erschien, kann jetzt als ein *reculer pour mieux sauter* aufgefaßt werden.
Dieses Gleichnis für die psychische Beziehung zwischen Arzt und Patient ist nicht sinnlos: Wir hatten Beispiele, daß Patienten trotz – oder gerade wegen – der ehrlichen Bemühungen und Überzeugungen des Arztes sich von ihm zurückziehen mußten (so in Fall 4).
Wenn der Arzt sich andererseits zu stark in den Patienten hineinversetzt, um der Therapie willen die Ansichten des Patienten über die Situation übernimmt, finden wir Anzeichen einer Kollusion, wobei die Arzt-Patient-Beziehung weit besser ist als die Beziehungen zu allen anderen signifikanten Personen, der therapeutische Erfolg jedoch nur begrenzt ist (wie wiederum in Fall 4). Dies wird im Kapitel über die Katamnesen noch ausführlicher erörtert werden.

VIII
Howard A. Bacal
Die Validierung der Forschung
Ein kritischer Blick auf die Struktur des Forschungsprojekts und auf die Probleme der Wertung

Das Ziel dieser Forschung war ein doppeltes:

1. Methoden zu finden, mit denen der praktische Arzt in dem zehn- bis fünfzehnminütigen Kontakt mit seinem Patienten im ärztlichen Alltag eine patienten-orientierte Medizin praktizieren könnte.
2. Die Leistungsfähigkeit der betrachteten Therapien zu bewerten.

Das erste Ziel bildet das Hauptthema dieses Buches und wird in den einzelnen Kapiteln unter verschiedenen Gesichtspunkten erörtert. Ich will mich hier auf das zweite Ziel konzentrieren.

Der Einführung einer jeden neuen Behandlungsmethode muß eine sorgfältige Erprobung ihrer Leistungsfähigkeit voraufgehen. Es sollte gar nicht nötig sein, diese Forderung auszusprechen, so selbstverständlich scheint sie zu sein. Dennoch wird sie durchaus nicht immer befolgt, und es werden nur allzu viele neue Therapien auf die Menschheit losgelassen, die einzig vom Enthusiasmus empfohlen werden. Bald werden sie ebenso ungerechtfertigt wieder verdammt, nämlich aufgrund von Vorurteilen und der Enttäuschung einzelner. Diejenige Behandlung, bei der das am häufigsten vorkommt, ist natürlich die Psychotherapie in ihren vielen Formen. Man kann wohl sagen, daß die verschiedenen Psychotherapien selten eine ordnungsgemäße Erprobung oder Validierung durchlaufen haben. Es ist natürlich bekannt, daß das schwer durchzuführen ist. Obwohl sich die patientenorientierte Medizin in wichtigen Zügen von der eigentlichen Psychotherapie unterscheidet, wirft die Arzt-Patient-Beziehung, die in ihr eine so wesentliche Rolle spielt,

Bewertungsprobleme auf, die den für die Psychotherapie geltenden mehr ähneln als denen anderer medizinischer Verfahren, bei denen Psychotherapie keine Rolle spielt.
In der Literatur finden sich inzwischen zahllose kritische Diskussionen über die Planung und Durchführung von Erfolgsstudien in der Psychotherapie. Ich möchte mir und dem Leser eine weitere Literaturübersicht ersparen und stattdessen die folgenden vier Kriterien vorlegen, die meiner Ansicht nach erfüllt sein müssen, wenn ein therapeutisches Verfahren in der patientenorientierten Medizin einer angemessenen Begutachtung unterworfen werden soll.

Kriterien für die klinische Erprobung der patientenorientierten Medizin

1. Der Versuch muß so angelegt sein, daß er einwandfreie Antworten auf die folgenden Fragen gibt:
Wie weit wird diese Behandlungsform in der Hand welchen Arztes ein bestimmtes Ergebnis bei dem Patienten X mit der Krankheit Y erreichen?
Es gibt nur wenige klinische Erprobungen, die hinsichtlich der Spezifität der Bewertungsvariablen so hohe Anforderungen stellen. Aber die Verpflichtung zu ärztlicher Sorgfalt, die uns Michael Balint vor mehr als fünfzehn Jahren in seinem Buch *Der Arzt, sein Patient und die Krankheit* auferlegte, erlaubt uns keine niedrigeren Maßstäbe. Für unsere Zwecke muß eine vierte, immer vorhandene Variable ausdrücklich konstatiert werden: »*seine* Behandlung«. So muß unser Versuch also die Interaktion dieser vier Faktoren beurteilen: Dieser Arzt, seine Behandlung, sein Patient und diese Krankheit.
2. Um einwandfrei zu sein, muß eine klinische Erprobung so geplant werden, daß ihre Ergebnisse auf der Grundlage von Bewertungskriterien beurteilt werden, die ihre Zuverlässigkeit schon in vernünftigen Grenzen bewiesen haben.
3. Die Daten, aufgrund welcher die Ergebnisse beurteilt wer-

den, müssen so evident sein, daß sie auch von anderen ausgewertet werden können.

4. Schließlich muß die klinische Erprobung in einem Rahmen und unter Bedingungen durchgeführt werden, welche denen der späteren Verwendung in der Praxis entsprechen.

Ich schlage vor, unsere Forschung in diesem Kapitel im Sinne dieser vier Kriterien zu erörtern.

1. Da die Forschung das Ziel hatte, die Methoden zu studieren, wie der praktische Arzt während eines zehn bis fünfzehn Minuten währenden Kontakts mit seinem Patienten eine wirksame patientenorientierte Medizin praktizieren könnte, wurden die acht Seminarmitglieder aufgefordert, Fälle vorzustellen, in denen sie ihrer Meinung nach so etwas getan hatten. Unsere Methode, diese Fallberichte zu betrachten, spiegelt sich in dem Formular über den Erstbericht und dem für die Katamnese wider. Es ist darüber in Kapitel V ausführlich berichtet worden. Hier möchte ich das Gerüst des Verfahrens, sozusagen die Eckpfeiler der Methodik der Gruppe betrachten. Aufgrund einer kritischen Durchleuchtung der Arzt-Patient-Interaktion plus den bereits bekannten Fakten über den Patienten, z. B. Auskünfte von anderen Ärzten, von Verwandten usw., wurde eine *Gesamtdiagnose* ausgearbeitet. Auf dieser doppelten Grundlage wurden ein *Therapieplan* beschlossen und dazu *Vorhersagen* gemacht über die Entwicklung der Arzt-Patient-Beziehung, der Symptombewegung, der Spannungen im Umfeld des Patienten (also seiner allgemeinen Lebenssituation). Wenn dann die Katamnese des Falles berichtet wurde, wiederholte sich der Prozeß, es wurden die notwendigen Revisionen gemacht und festgehalten sowie mit Bezug auf die drei erwähnten Vorhersage-Kategorien eine Bewertung nach Punkten anhand einer zu diesem Zweck aufgestellten Skala vorgenommen (s. Anhang B).

Werfen wir noch einmal einen Blick auf das erste Kriterium, das meiner Meinung nach erfüllt sein muß, wenn eine klinische Erprobung stichhaltig sein soll: Der Versuch muß so angelegt sein, daß er einwandfreie Antworten auf die Frage gibt, wie

weit diese Behandlungsform in der Hand welchen Arztes ein bestimmtes Ergebnis beim Patienten X mit der Krankheit Y erreichen kann. Es ist deutlich, daß das oben beschriebene Verfahren, wenn es vorschriftsmäßig durchgeführt werden kann, eine Struktur liefert, innerhalb welcher diese Frage beantwortet und daher das erste Kriterium erfüllt werden kann. Indessen bereitete die Erfüllung der genannten Voraussetzungen der Gruppe eine Zeitlang häufig Kopfschmerzen, für die – ganz im Einklang mit der medizinischen Praxis – nur teilweise Heilung gefunden werden konnte.
Für unsere Forschung gab es keine Kontrollgruppe im üblichen Sinn. Ein Blick auf das erste Kriterium wird zeigen, daß eine Verwendung von Kontrollgruppen auch nicht in Betracht kam. Der Patient muß sozusagen seine eigene Kontrolle sein, und daher bilden die Vorhersagen das einzige Mittel, eine brauchbare Bewertung der Therapie vorzunehmen. Wenn man jedoch bei der Formulierung der Vorhersagen nicht sehr vorsichtig hinsichtlich sinnvoller und möglicher Ziele ist, dann kann es leicht geschehen, daß die Vorhersagen unrealistisch (zu hoch oder zu niedrig gegriffen) sind. Es besteht die Gefahr, daß Vorhersagen gemacht werden, die sich unmöglich erfüllen können, oder aber Vorhersagen, die sich erfüllen, ob mit oder ohne Behandlung. Wenn die Vorhersagen realistisch sind, kann diese Methode funktionieren und eine brauchbare, wenn auch nicht perfekte Antwort auf die der klinischen Forschung immer wieder vorgehaltene Kritik geben: daß man die Leistungsfähigkeit des therapeutischen Vorgehens nicht beurteilen kann, da zu viele unkontrollierbare Variablen im Spiel sind.
Die nächstwichtige Frage lautet daher, wie in einem realen Fall eine realistische Vorhersage aussehen müßte. Worauf soll sie sich stützen? Die Antwort ist in Kriterium Nr. 1 bereits angedeutet: auf die Interaktion mit diesem Arzt, auf seine Behandlung bei diesem Patienten mit dieser Krankheit. Auf der Grundlage der ärztlichen Untersuchung des Patienten, die vom Seminar kritisch kommentiert wird, wird eine Vorhersage gemacht bezüglich der Schicksale des Patienten und seiner Krank-

heit, ja gewissermaßen auch bezüglich des Arztes selbst (den das Seminar inzwischen ja genau kennengelernt hat). Aber wissen wir auch etwas über seine Behandlung? Was können wir über die Therapie aussagen, wenn wir selber noch darum ringen und der behandelnde Arzt noch experimentiert, welches die beste Therapie ist? Auch von der »Flash«-Technik muß man sagen, daß es beim gegenwärtigen Stand des Wissens und Könnens noch nicht möglich ist, sie bewußt als Mittel der Wahl einzusetzen. Anfänglich schien die Gruppe diese Probleme beiseite zu schieben. Die Begriffe »Therapieplan«, »Therapieziel«, »therapeutische Techniken und Verfahren« und manchmal sogar »Vorhersagen« wurden unscharf gefaßt und miteinander verwechselt. Alle diese Termini können verschiedene Bedeutungen haben, und bei der Diskussion eines Falles kam es vor, daß wir glaubten, über das gleiche zu sprechen, während jeder sich etwas anderes darunter vorstellte. In Wirklichkeit wurde die Gruppe recht gut mit den methodologischen Problemen fertig, war sich dessen aber gar nicht bewußt (fast wie jemand, der ein Wort, dessen richtige Aussprache ihm nicht bekannt ist, nur undeutlich murmelt, bis er erfährt, daß er es ganz richtig ausgesprochen hat und es ruhig auch laut sagen kann). Eine Zeitlang schien auf diesem Gebiet eine babylonische Sprachverwirrung zu herrschen, von der man sich nicht Rechenschaft ablegte. Es schien uns – vielleicht vor allem mir, der ich die Gelegenheit hatte, die Gruppe mit neuen Augen zu betrachten, da ich erst vier Jahre nach ihrem Zusammentreten dazukam –, daß unsere Kommunikationsschwierigkeiten in diesen Bereichen auf dem Mangel einer klaren Unterscheidung zwischen der in der therapeutischen Situation zu leistenden Arbeit und den Zielen außerhalb der Therapie, die aufgrund der Behandlung erreicht werden könnten, beruhen.

Wenn diese beiden Bereiche nicht klar unterschieden werden, ergibt sich die bekannte Nebelhaftigkeit der Psychotherapie. Es wurde z. B. von Dr. Green für den Patienten Baldock als therapeutisches Ziel festgesetzt, daß der Patient »ein Stück seines Versagens mit dem Arzt teilen sollte, und daß die Gründe für sein Gefühl des Unglücklichseins erforscht werden müßten«. Diese Formulierung spricht, wie man sieht, von der in der Therapie zu leistenden Arbeit, wenn man will, von einem therapeutischen Nahziel, nicht aber vom eigentlichen Ziel der Behandlung. Man könnte jedoch vielleicht vorhersagen, daß dieser Mann, wenn diese Aufgaben in der Therapie vollbracht werden könnten, wohl imstande sein würde, sich seines Potentials auf bestimmten Gebieten (die sich im Einklang mit den Details des Falles spezifizieren ließen) besser bewußt zu sein.

So haben wir also die folgenden beiden Kategorien vor uns:

a) Die in der therapeutischen Situation zu leistende Arbeit;

b) Ziele, die diese Arbeit jenseits der Therapie erreichen soll.

Zur Vereinfachung der Formulierung kam die Gruppe überein, beide Kategorien Therapieziele zu nennen; die in der Behandlung zu leistende Arbeit sollte »therapeutisches Nahziel«, die mit dieser Arbeit letzten Endes verfolgte Absicht sollte »langfristiges Therapieziel« genannt werden. Wir versprachen uns davon folgende Vorteile:

(1) Prozeß und Ergebnis sind deutlich unterschieden, so daß die Teilnehmer an der Forschung sich unmißverständlich darüber unterrichten konnten (immer eine schwierige Aufgabe);

(2) Da der Prozeß als »zu leistende Arbeit« (von uns »therapeutisches Nahziel« genannt) aufgefaßt wurde, braucht man nicht im voraus die Wege festzulegen, auf denen das geschehen soll. Auf diese Weise löst sich das oben genannte Dilemma. Nachdem wir z. B. im Falle des Patienten Baldock das therapeutische Nahziel[1] in Gang gebracht hatten – das Bedürfnis, »ein Stück seines Versagens mit dem Arzt zu teilen und die Gründe seines Unglücks zu erforschen« –, konnten wir nun untersuchen, wie und wie genau die Behandlungsmethode (seien es »mini-lange« Interviews, »Flash«-Therapie oder Fokaltherapie) dieses Zwischenziel anpeilt. Diese Rahmenstruktur erlaubt also nicht nur ein Experimentieren und Beobachten der Wirkung der einen oder anderen Technik, sondern es können

1 Das therapeutische Nahziel wurde zu einer 4. Bewertungskategorie, s. S. 134 und Anhang B.

im Zuge der Arbeit sogar neue Varianten der Technik entdeckt und studiert werden. Das sollte schließlich brauchbare Daten für das Studium geeigneter Techniken für bestimmte klinische Probleme liefern.

2. Das zweite Kriterium einer stichhaltigen klinischen Erprobung verlangt, daß der Versuch so angelegt sein müsse, daß seine Resultate mittels Kriterien, die schon in vernünftigen Grenzen auf ihre Zuverlässigkeit geprüft wurden, bewertet werden kann. Reliabilität der Bewertungskriterien ist eine Vorbedingung für einwandfreie Bewertung. Kriterien werden als zuverlässig betrachtet, wenn mehrere Bewerter über die Bedeutung der Kriterien, mit denen sie arbeiten, in Übereinstimmung sind. Die vier Bewertungsskalen, die wir am Schluß benutzten (Anhang B), wurden von den Forschungsteilnehmern mehrfach getestet und dreimal revidiert, bevor sie inhaltlich geklärt, für sinnvoll erachtet und einstimmig angenommen wurden.

Die Frage der »Inter-Bewerter-Reliabilität«, d. h. die Frage der Korrelation zwischen den Scores der verschiedenen Bewerter bezüglich des gleichen Materials, kam bei diesem Forschungsprojekt nicht auf. Alle Beurteilungen und Punktwertungen wurden unmittelbar nach dem Bericht über den betreffenden Fall vorgenommen und durchgesprochen. Der Punktwert, der für jede Bewertungskategorie schließlich gefunden wurde (s. Anhang B), entsprach dem Urteil der Mehrheit des Seminars.

Da dies eine »interne Bewertung« war, wird sie der bekannten Kritik nicht entgehen, nämlich daß die Köche ihren eigenen Brei gut fanden, und daß man eine Sache, an der man lange Jahre intensiv gearbeitet hat, nicht objektiv zu kritisieren pflegt. Das Instrument, mit dem wir diesem Problem zuleibe gehen wollten, war die forschende, kritische Einstellung des kleinen Arbeitsteams mit seinen womöglich noch kritischeren Leitern. Wenn man uns kritisieren wollte, dann könnte es nur wegen zu strenger Beurteilung der Resultate sein. Es wäre natürlich eine wertvolle Kontrolle gewesen, wenn die Arbeit so strukturiert worden wäre, daß die Ergebnisse auch von unabhängigen Bewertern beurteilt werden können, die von den Therapiezielen und Vorhersagen nichts wußten. Das wäre allerdings ein alle Zweifel ausschließender Test auf die Inter-Bewerter-Reliabilität gewesen.

3. Das dritte Kriterium verlangt, daß die Daten so evident sein müssen, daß sie auch von Dritten ausgewertet werden können. Es kommt nicht oft vor, daß die Daten, auf welchen die Beurteilungen beruhen, publiziert werden. Wir haben in unserem Projekt versucht, dies für eine Anzahl von Fällen so weitgehend wie möglich zu tun, damit der Leser das Material auch selbst beurteilen kann. Wir mußten natürlich eine Auswahl treffen, denn es war nicht möglich, das ganze ungeheure Material abzudrucken. Die Materialsammlung steht jedoch jedem, der Einzelheiten studieren möchte, zur Verfügung. Ich zweifle jedoch, daß das in weitem Ausmaße in Anspruch genommen werden wird. Soviel ich weiß, ist dieses Problem klinischer Forschung noch nirgends befriedigend gelöst worden, und auch wir haben keine bessere Lösung gefunden. Wir haben uns jedoch bemüht, unsere Auswahl so ehrlich und sachgerecht wie möglich zu treffen.

4. Das vierte Kriterium verlangt, daß die Erprobung in einem Rahmen und unter Bedingungen durchgeführt wird, welche denen der späteren Verwendung in der Praxis entsprechen.

Obwohl dieses Kriterium vielleicht weniger häufig und selten so schwer verletzt wird wie die anderen, darf man nicht ohne weiteres unterstellen, daß es voll erfüllt wird. In unserem Projekt war der Rahmen nominell die gewöhnliche Allgemeinpraxis. Aber wie gewöhnlich war diese Allgemeinpraxis, und wie gewöhnlich waren die Ärzte? Es stellte sich heraus, daß in einem sehr entscheidenden Sinne beides eher ungewöhnlich war: alle an dem Projekt beteiligten Ärzte waren in der von den Balints gelehrten patientenorientierten Medizin geübt und behandelten die Mehrzahl ihrer Patienten nach diesen Grundsätzen. Unter diesen Umständen muß die Kritik offenbar lauten, daß die Studie von einem nichtrepräsentativen Sample von Ärzten durchgeführt wurde. Diese Kritik wird aber weniger gewichtig, wenn man überlegt, daß ja ohnehin die patientenorientierte Medizin nicht von allen Ärzten praktiziert werden kann. Für diese Arbeit ist eine Auswahl unter den Ärzten vermutlich unerläßlich (Balint, Balint, Gosling, Hildebrand, 1966; Bacal, 1971). Andererseits sind wir uns bewußt, daß die therapeutischen Interaktionen, die wir studieren, höchstwahrscheinlich zum Instrumentarium aller Ärzte gehören, ob sie nun Balint-Seminare besucht haben oder nicht. Da es aber unser Ziel war, das Wesen und den Wert dieser therapeutischen Interaktionen zu studieren und die Methoden zu erforschen, mit denen sie gezielt und wirksam eingesetzt werden könnten, schien es sinnvoll, sich das Können von Ärzten zunutze zu machen, die in der Benutzung der Arzt-Patient-Beziehung geübt waren. Ob andere Ärzte imstande sein werden, das in die Praxis umzusetzen, was wir anzubieten haben, ist eine fernere Testfrage, deren Ergebnis noch aussteht.

Ein weiterer besonderer Umstand unserer Forschung war die Tatsache, daß wir Michael und Enid Balint als Leiter hatten, deren Unterricht uns ständig inspirierte und ohne Frage auch unser ärztliches Können steigerte. Ob andere Ärzte ohne diesen Motor das gleiche vollbringen können, muß gleichfalls noch festgestellt werden.

IX
Aaron Lask
Die Katamnesen

Im Verlauf der Forschungsarbeit war eine riesige Menge klinischen Materials, gegen 150 Fälle, vorgetragen worden. Von diesen Fällen wurden etwa 45 in dieses Buch aufgenommen. Was aber geschah mit dem Rest? Waren das die ungeeigneten Fälle, vielleicht die Spreu, die nach dem Aussieben des Weizens übriggeblieben war?

Unser Forschungsfeld war die Routinepraxis des Allgemeinpraktikers mit ihren kurzen Arzt-Patient-Interviews; es sollte geklärt werden, was eigentlich erreicht worden war, wenn der Arzt glaubte, in einem bestimmten Fall einen fruchtbaren Kontakt hergestellt zu haben. Selbstverständlich waren wir erfreut, wenn von guten Ergebnissen berichtet wurde, und niedergeschlagen und vielleicht etwas weniger interessiert, wenn die Ergebnisse enttäuschend waren. Aber bekanntlich kann man erst recht aus Fehlern lernen, und unsere Mißerfolgsquote war auch eine Funktion unserer hochgespannten Erwartungen. Das Forschungsfeld war insofern neu, als es sich sozusagen um das Skelett im Schrank der Allgemeinpraxis handelte, das »peinliche Geständnis«, daß der Arzt seinen Patienten nicht soviel Zeit widmen kann, wie es eigentlich nötig wäre – er hat die Zeit einfach nicht. Unsere Forschungsmethoden wurden dauernd von uns kritisiert und häufig neu definiert. Die Diagnosen mußten gleichfalls neu erwogen werden, wenn die neue Technik Erfolg gezeitigt oder versagt hatte. Das Hineinspielen von emotionalen Hemmungen und persönlichen Eigentümlichkeiten bei Patient oder Arzt mußte ständig mitbewertet werden. Unter solchen Umständen könnte es ganz unangebracht erscheinen, überhaupt von Erfolg oder Mißerfolg zu sprechen, es sei denn unter dem allgemein für die ärztliche Tätigkeit geltenden Gesichtspunkt: Hat die Intervention des Arztes dem Patienten genützt oder geschadet? Michael Balint hatte bei seiner Arbeit mit praktischen Ärzten immer betont, daß jeder Arzt die Verantwortung für seine Arbeit trage. Was er mit seinen Patienten mache, sei allein seine Entscheidung, auch wenn einzelne Seminarteilnehmer behaupteten, sie hätten diesen oder jenen Schritt nur im Interesse der Forschung getan.

Eines unserer Forschungsinstrumente war die Bewertungsskala (Anhang B), die ständig verbessert wurde; sie sollte den Seminarteilnehmern erlauben, aufgrund der berichteten Katamnesen objektiv und unabhängig zu beurteilen, ob und wie der Zustand des betreffenden Patienten sich verändert hatte. Viel Zeit und Worte wurden auf die Diskussion der Bewertung der Resultate verwandt, und oft genug führte das vorgelegte Material aus der Behandlung zu einer Revision der Bewertungsskala. Die im Einzelfall gegebenen Punktwerte waren jedoch selten Gegenstand einer grundsätzlichen Kritik. Eine Zeitlang wurden Zwischenwerte erwogen, aber im großen ganzen kamen weit auseinanderklaffende Bewertungsunterschiede kaum vor. Im Falle von Differenzen glaubte der berichtende Arzt gelegentlich, es sei ihm nicht ganz gelungen, dem Seminar die besondere Atmosphäre einer Situation oder Beziehung zu vermitteln, und das habe zu der Unstimmigkeit Anlaß gegeben. Das ist durchaus möglich.

Die 7-Punkte-Skala ist, wie schon in Kapitel VIII dargelegt, ein Versuch, Werte in Zahlen auszudrücken, die ohnehin schwer zu erfassen und objektiv zu beurteilen sind. Man kann ja nicht versuchen wollen, die Freundschaftlichkeit einer Beziehung an der Spannung der Gesichtsmuskeln beim lächelnden Begrüßen zu messen oder die Tiefe eines Kummers am Volumen der vergossenen Tränen. Hinsichtlich der Begründung für die in diesem Kapitel erscheinenden Punktwerte sei vorausgeschickt, daß diese Zahlen nicht mathematisch zu verstehen sind, keine Rechenoperationen zulassen. Sie sind nur eine Art Kurzschrift für eine bestimmte klinische Situation; die Langschrift steht jedem, der es genauer wissen will, in den Bergen von Seminarberichten, die allwöchentlich anfielen, zur Verfügung. Ganz skeptische Leser können diese Zahlen vielleicht im Sinne von Vektoren als Indikatoren für einen Trend oder eine Tendenz in der klinischen Entwicklung akzeptieren. Wir meinten, es würde für den Leser nicht so langweilig und mühsam sein, wenn wir die Ergebnisse der geleisteten Arbeit in gut definierten Bereichen der Krankheit des Patienten durch numerische Symbole darstellten. Die – allerdings undurchführbare – Alternative wäre gewesen, jede Situation, auf die Bezug genommen wird, in extenso zu beschreiben. Um die umständlichen Bezeichnungen nicht dauernd wiederholen zu müssen, haben wir ein Minimum an Abkürzungen einzuführen gewagt, nämlich:

APB = Arzt-Patient-Beziehung
Bess. = Besserung im Zustandsbild des Patienten
Usp. = Spannungen im Umfeld des Patienten
ANz. = am therapeutischen Nahziel geleistete Arbeit

Die nähere Erklärung dieser Begriffe findet sich in Kapitel VIII.

Es stellte sich heraus, daß gewisse wiederkehrende Punktekombinationen quasi »Muster« bildeten, die ein bemerkenswert zutreffendes Bild des Behandlungsergebnisses anzeigten, einleuchtend den therapeutischen Wert der verschiedenen Techniken bewiesen und eine fast diagramm-artige Darstellung der Änderungen lieferten, die in der Krankheit, der Lebenssituation und in den zwischenmenschlichen Beziehungen des Patienten eingetreten waren. Man vergleiche z. B. die folgenden Werte-»Muster«:

Frl. Grantham / Dr. White	+ 3, + 2, + 2, + 2.
Frl. Ely / Dr. Green	+ 3, – 1, 0.
Herr Neath / Dr. Sage	0, + 3, – 1, 0.
Frl. Keswick / Dr. Gold	0, 0, 0, 0.

(Die Punktwerte sind in der Reihenfolge APB, Bess., Usp., ANz. aufgeführt).

Das zeigt zweifellos sehr verschiedenartige Verläufe an. Abgesehen von dem Interesse, das so auffällig abweichende Ergebnisse erwecken müssen, ist es doch auch von praktischem Nutzen, solche Muster mit einem Blick zu erfassen. Sie sollen nun Muster für Muster erörtert und mit den sich jeweils ergebenden Fragen diskutiert werden.

Das Erfolgs-Muster

Der Fall der Patientin Grantham ist als Fall 2 in Kapitel VII über die Vorhersagen ausführlich dargestellt worden. Typisch für das Erfolgs-Muster ist der hohe Punktwert für Besserung auf allen Gebieten.

Frau Derby, Fall 1 in Kapitel VII, gehört in die gleiche Kategorie. Von einem Erfolg sprachen wir, wenn im wesentlichen folgende Bedingungen erfüllt waren: Es mußte eine Besserung eingetreten sein, deren Entwicklung wir beobachten konnten und die sich darin manifestierte, daß der Patient mit seiner Krankheit und mit seinem Leben auf eine »gesündere« Weise fertig werden konnte; das mußte sich in der Katamnese bestätigen. »Gesund« ist natürlich ein Begriff, an dem sich die Geister scheiden. Er hat heute ja fast eine negative Bedeutung. Meines Erachtens ist hier gemeint, daß der Patient imstande ist, seine Probleme realistischer und produktiver zu sehen, wobei sich gleichzeitig seine Symptome, um derentwegen er ursprünglich zum Arzt gekommen war, auflösen oder doch erheblich bessern. Ob der Erfolg von Dauer ist, läßt sich erst nach mehrjähriger Katamnese sagen. Vielleicht werden weitere therapeutische Gespräche notwendig sein, wenn neue Schwierigkeiten sich häufen; in dieser Beziehung stellten wir keine zu hohen Ansprüche. Wir stellten jedoch die Bedingung, daß dem Patienten geholfen worden war, die Wurzeln und das Wesen seiner Krankheit zu erkennen, so daß er sich eine weniger pathogene Art und Weise, mit seinen Problemen umzugehen, angewöhnen konnte. Der begrenzte Bereich der Neurose des Patienten, der in Behandlung genommen wurde, war als der geeignete ausgewählt worden, und zwar aus folgenden Gründen:

1. wegen der derzeitigen Beschwerden des Patienten;
2. weil der Arzt imstande war, die Art der Erkrankung zu erkennen;
3. weil der Arzt imstande war, seine Erkenntnis auch dem Patienten in einer für ihn annehmbaren Formulierung mitzuteilen;

dies war eine Folge

4. der gemeinsamen Erkenntnis, daß diese Kommunikation angekommen war und genutzt werden konnte, und zwar mittels der neuen Intensität oder der Wandlung in der Arzt-Patient-Beziehung, die wir »Flash« nannten.

Bei Fräulein Grantham kam es zum »Flash« infolge der Bemerkung des Arztes: »Finden Sie nicht, daß Sie nun genug Rebellion betrieben haben?« Bei Frau Derby ergab er sich aus dem Thema des »häßlichen Entleins«, das ewig um die Liebe des Vaters werben muß.

Die Patientin Carlisle (Kap. IV) war die etwas kokette Frau, die Kummer mit ihrem Ehemann und zugleich ein vage romantisches Gefühl für einen ihrer Chefs hatte. Als der Arzt ihr eine längere Aussprache vorschlug, suchte sie zunächst Zeit zu gewinnen und versprach, sie werde vielleicht in 14 Tagen wiederkommen. In diesem Augenblick ereignete sich der »Flash«, der Arzt bemerkte: »Es scheint so, als sollte ich Ihnen ein gewisses Maß an Aufmerksamkeit zuwenden, aber doch nicht zuviel.« Sie nickte lächelnd.

In fast allen Fällen, in denen ein Erfolg berichtet wurde, hatte sich ein solcher »Flash« ereignet. Möglicherweise ist ein derartiges »Flash«-Erlebnis in dem kurzen Kontakt in der Allgemeinpraxis für den guten Ausgang der Behandlung erforderlich.

Das englische Wort »collusion« bedeutet geheimes Einverständnis, Hand-in-Hand-Spielen, Verschwörung. Diese Definition des Lexikons prangert unmißverständlich das wichtigste Element dieser Arzt-Patient-Beziehung an, nämlich das Konspirative verbunden mit dem Unernst. Es wird etwas möglicherweise Ernstes auf unernste Weise behandelt. Das Bild ändert sich natürlich, wenn der Arzt sich bewußt entschließt, zum Besten des Patienten dessen Spiel mitzuspielen. Dann handelt es sich um die mindestens einem von beiden oder sogar beiden bewußte Situation, daß gewisse Aspekte der Lebenssituation und des Leidens des Patienten ignoriert und auf diese Weise Belastungen des Arzt-Patient-Verhältnisses vermieden werden, deren Bearbeitung für den Patienten nur von geringem therapeutischem Wert sein könnte.

Fräulein Ely – Dr. Green

Die Patientin war eine betagte Paranoikerin, selbst illegitim geboren, mit einem erwachsenen unehelichen Sohn. Die traditionelle Diagnose war kompliziert: Schwächezustand nach Schlaganfall, Depression, Angina, Ischämie einer Zehe, neuerdings Oberschenkelbruch. Sie befand sich unverkennbar in der letzten Phase ihres Lebens. Sie konnte sehr anhänglich an Geistliche, Ärzte und ärztliches Personal sein, haßte aber alle anderen Menschen, vor allem Frauen. Der Arzt erkannte ihr starkes Bedürfnis, jemanden zu lieben, und sprach darüber mit ihr mit Bezug auf ihren »Mann«, den Pfarrer und ihren Sohn, der sich von ihr abgewandt hatte. Er vermied ausdrücklich alle Deutungen, die sich auf das Arzt-Patient-Verhältnis bezogen, um ihr die letzten wenigen Monate ihres Lebens nicht zu erschweren, ihr das peinliche Bewußtsein zu ersparen, daß er ihr Gefühl ihm gegenüber verstand. Man könnte sagen, daß er bewußt in der Rolle eines vertrauten Freundes, sogar eines Sohnes mit ihr mitspielte, dabei aber nie seine ärztliche Rolle außer acht ließ.

Bewertung: APB = + 3
Bess. = – 1
Usp. = 0

Das Bewertungsmuster zeigt bei ausgezeichneter Arzt-Patient-Beziehung einen sehr niedrigen Wert für den allgemeinen Gesundheitszustand und die zwischenmenschlichen Beziehungen der Patientin. Alles Gute in ihrem Leben war sozusagen in der Arzt-Patient-Beziehung konzentriert, außer einem kleinen Anteil im Sektor »Kirche«; alles Übel war in ihren Beziehungen zu Frauen und in ihrem Körper versammelt.
Man kann hieraus ein »Kollusionsmuster« ableiten, bei dem die Arzt-Patient-Beziehung absolut und relativ weit höhere Punktwerte aufweist als die Entwicklung im Zustand des Patienten und in seinen zwischenmenschlichen Beziehungen.

Herr Baldock - Dr. Green
Bei diesem Patienten handelte es sich um einen alternden Homosexuellen, der weder in seiner Arbeit noch in seinen Freundschaften und homosexuellen Neigungen sehr erfolgreich war. Immerhin hatte er eine gute Beziehung zu seinem Arzt, mit dem er in gewissen Grenzen frei über seine Probleme sprechen konnte. Er leistete sich z. B. gelegentlich den Spaß, dem Doktor »über zu sein«. Einmal kam er mit Ulcerationen im Halse, einem Rubella-artigen Hautausschlag, entzündeten Rachenmandeln. Die serologischen Tests schienen die Diagnose einer Mononukleose zu bestätigen. Als der Patient nach den Testuntersuchungen wieder zu seinem Hausarzt kam, fragte er, ob es nicht vielleicht Syphilis sein könnte, und natürlich waren die einschlägigen Tests hochgradig positiv. Ein andermal hatte er so starke Ischias- und Bandscheibenbeschwerden, daß er ins Krankenhaus eingewiesen werden mußte. Er leugnete standhaft, daß irgendwelche Komplikationen durch emotionale Probleme vorhanden sein könnten. Als er endlich wieder arbeitsfähig geschrieben werden konnte, gestand er offen ein, was der Arzt schon geargwöhnt hatte: daß er sich ins Krankenhaus ge-

flüchtet hatte, um dem Besuch eines Mannes zu entgehen, den er vor Jahren in Amerika kennengelernt hatte. Dieser Freund war ein aufgeblasener, erfolgreicher Homosexueller mit hohem Einkommen, dem er die soziale und finanzielle Misere seines Daseins nicht zeigen wollte.

Er teilte seine vielen Beschwerden in zwei Gruppen ein: erstens die »schmutzige« Gruppe mit häufigen Furunkeln, Sportflechse, Ziegenpeter, Krätze, Sepsis der Haut und Syphilis; eine zweite Gruppe umfaßte psychosomatische Beschwerden wie Fettsucht, Verdauungsstörungen, Diarrhoe, Riß im Anus, häufige Rückenschmerzen usw.

Dr. Green kommentierte die Beziehung mit folgenden Worten: »Wir haben eine ziemlich intime Beziehung miteinander, brauchen drastische Wörter, er möchte, daß ich genau so ein gemütlicher Kerl bin wie er – auf keinen Fall aber besser als er. Meine Medikamente sind niemals ganz das richtige. Er erholt sich jedesmal sozusagen von allein, aber er sagt doch, er könne ohne mich nicht auskommen.«

Während der Diskussion durch die Seminargruppe gab Dr. Green zu, daß er in dieser Beziehung eine Rolle übernommen hatte, wie sie der Patient zu wünschen schien. Ferner erkannte Dr. Green, daß seine sozusagen »mit Glacéhandschuhen« durchgeführte Therapie sein eigenes Gefühl widerspiegelte, daß der Patient »unsauber« sei, was sich natürlich als Hindernis für den Erfolg der Therapie auswirkte. Sein therapeutisches Nahziel sollte jetzt darin bestehen, es dem Patienten möglich zu machen, seine Niederlagen offener zu bekennen, statt sie in so verheerenden Krankheiten ausdrücken zu müssen.

Anläßlich der Katamnese nach einem Jahr berichtete Dr. Green von einem sehr guten Interview, in dem der Patient seine Scham- und Schuldgefühle und den großen Kummer wegen seiner Mutter offenbarte. Der berichtende Arzt beschrieb seine therapeutische Technik und erklärte, daß er auch eine undiagnostizierte Kollusion durchgehen ließ, wenn der Patient das brauchte.

Bei der Zweijahres-Katamnese zeigte es sich, daß die Verständigung zwischen Patient und Arzt noch leichter vonstatten ging. Der Patient konnte seine Verzweiflung über seine Nutz- und Hilflosigkeit – das »Syndrom der alternden Königin« – bekennen. Einmal hatte er verlangt, der Arzt möge »ihm einmal eine dicke Spritze verpassen und ihm mehr Kraft einspritzen«. Der Arzt nutzte dieses Material nicht zu einer Übertragungsdeutung aus. Einmal war der Patient wegen Erregung öffentlichen Ärgernisses in einer Bedürfnisanstalt ertappt worden und hatte Bußgeld zahlen müssen. Er schien aber seine Lage als eine nicht mehr attraktive »Königin« endlich akzeptieren und sich nach anderen Befriedigungen umsehen zu können. »Wenn ich also nicht mehr jung und munter sein kann, dann eben dick und gemütlich.« Seine »schmutzigen« Erkrankungen traten seltener auf; die Rücken- und Haltungsbeschwerden bestehen jedoch nach wie vor.

Wie man sieht, hat der Arzt hier bewußt darauf verzichtet, die Mitteilung des Patienten als Wunsch nach einer homosexuellen Beziehung mit ihm als dem starken Liebhaber zu deuten. Er hat die Situation des Patienten klar erkannt; man könnte sagen, er habe sich mit ihm identifiziert und wußte, wohin der Weg führte (und zwar noch deutlicher, als er der Gruppe demonstrieren konnte). Aufgrund seiner Beurteilung der Gesamtsituation hat er sich für den kleineren, aber sichereren Gewinn entschieden, bei dem kein Bruch der Beziehung riskiert wird und der Patient Stützung erfahren kann, wenn die Verzweiflung ihn zu übermannen droht. Das aber ist eine bewußte Kollusion zu therapeutischen Zwecken.

Es muß hier ausdrücklich darauf hingewiesen werden, daß die Gruppe nicht notwendigerweise mit der jeweiligen Entscheidung eines Mitglieds einverstanden sein mußte. Im Falle Baldock wurde auch die Meinung ausgesprochen, daß Dr. Green mehr erreicht haben würde, wenn er kühner in seinen Deutungen gewesen wäre. Aber jeder Arzt trägt allein die Verantwortung für seine Behandlungen, und das ist und bleibt der entscheidende Faktor.

Bewertung: APB = + 2
Bess. = + 1
Usp. = 0

Der Ausgang einer Behandlung kann oft als Probe auf den Grad der unbewußten Kollusion dienen. Besteht eine hochgradige Kollusion, so endet die Therapie oft in einem Mißerfolg. Ist aber die Therapie erfolgreich, so findet sich keine oder nur eine minimale Kollusion, wohl aber eine sensible Identifizierung mit den Bedürfnissen des Patienten. Michael Balint hat das einmal als die Fähigkeit des Arztes beschrieben, sich in den Patienten hineinzuversetzen, sich wieder zurückzunehmen, um das Gefühlte zu bewerten, dann sich wiederum in den Patienten zu versetzen; das ist beim kurzen Kontakt des Allgemeinpraktikers mit seinem Patienten allerdings schwierig.
Jedenfalls zeigte sich auch in diesem Falle das Muster einer bewußten Kollusion: der Punktwert für die Arzt-Patient-Beziehung ist absolut und relativ höher als die Werte für Besserung und Änderung in der Umweltspannung.

Herr Boston – Dr. Black
Der Patient ist verheiratet, Ende dreißig, drei Kinder. Seine Frau litt jahrelang an Depressionen und wurde sowohl von Dr. Black als auch in verschiedenen Kliniken mit geringem Erfolg behandelt. Vor mehreren Jahren hatte Herr Boston einen Verkehrsunfall mit Kopfverletzungen, wovon lange Zeit Kopf- und Rückenschmerzen zurückgeblieben waren. Zur Zeit des Seminarberichts war er in die Sprechstunde gekommen und hatte über Reizbarkeit gegenüber den Kindern geklagt. Die traditionelle Diagnose lautete: reaktive Depression. Sein Verhältnis zu Dr. Black war eines »von Mann zu Mann«; er schien ein Ventil zu brauchen, um seelischen Druck abzulassen. Dr. Black hoffte auf einen fruchtbaren Kontakt, doch der Patient verschloß sich wieder, war aber vielleicht etwas weniger reizbar.
Die Kritik der Seminargruppe an Dr. Blacks Technik läßt sich folgendermaßen zusammenfassen: »Der Patient ist nicht im-

stande, seine Frau glücklich zu machen, und auch sie scheint außerstande, ihm etwas zu geben; die ganze Ehe ist neurotisch. Patient und Arzt scheinen sich zusammengetan zu haben, um diese fürchterliche Frau zu bekämpfen, die jedoch irgendetwas Wertvolles an sich zu haben scheint. Der Ehemann ist anscheinend geschlagen. Aber das Schuldgefühl, das er jetzt zum erstenmal zu erkennen gab, könnte ein gutes Zeichen sein.«

Eine Nachfrage vier Monate später ergab, daß der Patient nicht wieder in die Sprechstunde gekommen war und sich offenbar von seinem Arzt zurückgezogen hatte. Bei der Katamnese nach drei Jahren kam heraus, daß er zwei Rückfälle mit Rükkenschmerzen und Ischias gehabt hatte. Michael Balint warf damals die Frage auf: »Ist das nun wirklich ein medizinisches Problem? Ist das Verhalten dieses Mannes, sein Nörgeln, seine Schwäche, alles auf die Frau zu schieben, die einzige ihm mögliche Lebensform? Hätte der Arzt versuchen sollen, daran etwas zu ändern, oder mußte er es hinnehmen, wie er es vorfand?«

Bei der Dreijahres-Katamnese ergab es sich, daß der Patient mit einem geschwollenen Knie in die Sprechstunde gekommen war, das er sich durch schweres Heben zugezogen hatte. Er sagte dazu: »Diesmal ist es aber nicht mein gewöhnliches Klagelied.« – »Wie meinen Sie das?« – »Oh, es war soweit ein schöner Sommer, wir haben jedes Wochenende auf einem Campingplatz verbracht, die ganze Familie hatte Spaß daran. Dabei habe ich mich am Knie verletzt.«

Dr. Black: »Das sieht ja so aus, als hätten Ihre alten Rückenschmerzen damit zusammengehangen, daß Sie unglücklich waren.« – »Ja, das glaube ich auch. Aber jetzt geht mir's gut, von dem Knie abgesehen.« – »Ist der Sommer damit schlagartig zu Ende?« – »Nun, die Familie bleibt noch eine Woche auf dem Campingplatz, ich sorge inzwischen allein für mich.«

Der Patient kam acht Tage später wieder in die Sprechstunde. Sein Rücken war in Ordnung, aber das Knie war schlimmer. Dr. Black: »Was hat Ihre Frau Ihnen denn diesmal angetan?« – Der Patient lachte bitter: »Sie war natürlich wieder zu müde zum Geschlechtsverkehr.« Dann klagte er über vorübergehende starke Schmerzen in den Armen und in der Brust. Der Arzt untersuchte ihn sorgfältig auf Herzkrankheiten, fand aber nichts. Zwischendurch sagte der Patient, er werde in seiner Familie nicht anerkannt. Fahre er mit in die Ferien, dann heiße es, er sei ein schlechter Geldverdiener; bleibe er in der Stadt, dann sei er der ›unsichtbare Vater‹. »So oder so mache ich es falsch«, sagte er; »man muß halt zähneknirschend weitermachen.« Fünf Tage später hatte der Patient einen schweren Herzanfall. Er wurde ins Krankenhaus geschafft, wo nach wenigen Minuten ein Infarkt eintrat. Es kam später heraus, daß er am Abend vorher eine Auseinandersetzung mit einer seiner Töchter gehabt hatte. Der Patient erholte sich schließlich und wurde zur Nachkur geschickt. Schließlich suchte er seinen Arzt wieder auf.

»Kümmert man sich denn jetzt ordentlich um Sie?«

»Ja, das kann man wohl sagen.«

»War es das, was Sie sich eigentlich immer gewünscht hatten?«

»Wie meinen Sie das?«

»Na, Sie sprachen doch einmal von Ihrem alten Klagelied.«

»Ach so – ja, das möchte ich nicht noch einmal erleben.«

Bewertung: APB = +1
Bess. = −1
Usp. = −1.

Auch hier ist es klar, daß die Arzt-Patient-Beziehung absolut und relativ weit höher einzustufen war als des Patienten Zustand und seine Umweltbeziehungen; dies läßt auf unbewußte Kollusion schließen.

In der Diskussion reagierte Dr. Black sehr gereizt auf den Vorwurf der Kollusion. »Immer diese alte Kollusions-Geschichte! Der Arzt kann machen, was er will, es ist verkehrt. Zuerst wurde mir die Hölle heiß gemacht, weil ich nicht mit dem armen Kerl sympathisierte – jetzt, weil ich mich angeblich mit ihm identifiziere –; also was soll ich denn nun machen?«

Dieser Kommentar des Arztes klingt merkwürdig ähnlich wie die Klage des Patienten über seine Situation in der Familie. Hat man also genügend Grund, zumindest ein bißchen unbewußte Identifizierung mit dem Patienten anzunehmen? Michael Balint weist in Kapitel I auf die unvermeidlichen Gefahren der hochgradigen Identifizierung hin, die durch unsere neue Technik gefordert werde. In diesem Fall war das Element der Kollusion in der Sympathie des Arztes mit dem Patienten geradezu auffällig.

Herr Thornton – Dr. Black

Der Patient ist verheiratet, in den Fünfzigern, kleiner Büroangestellter. Er hat eine geschiedene Tochter mit einem Kleinkind, die zum Kummer der Eltern ein sehr leichtsinniges Leben führt. Sie war wegen Depression bei einem Psychiater in Behandlung und hatte kürzlich einen Selbstmordversuch unternommen. Die Ehefrau des Patienten, fünfzig Jahre alt, leidet auch unter Depressionen und post-menopausalen Blutungen, weigert sich aber, sich in einer Klinik untersuchen zu lassen.
Der Patient selbst war dreimal wegen Diarrhoe in der Sprechstunde und sprudelte beim dritten Mal plötzlich all seine Sorgen und Ängste heraus. Mindestens fünf Mitglieder seiner Familie waren in ihren fünfziger Jahren gestorben.
Die Gruppe hielt den Patienten für einen normalerweise beherrschten Mann, der, vielleicht aus Sorge wegen der Tochter oder wegen seiner eigenen Gesundheit, plötzlich aus dem Gleichgewicht geraten war. Der Arzt ließ ihn sich über seine Todesfurcht aussprechen; er machte sich wohl selber Sorgen, daß der Patient an einem Herzversagen sterben könnte.
Bei der Katamnese zwei Jahre später hieß es, der Patient sei einige Monate nach dem berichteten Interview wieder in der Sprechstunde erschienen und habe über Hämorrhoiden und eine chronische Ohrenerkrankung geklagt. Bei dieser Gelegenheit sprach der Arzt den Patienten noch einmal wegen seines Kummers über den Tod seiner Geschwister und seiner Furcht vor einer Herzkrankheit an. Etwa ein Jahr später kam der Patient

wieder in die Sprechstunde. Diesmal klagte er bitter über seine Tochter. »Letzte Nacht hätte ich sie erwürgen können.« Sie hatte das Kind bei ihrer Mutter abgesetzt und war mit einigen Farbigen in die Kneipe gegangen. Sie kam total betrunken heim, und der Patient konnte seine Wut kaum noch beherrschen. Er wimmerte in selbstgerechter Klage: »Womit habe ich eine solche Tochter verdient? Was habe ich verkehrt gemacht?« Der Arzt kommentierte dazu, daß er die Vater-Tochter-Beziehung nur im Falle einer Krise benutze. Der Patient war seines Erachtens nicht bereit, mit dem Arzt zusammen seine Gefühle zu bearbeiten.

Die Gruppe hielt es für einen Vorteil der Arzt-Patient-Beziehung, daß der Patient kommen und sich so offen ausklagen könne. Dr. Black war sich jedoch bewußt, daß er es vermieden hatte, die Selbstvorwürfe des Patienten über sein Versagen als Vater zu explorieren und zu erkunden, inwiefern er für das Verhalten der Tochter vielleicht verantwortlich sei.

Die Arzt-Patient-Beziehung wurde zu jener Zeit mit + 2 bewertet. Der Gesundheitsstand des Patienten hatte sich gebessert, die Umweltspannungen (d. h. die Spannung im Verhältnis zur Tochter) waren nach wie vor groß. Auch hier deuten der hohe Wert für die Arzt-Patient-Beziehung und der niedrige für die Umweltspannung auf unbewußte Kollusion hin.

Bei der nächsten Katamnese wieder ein Jahr später hatte sich eine interessante Entwicklung ereignet. Neun Monate nach dem letzten Gespräch kam der Patient nach einer leichten Grippe mit Beschwerden wie Druck auf der Brust und Atemnot in die Sprechstunde. Die Untersuchung ergab eine erhebliche Brachykardie, und er wurde unverzüglich ins Krankenhaus eingewiesen. Dort erholte er sich gut; es war zwar ein Herzschrittmacher erwogen worden, aber er ließ sich gesundschreiben und nahm seine Arbeit wieder auf. Es ging ihm offenbar recht gut. Die Tochter hatte sich gefangen und wieder geheiratet. Auch seiner Frau ging es besser, obwohl sie immer noch in Sorge um die Tochter schwebte. Der Arzt erkannte, daß sein Verhältnis zu dem Patienten sich verschlechtert hatte. Er meinte, das sei die Folge des schwierigen Gesprächs über des Patienten Todesfurcht vor seiner letzten Krankheit.

Bewertung: APB. = 0
Bess. = –2
Usp. = +1

Wie dieses Bewertungsmuster andeutet, ist in der Beziehung eine große Veränderung eingetreten. Der niedrige Wert für die Arzt-Patient-Beziehung im Verhältnis zu dem höheren Wert für die Entspannung im Umfeld des Patienten weist auf eine Entwicklung hin, die wir später als Hinweis auf ein den Arzt meidendes Verhalten erkannten.

Frau Dawlish – Dr. Green

Die Patientin ist dreißig Jahre alt, verheiratet, war vor der geplanten Ehe schwanger. Sie gehörte früher dem weiblichen Luftwaffenkorps an. Sie wirkte gesammelt, drahtig, etwas unweiblich. Ihre Mutter, hoch in den Sechzigern, war eine besitzergreifende, dominierende Frau; der Vater war bald nach der Geburt des einzigen Kindes gestorben. Die Patientin legte großen Wert darauf, daß Dr. Green ihr eigenes Kind selbst impfte. Einen großen Teil des Interviews nahm das Problem der dominierenden Mutter ein. Der Arzt bemerkte während seiner Berichterstattung, er habe sich unbewußt in das Spiel der Patientin hineinverwickeln lassen, daß nicht sie, sondern die Mutter die Patientin sei, er selbst aber ein ziemlich entfernt vorhandener Magier. Die Seminargruppe war der Meinung, man müßte einmal mit ihr über ihre Weiblichkeitsprobleme sprechen.

Acht Monate später berichtete Dr. Green über die Katamnese. Der Kontakt war zunächst auf der gleichen Ebene weitergegangen, bis einmal die Mutter in der Sprechstunde auftauchte. Jetzt erkannte der Arzt die enge Beziehung, die zwischen Mutter und Tochter bestand, und auch die männerfeindliche Unterströmung innerhalb der Familie. Er erinnerte sich an die Empfehlung des Seminars, mit der Patientin ihre Weiblichkeits-

probleme statt immer nur die Mutter-Tochter-Beziehung zu explorieren, aber nun schien es zu spät zu sein, denn die Familie zog aus seinem Bezirk fort.
Dennoch gab es 18 Monate später noch ein Nachspiel. Frau Dawlish schrieb an Dr. Green und bat, noch einmal kommen zu dürfen, da ihre Konflikte überhandzunehmen drohten. Sie kam und klagte wieder bitter über ihre Mutter, und das Mutter-Tochter-Verhältnis schien unverändert. Die Patientin glaubte, die Mutter sei wahnsinnig eifersüchtig auf sie, weil sie einen Mann und ein Kind habe; tatsächlich hatte sie selbst den Jungen bei der Mutter gelassen, während sie zum Arzt fuhr. Ferner war sie wieder schwanger. In diesem Interview kam es zu keinem Durchbruch der Verständigung. Die Patientin schrieb noch einmal an Dr. Green, nahm aber den angebotenen Termin nicht wahr, da sie das Kind nicht bei der Mutter lassen konnte, wenn sie der Mutter nicht genau sagte, was sie in London tun wollte.
Dieser Bericht erweckte in der Gruppe großes Interesse. Einige Seminarteilnehmer waren der Meinung, Dr. Green hätte der Patientin zureden sollen, doch zu kommen. Dr. Green seinerseits hielt es für unmöglich, unter den obwaltenden Umständen eine Therapie durchzuführen. Die Gruppe glaubte, daß das Element der Kollusion in der Arzt-Patient-Beziehung, durch das die Mutter zu einem Ungeheuer gestempelt worden war, die Aussicht auf eine erfolgreiche Therapie ziemlich vernichtet hatte.

Bewertung: APB = +2
Bess. = 0
Usp. = −2

Auch hier ist die hohe Einstufung der Arzt-Patient-Beziehung im Gegensatz zu der Bewertung der Veränderungen in der Umfeldspannung charakteristisch für das Kollusions-Muster. Die gute Beziehung bleibt durch das Element der Kollusion erhalten, allerdings auf Kosten einer befriedigenden Entwicklung bei den wirklichen Problemen der Patientin.

Das Ausweich-Muster

Das Gegenstück zum Kollusions-Muster bildet das Ausweich-Muster. Hier findet sich ein niedriger Punktwert für die Arzt-Patient-Beziehung bei höherer Punktzahl für Besserung und Spannungslinderung. Etwas in der Beziehung ist falsch gelaufen, und der Patient hat begonnen, den Arzt real zu meiden. Zur gleichen Zeit scheint eine Besserung einzutreten; vielleicht ist diese »Flucht in die Gesundheit« der Preis dafür, daß der Patient den Arzt meiden darf. Es bleibt ungeklärt, wann oder wodurch er gesund geworden ist, und im klinischen Bild sind Züge enthalten, die darauf hindeuten, daß in der Gesamtsituation nicht alles zum besten steht. Es ist ganz anders als im Falle eines vollständigen Bruchs der Arzt-Patient-Beziehung, bei dem der Patient sich einen anderen Arzt sucht und eine neue Beziehung eingeht. Das geschieht beim »Ausweich-Muster« nicht. Die Beziehung wird, wenn auch nur schwach, durch Dritte aufrechterhalten. Es ist darin etwas enthalten, das der Patient nicht aufgeben will, obwohl er es derzeit nicht in Anspruch nehmen möchte.

Herr Neath – Dr. Sage

Kurz vor Inangriffnahme unseres Forschungsprojekts hatte Dr. Sage begonnen, sich für diesen Fall zu interessieren. Eine Zeitlang lebte das Ehepaar Neath in seiner Vorstellung als eine Einheit. Der Mann war angelernter Industriearbeiter, ein großer schwammiger Ire, der über Rückenschmerzen und Ischias klagte. Die Frau war eine hübsche (sic!), energische Person, deren Entschlossenheit sich z. B. bei folgendem Ereignis zeigte: Bei einer Schwangerschaft von bereits 24 Wochen Dauer hatte sie es fertiggebracht, einen katholischen Gynäkologen zu überreden, ihr einen Abort zu machen, und zwar lange vor der Einführung des Gesetzes zur Schwangerschaftsbeendigung.
In dem von Dr. Sage berichteten Interview mit dem Ehemann, der sich nach einem Krankenurlaub wegen Ischias wieder gesundschreiben lassen wollte, deutete der Patient »ein heikles

Thema« an, das er gern mit dem Arzt besprechen wollte, nämlich die Frigidität seiner Frau. Im Laufe des Gesprächs kam heraus, daß Herr Neath und Dr. Sage während des Krieges im gleichen Kampfgebiet auf Schwesterschiffen gedient hatten, einander aber nie begegnet waren. Das Gespräch bekam sogleich einen Tonfall wie zwischen »alten Kameraden«, etwas, was Dr. Sage sonst gar nicht schätzte. Sie kamen überein, daß der Patient seine Frau auffordern sollte, mit in die Sprechstunde zu kommen zu einem gemeinschaftlichen Interview.

Es passierte jedoch nichts. Einige Monate später machte Dr. Sage der Familie Neath einen Sonntagnachmittagsbesuch, um »mal nachzusehen, wie es ging«. Der Patient flüsterte ihm zu, er habe seiner Frau nichts gesagt. Es folgte ein interessantes Gespräch, in welchem die Frau ganz gemütlich den ärztlichen Beruf von verschiedenen Seiten einschließlich ihrer eigenen Krankengeschichte her angriff.

Das therapeutische Nahziel sollte darin bestehen, dem Patienten zu helfen, seine Grenzen als Mann zu erkennen, nicht zuviel zu erwarten und ihm allgemein »den Rücken zu stärken«.

Es wurden folgende Vorhersagen gemacht:

1. Wenn die Frau sich kooperativ verhält, könnten seine Rückenschmerzen nachlassen.

2. Wenn die Frau nicht mitmacht, werden die schweren Rückenschmerzen wieder auftreten, oder es kommt zu einem depressiven Zusammenbruch; bei erfolgreicher Behandlung würde es zu einer Form von Anpassung an seine Lage kommen, und die Rückenschmerzen würden aufhören.

Ein halbes Jahr danach kam der Patient wieder in die Sprechstunde und klagte über starke Rückenschmerzen. Er hatte in der Zwischenzeit seiner Frau gestanden, daß er beim Arzt über ihre Frigidität geklagt hatte. Sein Benehmen war laut Dr. Sage »kriecherisch-einschmeichelnd«. Dr. Sage wiederholte, daß seiner Meinung nach die Rückenschmerzen etwas mit seiner Unfähigkeit zu tun hätten, seiner Frau »standzuhalten«. Beim nächsten Besuch bat der Patient, der Arzt möge das Problem nicht weiter verfolgen, denn er habe Angst, seine Frau würde ihn sonst verlassen. Einige Zeit darauf kam die Frau mit einem der Kinder in die Sprechstunde. Nachdem Dr. Sage mit dem Kind fertig war und es hinausgeschickt hatte, begann die Frau von sich aus über sich selbst und ihren Mann zu sprechen. Sie behauptete, seine Rückenschmerzen und seine schwache Potenz sowie ihre Abneigung gegen den ehelichen Verkehr seien gänzlich unabhängig voneinander. Ihr Mann müsse geröntgt und fachärztlich untersucht werden, sonst würde sein Rücken immer schlimmer werden, so daß er schließlich operiert werden müßte. Diese neuerlichen Untersuchungen ergaben natürlich keinen Befund.

Auf diesen Bericht reagierte das Seminar sehr kritisch. Es wurde unter anderem die Meinung laut, daß gar nicht beachtet worden sei, welche mütterlich-beschützende Haltung die Frau gegenüber ihrem Mann und umgekehrt auch der Mann gegenüber seiner Frau bekundete, z. B. indem letzterer ihr seelische Erschütterungen ersparen wollte.

Aus einem weiteren katamnestischen Bericht ein Jahr später ergab sich, daß der Patient über Schmerzen in beiden Schultern geklagt hatte. Die Röntgenuntersuchung ergab keinen pathologischen Befund. Auch die Frau klagte vorübergehend über Rückenschmerzen. Einige Monate später, als sie während einer Grippeepidemie in die Sprechstunde kam, brach sie fast in Tränen aus: der Sohn sei von zu Hause weggelaufen und unter die Hippies geraten. Sie schluckte jedoch die Tränen hinunter, wollte nicht weiter darüber sprechen und lief aus dem Sprechzimmer. Eine Woche später war sie von dem Grippeanfall genesen und wollte das Thema nicht wieder anschlagen.

Ein halbes Jahr darauf kam der Patient wieder wegen Rückenschmerzen – es war die alte Geschichte. Freunde hatten ihn bewogen, eine »ethische«, unorthodoxe Behandlung zu versuchen, und für diese »Klinik« benötigte er einen »Arztbrief«. Er hatte einen neuen Arbeitsplatz mit weniger körperlicher Arbeit, aber viel Telefondienst gefunden. Wieder lehnte er strikt ab, über etwas anderes als seine Wirbelsäule zu sprechen und

einen Zusammenhang zwischen seinen Schmerzen und etwaigen Spannungen zu sehen. Er bekam seinen Brief und erhielt in der genannten Klinik Behandlung, die ihm jedoch nicht half. Zu Dr. Sage kam er nicht wieder.
Die Frau kam einige Monate später mit Augenbeschwerden in die Sprechstunde. Sie hatte sich etwas mit der Lebensweise ihres Hippie-Sohns ausgesöhnt, der eine soziale Tätigkeit übernommen hatte. Wieder ein Jahr später kam sie und klagte über Krampfadern. Die Behandlung, die ihr vorgeschlagen wurde, lehnte sie jedoch ab, da sie wegen ihrer vielen Hausfrauenpflichten die Zeit dafür nicht aufbrächte. Sie war böse auf den Orthopäden, der auf die von ihr gewünschte Behandlungsweise nicht eingehen wollte.
Einige Monate darauf sah Dr. Sage an einem Sonntagmorgen den Patienten auf der Straße seinen Wagen waschen. Er sprach ihn an, und der Patient forderte ihn zögernd und sichtlich ungern auf, in sein Haus einzutreten. Die Frau empfing ihn weit liebenswürdiger. Es kam heraus, daß beide vielleicht etwas zuviel tranken; der Mann gab es mürrisch und gereizt, die Frau etwas trotzig zu. Als sie über die Pläne der Tochter sprachen, brach der Mann los: »Wenigstens eine, die weiß, was sie will.«
Von da an bis zur Zeit der Niederschrift dieses Buches, fünfviertel Jahre später, waren weder der Patient noch seine Frau wieder in der Sprechstunde erschienen und hatten auch um keinen Arztbesuch gebeten, obgleich sie nach wie vor auf Dr. Sages Liste standen. Wie zu erwarten, hatte die Seminargruppe an vielen Einzelzügen dieser Therapie etwas auszusetzen.

Bewertung: APB = 0
Bess. = + 3
Usp. = – 1
ANz. = 0

Es ist klar, daß der Patient den Arzt meidet, obwohl er ihn fast mit Sicherheit noch braucht. Die Eheleute stehen vor schweren Problemen, der häusliche Friede ist wahrscheinlich sehr unsicher. Über das Ausbleiben ärztlicher Hilfe muß bei ihnen große Enttäuschung bestehen. Nun hätten sie sich wohl einen anderen Arzt suchen können, aber es war schon von allen zu viel investiert worden, um die Beziehung abzubrechen. Es ist ein wechselseitiges Verständnis für die Reaktionen des anderen und ein labiles Gleichgewicht vorhanden. Es ist auch anzunehmen, daß das Ehepaar den Arzt später doch wieder benötigen wird, so daß sie es nicht ganz mit ihm verderben wollen. Sie bewahren ihn sich sozusagen für den Notfall auf (s. auch die Patientinnen Exton und Cowes).

Herr Quorn – Dr. Sage

Der Patient ist Laborant, seit 14 Jahren bei Dr. Sage in Behandlung und ihm dennoch buchstäblich unbekannt. Er ist verheiratet, hat einen vierzehnjährigen Sohn; die Ehefrau war früher Verkäuferin, nahm aber kurze Zeit nach dem Erstbericht über den Fall Fabrikarbeit in der Nähe ihrer Wohnung auf.

Der Patient war mit der Bitte um ein Attest gekommen, um bessere Arbeitsbedingungen zu erhalten. Er hatte schon eine dahinzielende Bescheinigung seines Chefs in Händen. Er wirkte gespannt, erregt und sehr bedrückt. Der Arzt nahm Interesse an diesem unbekannten Patienten, den er eigentlich hätte kennen sollen, und ließ sich seine Geschichte erzählen. An einer Stelle dieser Erzählung, als der Patient von der Post-Partum-Psychose seiner Frau berichtete, hatte er Tränen in den Augen. Sorgen bereitete auch der Sohn, der keinen Rat vom Vater annehmen wollte. Der Patient litt seit einem Jahr an Schlaflosigkeit und Angstsymptomen. Dr. Sage gab ihm ein leichtes Psychopharmakon und bestellte ihn wieder. Nach einer Woche kam er wieder, der Spannungszustand war vorüber und damit auch die Gelegenheit, seine Probleme zu erforschen.

Beim Katamnesen-Bericht sechs Monate später kam zur Sprache, daß der Patient auch Angst vor dem Fahren in öffentlichen Verkehrsmitteln und überhaupt vor dem Zusammensein mit Menschen hatte. Dr. Sage hatte den Eindruck, daß der Patient in seiner Haltung ihm gegenüber unbewußt homosexuelle Bedürfnisse im Sinne von Unterwerfung unter einen starken »Boss« ausdrückte. Es begann sich eine starke Übertragungsbeziehung zu entwickeln, die der Arzt jedoch »sanft abwürgte«. Er beriet die Frau des Patienten bezüglich gewisser Erziehungs- und Berufsprobleme des Sohnes.

Beim zweiten Katamnese-Bericht anderthalb Jahre später ergab sich, daß der Sohn eine Lehre begonnen und sich gut bewährt hatte. Dann aber war er erkrankt und zwar, wie sich herausstellte, an einer Bauch-Tuberkulose. Er wurde von einem Kollegen von Dr. Sage behandelt, an den die Eltern sich um Rat und Trost gewendet hatten. Als aber der Junge ins Krankenhaus kam, kehrte der Vater zu Dr. Sage zurück und bat um Behandlung seiner Rhinitis; gleichzeitig meldete er seine Frau für einen späteren Termin an. Sie kam, brach in Tränen aus, sagte aber nichts. Beim nächsten Besuch in der Sprechstunde gab sie sich einen Ruck und begann, ihre Geschichte zu erzählen. Es handelte sich um eine in der Adoleszenz stattgehabte, jahrelange inzestuöse Beziehung zu ihrem Bruder, bis dieser in die Marine eintrat. Sie selber heiratete später und fand innere Ruhe. Zur Zeit ihrer Post-Partum-Psychose hatte sie ihrem Mann und dem Klinikpsychiater von dem Inzest erzählt. Sie genas in der üblichen Zeit und wurde aus der Psychiatrischen Klinik zu ihrem Mann und dem Säugling entlassen. Seit der Erkrankung des Sohnes aber war sie frigide geworden und hatte zu ihrem Entsetzen erkannt, daß sie inzestuöse Gefühle für den Sohn empfand. Das therapeutische Gespräch wurde in dem Sinne geführt, daß ihre Furcht, den Sohn zu verlieren, ihre inzestuösen Liebesgefühle zum Aufflammen gebracht habe und ihre Frigidität die Abwehr dagegen sei.

Beim nächsten Besuch eine Woche später war sie entspannt und ruhig und erwähnte das vorige Gespräch kaum. Ein halbes Jahr später klagte sie über Pruritus vulvae und war noch immer frigide und leicht depressiv. Wieder ein halbes Jahr später war der Sohn genesen und die Patientin gelöst und gesprächig. Sie wirkte nicht mehr depressiv. Der Ehemann hatte ein Doppelbett gekauft, und sie beide gäben sich bewußt Mühe, die Beziehung besser zu gestalten. Zu jener Zeit (im Juni 1969) hatte das Seminar das aufgegliederte Punktsystem noch nicht eingeführt, und der Fall wurde mit dem Gesamtwert + 3 eingestuft.

Es ist bedauerlich, daß Zeitmangel und die Überfülle des Materials, das dem Seminar vorlag, nicht noch eine weitere Katamnese zuließen. Immerhin hörten wir, daß der Patient ein Jahr nach dem letzten Bericht zu Dr. Sage in die Sprechstunde gekommen war und mitgeteilt hatte, daß seine Frau ihn verlassen habe. Das Verhältnis der Gatten zueinander hatte sich also doch wieder verschlechtert. Der Patient konnte sich jedoch denken, wo seine Frau sich aufhielt; er bat Dr. Sage um Rat, was er tun solle. Aus dem Gespräch ging hervor, daß die Frau vermutlich eine Reaktion von ihm erwartete, und er erkannte selbst, daß er sie nach Hause holen mußte. Er tat es, und die Frau lebte wieder mit ihm zusammen. In einem späteren Gespräch mit Dr. Sage erklärte die Frau, sie hätte seine passive, negativistische Haltung nicht länger ertragen können, hätte gemeint, er wollte sie nicht mehr. Es kam dann aber heraus, daß sie in Wirklichkeit so außer sich geraten war, weil ihr Sohn Interesse an Mädchen zu zeigen begonnen hatte; das Problem war also eigentlich die Notwendigkeit, den Sohn freigeben zu müssen. Schließlich schien sie sich wieder beruhigt zu haben. Sie wandte ihr Interesse der Suche nach einer neuen Wohnung zu, da ihr Wohnviertel abgerissen und saniert werden sollte. Sie fand ein neues Haus in einiger Entfernung, die Familie blieb aber auf eigenen Wunsch auf der Patientenliste von Dr. Sage.

Seither hat Dr. Sage Mutter und Sohn gelegentlich in längeren Abständen gesehen, den Vater nicht mehr. Neue Krankheiten sind nicht bekannt, es handelt sich jeweils hauptsächlich um die ständigen Rezepte für den Sohn. Unter diesen Umständen wurde die Arzt-Patient-Beziehung mit 0, die Besserung hinsichtlich Gesundheitsstand und Entspannung positiv bewertet.

Natürlich spielt auch hier das Ausweich-Muster hinein. Es mag sein, daß der Patient schon immer mit Ausweichen reagiert hat, aber jetzt ist es ganz deutlich, daß er dem Arzt aus dem Wege geht.

Herr Esher – Dr. Sage

Der Patient ist 43, seine Frau 39 Jahre alt; sie ist zum fünften Mal schwanger. Er klagte über starke retrosternale Schmerzen. Er erwähnte, daß seine sehr strenge Mutter kürzlich gestorben sei. Beide Ehegatten hatten sich der neuen Schwangerschaft zunächst geschämt und gefürchtet, man würde über ihre Unvorsichtigkeit lachen. Sie hatten sich jedoch bald mit der Tatsache abgefunden und wurden dabei von der Familie unterstützt. Bei dem berichteten Gespräch gab der Arzt eine Deutung, indem er den Tod der Mutter, die bevorstehende Geburt und die Schmerzen in einen Zusammenhang brachte. Das Gespräch war freundlich und ungehemmt, der Patient reagierte verständnisvoll. Er erholte sich offenbar rasch und kam nicht einmal mehr zur Nachuntersuchung. Etwa ein Jahr später hatte er nach einem Arbeitsunfall wieder starke Rückenschmerzen. Auch diesmal erholte er sich nach einigen Wochen und nahm seine Arbeit wieder auf. Seither war er nicht wieder in der Sprechstunde erschienen. In allen Gesprächen hatte er sich willig, ziemlich passiv, mit ausdruckslosem Gesicht und unverbindlich gezeigt.

Die Geburt war komplikationslos; anschließend ließ die Frau sich sterilisieren. Die Familie zog in ein entferntes Stadtviertel, beantragte aber, weiter auf Dr. Sages Liste bleiben zu dürfen. Es gab genug Konflikte. Die älteste Tochter wurde schwanger und heiratete früher als geplant; der älteste Sohn mußte in Heimerziehung gegeben werden und anderes mehr. Die Frau kommt gelegentlich in die Sprechstunde, ihr Mann bringt sie im Auto hin, bleibt selbst aber im Wagen sitzen. Manchmal bittet sie um eine Hustenmedizin für ihn, er kommt aber nicht mit hinein. Er weicht dem Arzt also aus.

Bewertung: APB. = + 1
Bess. = + 2
Usp. = + 1
ANz. = 0.

Der im Verhältnis zur Symptombesserung niedrigere Wert für die Arzt-Patient-Beziehung ist typisch für das Ausweich-Verhaltensmuster.

Frau Pilsdon – Dr. Brown
Die Patientin ist Ende zwanzig, hat 2 Kinder, ist wegen Grausamkeit des Ehemanns geschieden. Sie bat auf Empfehlung eines Apothekers um Vitamintabletten gegen brüchige Fingernägel. Der Arzt leitete das Gespräch über ihre emotionalen Probleme mit der Bemerkung ein, daß das, was sie eigentlich brauchte, wohl nicht die Vitamintabletten seien. Darauf sprach sie über ihre unglückliche Ehe und die Brutalität ihres geschiedenen Mannes, der vielleicht homosexuell war. Der Arzt wollte ihr einen neuen Termin in einer Woche geben, sie bat aber, erst in vierzehn Tagen kommen zu dürfen. Das nächstemal erschien sie hübsch gekleidet und erklärte, sie habe sich vorgenommen, »positiv zu denken«. Sie habe inzwischen an einer Party teilgenommen und einen Mann kennengelernt, mit dem sie sich so gut verstehe wie noch nie mit einem Mann. Ihren nächsten Termin, der in eine Grippewelle fiel, sagte sie ab, und von da ab suchte sie, wenn nötig, den Praxiskollegen von Dr. Brown auf. Es kam heraus, daß sie etwa ein halbes Jahr nach dem ersten Bericht Dr. Browns ihm einen herzlichen Dankesbrief geschickt hatte, der unglücklicherweise während seines Urlaubs abgeheftet worden war. Erst vier Monate später bei der Katamnese kam Dr. Brown darauf. Nach einer lebhaften Diskussion stufte das Seminar den Fall folgendermaßen ein:

Bewertung: APB = – 1
Bess. = + 2
Usp. = + 2

Auf Anraten einiger Seminarteilnehmer schrieb Dr. Brown der Patientin, entschuldigte sich wegen seines Versäumnisses und bat sie, ihn wieder aufzusuchen. Sie kam auch, aber das Gespräch war unergiebig. Sie gab sich distanziert und gleichgültig. Der Arzt kommentierte: »Mir war, als wäre ich unbefugt in ihre Privatsphäre eingedrungen.« Das Interview lief auf Leugnung des Bedürfnisses nach ärztlichem Rat und die Ablehnung von Männern überhaupt hinaus.

Bewertung: APB = 0
Bess. = +2
Usp. = ?

Hier zeigt sich wiederum ein Verhalten nach dem Ausweich-Muster, in Übereinstimmung mit dem Verhalten der Patientin im Leben.

Herr Ilkley – Dr. Grey
Der Patient ist ein 28jähriger, neurotischer Landarbeiter; er hat eine 19jährige Frau und ein einjähriges Kind. Er ist ein jämmerlicher Schwächling. Beim Interview klagte er darüber, daß seine Frau ihm mit einem kräftigeren Rivalen davongelaufen war. Er wollte sie aber um jeden Preis zurückhaben, auch wenn sie ihn weiterhin betrügen würde. Sie kehrte in der Tat zurück, und es ergab sich eine verworrene Geschichte von Impotenz und Promiskuität. Dann schien die Ehe stabiler zu werden, die Frau blieb zuhause und fand sich mehr oder weniger mit dem Mann ab. Zwei Jahre später war sie wieder schwanger. Während ihrer Schwangerschaft litt der Patient an zahlreichen kleineren Verletzungen, Krankheiten und Operationen. Dann hörte der Patient auf, die Sprechstunde zu besuchen, und der Kontakt lebte erst bei der dritten Schwangerschaft der Frau wieder auf. Von außen gesehen schien die Familie in Ordnung, wenn auch Dr. Grey Zweifel an der Vaterschaft des Patienten hegte. Schließlich zog die Familie in einen anderen Bezirk.

Bewertung: APB = +1
Bess. = +3
Usp. = +3

Hier stimmte das Ausweich-Muster wieder mit der realen Situation überein.

In einer Anzahl von Fällen war eine gleichförmige Änderung (bzw. keinerlei Änderung) in allen Bereichen zu verzeichnen. Das war oft der Fall, nachdem der Arzt einen energischen Vorstoß unternommen hatte, um den Zustand des Patienten zu bessern. Beim Erfolgs-Muster erwartet man *per definitionem* auf allen Gebieten Besserung. Interessanterweise war in den Fällen, in denen die Besserung nicht so erheblich war, daß man von »Erfolg« sprechen konnte, eine relative Stabilität zwischen den verschiedenen Parametern der Bewertungsskala zu beobachten.
Man könnte meinen, daß in diesen Fällen der Patient eine fest verankerte Tendenz zur Stabilität hat, eine Art von Konservativismus oder einen Widerstand gegen Veränderung, die auf die Kontaktversuche des Arztes nicht leicht ansprechen. Das uns vorliegende Beweismaterial ist jedoch nicht schlüssig. Es mag sein, daß solche Patienten unter Umständen doch einmal bereit sind, sich ein dynamisches Interview zunutze zu machen, oder daß sie ihrerseits »Angebote« gemacht haben, die vom Arzt nur nicht als solche erkannt worden waren. Einige Beispiele solcher Verläufe seien skizziert, ehe dieses Verhaltensmuster näher erörtert wird.

Fräulein Houghton – Dr. Green
Die Patientin, 70 Jahre alt, unverheiratet, klagte anfangs, daß sie über den vor Monatsfrist erfolgten plötzlichen Tod ihrer Schwester nicht hinwegkomme. Es folgte eine Reihe von kurzen Interviews, während die Patientin eine recht schwere Depression durchlitt. Bei der Katamnese ein Jahr später war sie noch immer einsam und unglücklich, hatte sich aber sehr an den Arzt und seine Familie attachiert.
Bewertung: + 1, + 1, + 1.

Fräulein Hull – Dr. Brown
Eine nervöse Schülerin, die als Kind die Geburt einer Schwester und die offenbare Unverträglichkeit ihrer Eltern traumatisch verarbeitet hatte. Zur Zeit ihrer sexuellen Reifung gab es neue Schwierigkeiten. Sie war Bettnässerin gewesen, hatte zeitweilig gestottert. Die Familie war nach dem Kriege eingewandert, lebte sehr abgeschlossen und war streng religiös. Solange die Patientin im Schulinternat lebte, war sie gesund und munter; sobald sie nachhause kam, setzten die Symptome ein. Bei der Katamnese zwei Jahre später erschien sie deprimiert; wohl als Abwehrmaßnahme gegen sexuelle Empfindungen hatte sie sich der Religion zugewandt. Es wurde der Verdacht laut, daß in der Behandlung eine Kollusion mit ihrer Verdrängung stattgefunden hatte, damit sie im Sinne der Eltern ein »gutes Kind« bleibe.
Bewertung: + 1, + 1, + 1.

Frau Newark – Dr. Brown
Die Patientin war eine große, dicke, diabetische Italienerin, mit einem schmächtigen, ruhigen schottischen Gardisten verheiratet. Sie klagte: »Und wenn eine Bombe explodierte, er würde sich nicht danach umdrehen.« Sie selber brachte alles in Verwirrung, hielt ihre Diätvorschriften nicht ein, spielte Ärzte, Fachärzte, das Klinikpersonal gegeneinander aus usw. Dr. Brown blieb jedoch absichtlich unerschütterlich ruhig. Im Seminar wurde vermutet, daß die Patientin eine fragmentierte Welt brauchte, die ihrem eigenen zerstückelten Inneren entsprach. Der Arzt blieb während der Zeit ihrer Beziehung immer in Kontakt mit ihrem Gefühlsleben; einmal brachte sie ihm ein Glas eingemachte Früchte mit, wobei sie bemerkte: »Denken Sie nicht, daß ich Sie bestechen will oder sonst was!«
Bei der Katamnese drei Jahre später berichtete Dr. Brown: »... Nach wie vor ist sie schwer zu fassen; sie hat mich nicht für sich selbst konsultiert. Sie nimmt auch nicht ab.«
Bewertung: + 1, + 1, + 1.

Frau Cowes – Dr. Grey
Die Patientin ist 58 Jahre alt; sie arbeitet als Putzfrau. Sie trat ins Sprechzimmer und sagte jovial: »Lange nicht gesehen, was?« Sie hat immer schwer gearbeitet und glaubt, bald sterben zu müssen; ihre Mutter sei auch mit Ende fünfzig gestorben. Der Arzt, der sie vorher nicht gekannt hatte, hörte ihrem mit deftigen Ausdrücken gewürzten Redestrom zu, ohne eine Deutung zu geben. Sie klagte über häufiges Erbrechen und erwähnte, daß einer ihrer Brüder an Magenkrebs gestorben sei. Ihr anderer Bruder war wenig später an einem Herzanfall gestorben. Als sie Dr. Grey noch einmal aufsuchte, bevor sie zu einer Unterleibsoperation in die Klinik ging, sagte sie stoisch: »Jetzt brauche ich ein gutes Herz, Herr Doktor.« Der Krebsverdacht bestätigte sich nicht, und die Patientin erholte sich gut.
Bei der Katamnese drei Jahre später hörten wir, daß sie im ganzen siebenmal wegen relativ trivialer Beschwerden in die Sprechstunde gekommen war, jedoch immer zu dem Praxispartner des Berichtsarztes. In der Seminardiskussion wurde die Frage erwogen, ob die Patientin dem Arzt bewußt ausweicht oder ob sie bei der Anmeldung zur Sprechstunde immer zufällig den Partner erreicht hat. Es schien nicht glaubhaft, daß sie, wenn sie gewollt hätte, nicht auch Dr. Grey hätte sprechen können. Als eine Möglichkeit wurde erwähnt, daß sie sich ihn sozusagen für den Ernstfall aufspare.
Bewertung: 0, 0, 0.

Frau Nantwich – Dr. Gold
Die Patientin ist eine schüchterne Fünfzigerin mit einer erwachsenen Tochter. Sie kam nur selten in die Sprechstunde. Das Erstinterview war spannungsreich: Sie bekannte, daß sie einen Freund habe, weil ihr Ehemann so langweilig und ohne sexuelle Wünsche sei. Sie bat am Ende des Interviews, durch die Hintertür hinausgelassen zu werden. Bei der Katamnese drei Jahre später ergab sich wieder, daß sie den Arzt nur selten konsultiert hatte; einmal jedoch war sie wegen Zystozele und

Dermatitis gekommen. Ihre Situation mit Ehemann und Freund war unverändert die gleiche. Zwischen ihr und dem Arzt kam es nicht mehr zu einem Gespräch.
Bewertung: 0, 0, 0.

Fräulein Keswick – Dr. Gold
Zur Zeit des Erstinterviews war die Patientin 14 Jahre alt und Schülerin. Sie kam mit einer Verletzung am Fußknöchel in die Sprechstunde. Sie war Adoptivtochter einer schwer gestörten Frau. Dr. Gold glaubte, man müsse dem Mädchen helfen, aus dem streng eingeschränkten Leben, das ihr die Mutter auferlegte, herauszukommen, und bot ihr einen Termin an, um mit ihr zu sprechen. Sie erschien jedoch nicht und mied den Arzt von nun an. Bei der Katamnese zwei Jahre später berichtete Dr. Gold, er habe sie nur sehr selten gesehen, etwa im Wartezimmer, wenn sie ihre Mutter begleitet hatte. Sie lächelte ihm zwar zu, wenn er sie begrüßte, sagte aber nichts. Auch im Vorübergehen auf der Straße lächelte sie ihn nur an. Kürzlich kam sie in die Sprechstunde und bat um einen Hustensirup wegen Heiserkeit. Auf Dr. Golds Versuch, mit ihr in ein Gespräch zu kommen, ging sie nicht ein.
Bewertung: 0, 0, 0.

Diskussion

Muß man nun aus solchen Fallberichten schließen, daß eine Anzahl von Patienten in der allgemeinen Praxis für diese Art von Therapie unzugänglich ist, oder vielmehr, daß diese Patienten ein spezifisches Bedürfnis haben, in Ruhe gelassen zu werden? In diesem Falle wäre natürlich alle auf diese Patienten verwendete Mühe weitgehend, wenn auch wohl nicht völlig, vergeudet. Man könnte in der Tat aus den Fallgeschichten gewisse Züge ableiten, die als Kontraindikation der Therapie dienen und damit den Ärzten ersparen könnten, ihre Zeit mit fruchtlosen psychotherapeutischen Versuchen zu verschwenden. Be-

vor solche Folgerungen gezogen werden, ist es daher besonders wichtig, diese Fallberichte unter solchen Gesichtspunkten genau zu untersuchen. Das Argument oder die Schutzbehauptung, einige Fälle seien für die therapeutischen Möglichkeiten des praktischen Arztes eben zu schwierig, kann wohl übergangen werden, denn es handelt sich ja bei unserem Projekt nicht um Heilung an sich, sondern um Verstehen und um die Erleichterung, die dem Verstehen entspringt.
Der erste vorgestellte Fall, der der Patientin Houghton, kann im Rahmen unserer Forschung nicht als »ungeeignet« bezeichnet werden; gerade ihre Situation ist in der Allgemeinpraxis gang und gäbe. Vielleicht war unsere Bewertung hier zu streng – oder hatte der berichtende Arzt doch irgendwie versagt? Aber ihn kritisieren zu wollen, ginge gewiß zu weit; es gibt wohl nicht viele praktische Ärzte, die behaupten wollten, daß sie unter den Umständen mehr oder auch nur ebenso viel hätten tun können. In der ausführlichen Seminardiskussion wurde jedoch darauf hingewiesen, daß eine beklemmende Kollusion zwischen Patientin und Arzt bestanden hatte und der Arzt nicht imstande gewesen war, dem Zorn und der Verzweiflung der Patientin etwas Wirksames entgegenzusetzen. Eine absolute Kontraindikation für die von uns gemeinte Psychotherapie der Allgemeinpraxis war in diesem Fall aber nicht gegeben, obwohl sie gewiß schwierig ist.

Fräulein Hull: In der sehr interessanten Diskussion über diesen Fall wurde angemerkt, daß die Behandlung weder eine »Flash«- noch eine Fokaltherapie gewesen, sondern »der Patientin gefolgt war, wohin sie wollte«, was natürlich einer Kollusion mit den Abwehrmanövern der Patientin gleichkam. Man könnte mit gutem Grund behaupten, daß hier eine andere Technik zu einem besseren Ergebnis geführt haben würde.

Frau Newark: Hinsichtlich dieses Falles hatte niemand viel therapeutischen Optimismus. Während der Diskussion der zweiten Katamnese erwog Michael Balint die Möglichkeit, durch Erkundung der Grundprobleme, die hinter all der Unruhe der Patientin lagen, zu einem Ausgangspunkt für eine fruchtbarere Intervention zu gelangen.

Frau Cowes: Dieser Fall schien nach einem vielversprechenden Anfang ohne eine einleuchtende Erklärung wieder zu verschwinden. Ich glaube, Dr. Grey wird meiner Meinung zustimmen, daß er damals mit anderen Arbeiten zu überlastet war. Es ist nicht unmöglich, daß er der Patientin diese seine Überlastung unbewußt signalisiert hatte, was sie dann als mangelndes Interesse gedeutet haben mochte. Der Fallbericht enthält jedenfalls nichts, was den Fall als ungeeignet für die Psychotherapie der Allgemeinpraxis kennzeichnen würde.

Frau Nantwich: Dieser Fallbericht läßt denselben Schluß zu wie der vorige. Der berichtende Arzt war damals ebenfalls sehr überlastet und investierte in die Katamnese vielleicht weniger Interesse als in das Erstinterview.

Fräulein Keswick: Die Schülerin war vielleicht durch Dr. Golds Therapieangebot »abgeschreckt« worden, das ja nicht aus dem Material der aktuellen Konsultation, sondern aus seiner Kenntnis der ungesunden, neurotischen häuslichen Verhältnisse kam. Sein prophylaktischer Eifer überwog seine Vorsicht. Möglicherweise wird sich später, wenn das junge Mädchen herangewachsen ist, eine bessere Gelegenheit ergeben. Man kann aber auch hier nicht sagen, daß der Fall an sich für die Psychotherapie der Allgemeinpraxis ungeeignet sei.

Zusammenfassend kann man sagen, daß nahezu alle diese Fälle, in denen »nicht viel passierte«, Züge aufweisen, die vermuten lassen, daß eine andere Methode als die jeweils verwendete vielleicht bessere Ergebnisse erzielt haben würde. Das sage ich natürlich nicht, um die betreffenden Ärzte anzuklagen, sondern um die Vorstellung zu zerstreuen, daß die betreffenden Fälle für die in den kurzen Kontakten der Allgemeinpraxis mögliche Psychotherapie ungeeignet waren.

Ich hoffe, daß wir auch unsere Mißerfolge ohne masochistisches An-die-Brust-Schlagen erörtern können; wir wollen ja aus unseren Fehlern lernen und vielleicht anderen Ärzten helfen, ähnliche Fehler zu vermeiden.

Natürlich brauchen wir uns wegen unserer Fehlschläge nicht zu rechtfertigen; es gibt immer sehr schwierige Patienten, Techniken, die sich noch im Versuchsstadium befinden, Probleme, an die sich selbst ein Psychiater nicht heranwagen würde, Situationen und Umstände, die für die Allgemeinpraxis »gänzlich ungeeignet« sind, besonders aber die Kürze der zur Verfügung stehenden Zeit. Das alles sind ausgezeichnete Alibis, derer wir uns dankbar bedienen könnten. Aber so einfach wollen wir uns die Analyse unserer Mißerfolge nicht machen.

Woran erkennt man einen Mißerfolg?

Bei rundum negativen Punktwerten ist der Mißerfolg eindeutig. Merkwürdigerweise hatten wir jedoch keine Fälle, bei denen die negativen Werte gleichmäßig verteilt waren, wie wir es mit umgekehrten Vorzeichen bei den Erfolgsfällen sahen. So gab es folgende Bewertungen:

Frau Caistor – Dr. Sage	– 2, – 2, + 1, – 1
Fräulein Exeter – Dr. Sage	– 2, 0, + 1, 0
Fräulein Eccles – Dr. Brown	– 1, 0, 0
Frau Salford – Dr. Black	+ 2, – 1, + 2
Frau Merton – Dr. Brown	+ 2, – 1, 0

Diese Ergebnisse werden weiter unten näher erörtert.

Außer aus den negativen Punktwerten ergab sich ein Index für den Mißerfolg eines Falles aus der Enttäuschung, die entweder der berichtende Arzt oder die Seminargruppe über den Ausgang empfand, so z. B. in den Fällen

Herr Thornton – Dr. Black: 0, – 2, + 1

Herr Boston – Dr. Black: + 1, – 1, – 1 (s. d. Kollusions-Muster).

In beiden Fällen war der Arzt nicht imstande gewesen, die

Herzerkrankung aufzuhalten, die mindestens im ersten Falle vorausgesagt werden konnte.

Frau Dawlish – Dr. Green: + 2, 0, – 2. Obwohl ihr Gesundheitszustand, wie die Bewertung zeigt, nicht schlechter geworden war, hatte die Seminargruppe den Eindruck, daß die Therapie versagt hatte, da sich das Verhältnis der Patientin zu ihrer Mutter verschlechtert hatte.

Herr Neath – Dr. Sage: 0, + 3, – 1, 0 (s. das Ausweich-Muster). Der Gesundheitszustand des Patienten schien auffallend gebessert. Dennoch war sich die Seminargruppe einig, daß der Fall als ein bedauerlicher Fehlschlag zu betrachten war, und zwar wegen des Verlusts an therapeutischen Möglichkeiten und der Verschlechterung der innerfamiliären Beziehungen.

Unter diesen Gesichtspunkten sollen jetzt noch einige weitere Fälle betrachtet werden.

Herr Newport – Dr. Gold

Der Patient ist 30 Jahre alt, Vertreter, mit einer hellhäutigen Westinderin verheiratet, drei Kinder. Die Familie steht seit langem auf Dr. Golds Patientenliste, der schon die Eltern des Patienten bei vielen Krankheiten behandelt hatte. Nachdem er früher an verschiedenen anderen Krankheiten gelitten hatte, klagte Herr Newport jetzt über Urticaria, die er mit Unterbrechungen seit zwei Jahren hatte. Bei dem von Dr. Gold berichteten Interview hatte der Patient sich bitter und aggressiv über die Behandlung beklagt: »Nichts hilft.« Der Arzt war über diesen Angriff irritiert, merkte aber, daß dies nur die Irritierbarkeit des Patienten reflektierte. Er besprach das mit ihm, und der Patient erklärte dazu, er fühle sich von seiner Frau so gekränkt, daß er sie hätte erwürgen mögen. Am schlimmsten sei die Urticaria rund um den Hals; einmal habe er seine Wut dadurch ausgedrückt, daß er die Tür so hart zuschlug, daß sie wieder aufsprang. Bei späteren Gesprächen ließ der Patient seiner Erbitterung über seine Frau freien Lauf: sie nörgele an ihm herum, sei frigide geworden usw. Dieses Interview verlief in entspannter Atmosphäre, wie zwischen Freunden an der Bar.

Als therapeutisches Nahziel war anvisiert worden, dem Patienten die Möglichkeit zu geben, sich mit dem Arzt zu identifizieren. Bei der drei Monate später durchgeführten Katamnese war der Patient frei von Urticaria, aber jetzt litt seine Frau an perniziöser Anämie und wollte sich sterilisieren lassen (sie hatte einen anderen Hausarzt). Der Patient war sehr bedrückt und erwog, ob nicht er anstelle seiner Frau sterilisiert werden sollte.

Vier Monate später kam der Patient und klagte über Schmerzen in der Brust. Während er auf einen Termin für die klinische Untersuchung wartete, erlitt er einen schweren Herzinfarkt. Er wurde schleunigst hospitalisiert, aber nach drei Wochen aus dem Krankenhaus wieder entlassen. Kaum fünf Tage zuhause, hatte er einen Rückfall, kam wieder ins Krankenhaus und starb unerwartet acht Tage später.

Zu diesem traurigen Fall meinte Dr. Gold, er habe dem Patienten sozusagen das Ventil für seine Aggression entzogen, indem er ihm seine Urticaria »wegnahm«.

Dr. Howard Bacal kam zu einer etwas anderen Formulierung: Indem Dr. Gold dem Patienten in den berichteten Interviews erlaubte, sich zu stark mit ihm zu identifizieren, nahm er ihm die Möglichkeit, seine Aggression in dem sicheren Medium der Arzt-Patient-Beziehung auszusprechen.

Bewertung: + 2, – 3, + 2, + 2.

Fräulein Eccles – Dr. Brown

Die 13jährige Schülerin litt an Asthma und schwerem Ekzem. Die Familie war zerrüttet: Der Vater, ein undurchsichtiger Typ, hatte schon im Gefängnis gesessen; die Mutter wanderte von einem Arzt zum anderen, das Krankenblatt erwähnte Aborte in späteren Monaten der Schwangerschaft. Dr. Brown bestellte die Tochter allmonatlich, um die Gefahr von Krisen zu verringern.

Bei dem Bericht über die Katamnese sieben Monate später ergab sich, daß die Mutter darauf bestand, bei den Sprechstundenbesuchen der Tochter mitzukommen. Das Asthma war abgeklungen, aber das Mädchen war jetzt dick und deprimiert. Die Interviews begannen damit, daß die Mutter sich über die Tochter beklagte, und der Arzt sich in die Notlage versetzt fand, sich auf die Seite der Mutter gegen die Tochter zu stellen. Bei der zweiten Katamnese 17 Monate später berichtete Dr. Brown, daß das Mädchen nach einigen wenigen Interviews nicht mehr wiedergekommen war. Er beschrieb ihre Haltung in diesen Gesprächen als zunehmend widerwillig und glaubte, daß sie weggeblieben war, »weil sie das Niveau, daß ich ihr zumutete, vielleicht nicht einhalten konnte«.

Bewertung: – 1, 0, 0.

Frau Merton – Dr. Brown

Diese unglaubliche Schwierigkeiten bereitende Witwe war so unvernünftig und anspruchsvoll, daß kein Arzt es mit ihr aushielt. Die Krankenkasse mußte sie alle drei Monate an einen anderen Arzt des Bezirks überweisen.

Der berichtende Arzt entdeckte eine Verbindungslinie in dem ihnen gemeinsamen Sinn für Humor und konnte mit der Zeit eine gute Beziehung und einen *modus vivendi* mit ihr herstellen. Zum erstenmal seit zwanzig Jahren kam sie regelmäßig in die Sprechstunde; ein junger Nachbar, der ein Auto hatte, brachte sie hin.

»Ich glaube, Sie sind eine böse Frau.«

»Wie können Sie es wagen, mich eine böse Frau zu nennen?«

»Die Art und Weise, wie Sie mit den Ärzten umspringen, ist böse. Aber ich verschreibe Ihnen jetzt ein paar Tabletten, die aus Ihnen eine gute Frau machen werden.«

Der bei beiden aufgeleuchtete »Flash« war die gemeinsame Erkenntnis ihrer Ambivalenz. Der Arzt hatte ihr sozusagen klargemacht: »In Ihnen steckt ein ganz böser, aber auch ein sehr netter Mensch, und den wollen wir finden.«

Bei der dritten Katamnese zwei Jahre nach dem Erstinterview ergab es sich, daß die Patientin den Arzt schließlich doch veranlaßt hatte, einen Psychiater beizuziehen. Er hatte das so lange wie möglich hinausgeschoben, da er wußte, daß es zwecklos sein würde. Nach dem Interview mit dem Psychiater und der von diesem empfohlenen, jedoch erfolglosen Behandlung hatte die Patientin einen vollständigen Rückfall und war kränker denn je. Die Beziehung zu Dr. Brown war zwar nicht völlig abgebrochen, aber er mußte sie nun wie zu Anfang in Hausbesuchen behandeln.

Bewertung: + 2, − 1, 0.

Dr. Howard Bacals Kommentar dazu lautete, daß Dr. Brown das Medium, in welchem sich der »Flash« ereignet und die gute Beziehung hergestellt hatte (nämlich der Humor), für das Wesen der Beziehung gehalten haben mochte. Dadurch konnte er den feindseligen Anteil der ambivalenten Beziehung, der aufzukommen begann, nicht nutzbar machen, sondern reagierte mit eigener Feindseligkeit, indem er die Forderung nach Hinzuziehung eines Psychiaters gegen sein besseres Wissen erfüllte. Immerhin war die gute Beziehung nicht völlig zerstört, da die Patientin auch in den nächsten drei Jahren auf der Liste von Dr. Brown blieb.

Frau Salford – Dr. Black

Die Patientin war eine 57jährige Locherin, kinderlos; sie hatte vor elf Jahren zum zweitenmal geheiratet. Sie klagte über Kopfschmerzen, und der berichtende Arzt begann sich für sie zu interessieren, als er sich klar machte, wie wenig er von ihr als Mensch wußte, obwohl er ihre Krankengeschichte genau kannte. Bei späteren Gesprächen hörte er einiges über ihre sehr unglückliche Kindheit. Beim dritten Interview kam sie mit strahlendem Gesicht und sah ganz verwandelt aus: »Ich weiß jetzt, daß mein Mann mich wirklich liebt.«

Bei der Katamnese zwei Jahre nach dem Erstinterview berichtete sie von einem Verkehrsunfall, von dessen Folgen sie sich aber rasch erholte. Sie amüsierte den Arzt mit ihrem Erzähltalent. Es kam heraus, daß sie letzthin keine Kopfschmerzen mehr gehabt hatte, und sie fragte: »Woher kommt das wohl?« Der Arzt ging jedoch nicht darauf ein.

Eine nächste Katamnese einige Monate später ergab, daß sie

mehrmals Gichtanfälle und auch wieder Kopfschmerzen und Schwindelgefühl gehabt hatte. Es war dem Arzt anscheinend unmöglich, die alte enge Beziehung zu ihr wiederherzustellen, und er fühlte sich etwas verunsichert. Möglicherweise hatten die häuslichen Verhältnisse der Patientin sich wieder verschlechtert, aber er hatte keine Anhaltspunkte dafür. Im Seminar führte das zu einer interessanten Diskussion über die technischen Probleme des Verfahrens, das sich an einen erfolgreichen »Flash« anschließen sollte.

Bewertung: + 2, + 2, – 1, + 2.

In diesem Falle schien die Beurteilung des Ergebnisses als »Mißerfolg« hauptsächlich auf den Gefühlen von Verunsicherung und Enttäuschung des Arztes und der Seminargruppe zu beruhen. Ein Seminarteilnehmer sprach zynisch von unserer »seminarzentrierten Medizin«.

Frau Caistor – Dr. Sage

Eine 24jährige, unreif wirkende Frau mit einem 5jährigen Kind; der Ehemann hatte einen Hobby-Laden. Sie wohnten in einer recht schäbigen, schmutzigen Wohnung, die sich unvorteilhaft von dem reinlichen Vororthäuschen abhob, in dem die Patientin vor der Ehe bei ihren Eltern gelebt hatte. In der Sprechstunde klagte sie über ein Geschwür, Depression und Müdigkeit. Sie benahm sich wie ein scheues, unschuldiges Vögelchen, als sei sie nicht die Mutter eines strammen Fünfjährigen. Innerhalb der letzten zwei Jahre war sie mindestens vierzehnmal in der Sprechstunde, und zwar bei dem Partner des berichtenden Arztes. In dieser Zeit waren die Eltern von London fort in ein Seebad gezogen, und die Patientin war mit Mann und Kind in ihre jetzige Wohnung gezogen. Sie plante jetzt, wegen ihrer Müdigkeit ihre Ganztagsarbeit aufzugeben und Halbtagsarbeit anzunehmen. Gleichzeitig klagte sie über Geldnöte, da sie so gern in eine vornehmere Gegend umziehen wollte.

Ferner klagte sie über Kopfschmerzen und wollte eine andere Anti-Baby-Pille verschrieben haben (zum fünften Mal). Durch

Dr. Sage ermutigt, erklärte sie, ihr Wunsch, den Arbeitsplatz zu wechseln, hinge auch damit zusammen, daß man ihr die Aufsicht über zwei ältere Mitarbeiterinnen übertragen wollte, und das könnte sie nicht. Während des Interviews war sie still und artig und stimmte allen Vorschlägen des Arztes zu.

Die vorläufige Gesamtdiagnose lautete: Ein unreifes Menschenkind, dem die Pflichten des Ehelebens, der ganztägige Beruf angesichts eines nicht sehr tüchtigen Ehemannes und der Verlust der elterlichen Unterstützung einfach zuviel waren. Ambivalente Gefühle gegen Mutterfiguren und Gefühle des Gehorsams gegenüber männlichen Autoritätsfiguren waren unverkennbar.

Als Nahziel wurde formuliert: Man sollte ihr helfen, die Bereiche zu erkennen, wo Passivität und Ambivalenz sich schädlich auf ihr Leben auswirkten, und ihr beistehen, damit fertigzuwerden und nicht alle Situationen zu vermeiden, die solche Gefühle in ihr erzeugten.

Beim ersten katamnestischen Bericht neun Monate später hatte die Patientin begonnen, sich etwas erwachsener zu kleiden, und konnte ihre Ängste offener mit dem Arzt und auch mit ihrem Ehemann besprechen. Sie erzählte, ihre Mutter leide an einem nicht-malignen Gehirntumor, der im Laufe der letzten zwei Jahre langsam größer geworden sei. Übrigens sei ihrer Mutter zehn Jahre vor ihrer Geburt ein zweijähriges Söhnchen an einer Krankheit gestorben. Sie äußerte Schuldgefühle, daß sie ihr eigenes Kind vernachlässige, und klagte wieder über Müdigkeit.

Bei der zweiten Katamnese zwei Jahre später hörten wir, daß sie eine Halbtagsarbeit gefunden hätte, so daß sie sich nun dem Sohn mehr widmen könnte. Der Arzt war enttäuscht, da er glaubte, daß die Patientin sich auf diese Weise um ihre Probleme herumdrückte. Obwohl er wenig sagte, mußte die Patientin seine Enttäuschung gefühlt haben, denn sie suchte von da an wieder den Praxis-Partner auf, und Dr. Sage sah sie nicht wieder. In den nächsten 22 Monaten war sie 15mal mit Beschwerden wie Diarrhoe, Pruritus ani und Erschöpfung in der Sprechstunde. Dem Kind ging es jedoch gut, und auch der Mann hatte Erfolg mit seinem Hobby-Laden.

Bewertung: – 2, – 2, + 1, – 1.

Es schien uns, als sei der Mißerfolg der Psychotherapie hier dadurch zustandegekommen, daß der Arzt den Ängsten und Problemen dieser Frau nicht genügend Gewicht beigelegt und zuviel von ihr verlangt hatte; sein Ehrgeiz für sie mochte sie abgeschreckt haben.

Während der Niederschrift dieses Buchs war die Patientin übrigens wieder zu Dr. Sage zurückgekehrt, und zwar mit ungefähr den alten Beschwerden. Im gegenwärtigen Zeitpunkt ist dem Verlaufsbericht nichts hinzuzufügen.

Fräulein Exeter – Dr. Sage

Die Patientin ist eine 21jährige Büroangestellte; sie wohnt bei ihren Eltern. Der Vater ist Schaffner bei der Untergrundbahn, die Mutter auch Büroangestellte. Ein etwas älterer Bruder lebt in Amerika.

Die Patientin klagte über Bewußtseinsverlust vom *petit-mal*-Typus. Sie beschrieb die Zustände ganz klar. Beim ersten Arztbesuch war sie von der Mutter begleitet, die jedoch auf Bitte des Arztes das Sprechzimmer verließ.

Die Patientin war ein unreifes, nettes, nicht »sexy« wirkendes Mädchen. Sie sprach ungehemmt mit scheinbar erstaunten Kinderaugen. Ihr einziges Problem betreffe ihren Freund; sie könne sich nicht entschließen, sich mit ihm zu verloben, da sie beide sich so oft über Kleinigkeiten stritten. Dann pufft sie ihn oder stößt ihm den Ellbogen in die Rippen (vielleicht so wie die Mutter es mit dem Vater tut). Beim zweiten Interview eine Woche später berichtete sie, sie habe in der Zwischenzeit keine Anfälle gehabt. Darauf erwartungsvolles Schweigen; Arzt und Patientin warteten darauf, daß der andere beginne. Der Arzt ergriff das Wort und fragte nach Sexualbeziehungen mit ihrem Freund. Fräulein Exeter rang ein bißchen mit sich, gestand dann aber, daß ihr Freund ihren Widerstand überwinde und die sexuelle Begegnung dann auch für sie lustvoll sei. In letzter

Zeit habe sie es aber aufgeben wollen; sie wisse selbst nicht warum, aber sie habe kein gutes Gefühl dabei. Als der Arzt fragte, ob sie zur Beichte gehe, antwortete sie: »Ich habe daran gedacht, denn es ist ein halbes Jahr her, seit ich das letztemal gebeichtet habe. Ich muß einen Pfarrer finden, der nur zuhört und keine Fragen stellt; es gibt solche.« Der Arzt lachte und sagte: »Sie meinen einen, der so ist wie ich.« Sie lachte vergnügt und stimmte zu. Als Dr. Sage sie für 14 Tage später wieder bestellen wollte, wurde sie nachdenklich und sagte: »Nein, ich möchte es mir noch überlegen, wann ich wiederkommen möchte.«

Die vorläufige Gesamtdiagnose lautete: Ein unreifes Mädchen, das eben beginnt, sich mit dem Konflikt zwischen Gewissen und Sexualität auseinanderzusetzen. Es wurde kein Nahziel aufgestellt, da erst eine weitere Exploration abgewartet werden sollte.

Bei der Katamnese anderthalb Jahre später ergab sich folgendes Bild: Zehn Monate nach dem Erstbericht betrat Dr. Sage eines Sonntags das Elternhaus der Patientin; er hatte sie seither nicht mehr gesehen und wollte seine Katamnese vervollständigen. Die Patientin hatte keine Anfälle mehr gehabt, aber die Beziehung zu ihrem Freund war unerfreulich geworden. Sie versuchte gerade, sie in Güte zu beenden, und hatte begonnen, gelegentlich mit anderen jungen Leuten auszugehen. Eine andere Seite ihres Problems war, daß sie, als sie ihren Freund kennengelernt hatte, wild und jungenhaft gewesen war; jetzt wollte er, daß sie gesetzter und weiblicher werden sollte. Er hatte sie kritisiert, weil sie zuhause so unordentlich herumlief. In der Tat fiel dem Arzt auf, wie unbekümmert sie mit Lokkenwicklern im Haar vor ihm saß. Ihr Bruder hatte in Amerika ein Mädchen geheiratet, das er schon in der Heimat gekannt hatte. Die Patientin erinnerte sich an sie und an all die Freunde ihres Bruders, in deren Bande sie hatte mitlaufen dürfen. Ihr Bruder wollte in absehbarer Zeit nachhause kommen.

Die Patientin erschien auch nach diesem Gespräch nicht wieder

in der Sprechstunde, und zur Zeit des Katamnesenberichts wußte Dr. Sage nur, daß sie kürzlich seinen Praxiskollegen aufgesucht und über ihre schwachen Perioden geklagt hatte.
Bewertung: – 2, 0, + 1, 0.
Das Seminar überlegte, ob der Mißerfolg in diesem Fall darauf zurückzuführen sein könnte, daß der Arzt die Weiblichkeitsproblematik der Patientin nicht aufgegriffen hatte. Hinsichtlich des Sexualverhaltens ihres Freundes habe der Arzt sie erst zu Bekenntnissen gezwungen und sie dann enttäuscht, indem er sie mit ihren Schwierigkeiten allein ließ.
Die weitere Entwicklung dieses Falles, die nicht mehr in der Seminargruppe zur Diskussion kam, sah folgendermaßen aus: Die Mutter der Patientin mußte wegen eines gutartigen Tumors an den Eierstöcken operiert werden. Zur gleichen Zeit begann die Patientin wieder unter ihren *petit-mal*-Anfällen zu leiden und kam in eine Klinik. Aufgrund des EEG wurde das *petit mal* diagnostiziert, und die Patientin erhält nun eine antiepileptische Therapie; die Anfälle sind daraufhin seltener geworden, kommen aber noch gelegentlich vor.

Welche Schlüsse lassen sich aus diesen Fallberichten über Mißerfolge ziehen? Erstens bilden die Wertungen kein so einheitliches Muster wie die Wertungen bei den anderen Verläufen. Beim Erfolgs-Muster waren alle Werte einheitlich positiv. Bei überwiegender Kollusion war das Arzt-Patient-Verhältnis gut, aber das Befinden der Patienten oft sogar schlechter geworden. Beim Ausweich-Muster brach die Arzt-Patient-Beziehung oft ab, während der Zustand des Patienten sich gebessert zu haben schien (obwohl dieser Eindruck vielleicht falsch war). Bei manchen Fällen mit unveränderlichen Punktwerten, dem »Stabilitäts-Muster«, waren vielversprechende Fälle in einheitlich starre Werte zurückgesunken. Wenn jedoch der Zustand des Patienten sich deutlich verschlechtert hatte, d. h. unbestreitbar ein Mißerfolg vorlag, dann war die Wertung keineswegs einheitlich, sondern jede Kategorie hatte ihren eigenen Verlauf genommen. Das läßt wenigstens den einen Schluß zu, daß bei jedem Fehlschlag andere Gründe vorliegen dürften. Nicht alles war falsch gelaufen, gewöhnlich war etwas Gutes aus dem Schiffbruch gerettet worden, z. B. daß der Patient das Erlebnis einer Arztbeziehung gehabt hatte, auf dem sich vielleicht dereinst etwas Besseres aufbauen ließ.

In den meisten Fällen ließen sich technische Fehler feststellen. Bei den drei Herzpatienten – Boston, Thornton und Newport – bestand der Hauptfaktor in der Kollusion zwischen Arzt und Patient; durch sie war dem Patienten die Möglichkeit genommen worden, die Arzt-Patient-Beziehung zur Durcharbeitung eines Stücks seiner gefährlichen Aggression zu benutzen.

Übereifer, zu großer Ehrgeiz für den Patienten, die Hoffnung auf einen eklatanten Durchbruch als Siegespreis für die therapeutischen Mühen des Arztes waren im Falle der Patientinnen Keswick, Caistor und Exeter zu beobachten.

Im Falle der Patientin Salford war vielleicht das Entgegengesetzte, nämlich übergroße Vorsicht, um das einmal erreichte gute Ergebnis nicht zu gefährden, für den Fehlschlag verantwortlich.

Auch ein Übermaß an Identifizierung mit einer der *dramatis personae* kann verderblich für die Psychotherapie sein. Im Falle der Patientin Eccles fand der Arzt sich in der Rolle des Verbündeten der Mutter, und die Tochter zog sich von ihm zurück.

In der Beziehung zu der Patientin Caistor verhielt der Arzt sich unseres Erachtens »wie ein Schwiegervater«, im Falle des Patienten Newport »wie ein alter Kumpel«.

Im Falle des Patienten Neath hatte der Arzt sich bewußt geweigert, die Rolle des »Kumpels« zu übernehmen; statt aber dem Patienten seinen Wunsch nach einer solchen Beziehung zu deuten, wies er ihn nur ab und geriet dadurch in die größten Schwierigkeiten.

Nur zu oft sah oder benutzte der Arzt bei Ambivalenzproblemen nur eine Seite der Gleichung, z. B. bei Frau Merton. Ihr Humor war sehr geeignet, die gute Arzt-Patient-Beziehung zu festigen, aber der Arzt hatte dabei die negativen Gefühle übersehen, die in allen Arzt-Patient-Beziehungen existieren. Im Falle von Fräulein Eccles war ihr Konflikt zwischen Wunsch und Schuld ganz offensichtlich, aber der Arzt benutzte das nicht.

In den anregenden Diskussionen im Seminar, die sich an diese Fallberichte anschlossen, wurden zahllose Gesichtspunkte erörtert und immer wieder Aspekte gefunden, die der berichtende Arzt in seinem Interview scheinbar verfehlt hatte. Mit der Zeit verstanden wir, daß das unvermeidlich war, und diese Erkenntnis hatte zur Folge, daß wir unsere Aufmerksamkeit auf die »kleinen Gewinne« lenkten, die in den Interviews der Allgemeinpraxis am ehesten möglich sind, und das führte zu dem Konzept der »Flash«-Therapie. Es kam jedoch selten vor, daß eines der auftauchenden Probleme in der Psychopathologie oder Psychodynamik des betreffenden Falles den Ärztes völlig neu und unbekannt war. Aber es zeigte sich, daß in spannungsgeladenen Momenten der Behandlung der Arzt manchmal weniger sensitiv auf die Nuancen von Worten und Reaktionen der Patienten reagierte, die später in der entspannten Atmosphäre der Gruppendiskussion als wertvolle Fingerzeige für die Therapie; wir glauben die Probleme des Patienten so zu sehen, besonders deutlich hervorzugehen. Die Überfülle von klinischen Beobachtungen und Situationen, die zur Sprache kamen, schien oft mehr zu versprechen, als dann erfüllt wurde. Dennoch war relativ wenig grundsätzlich Unbekanntes bei den sich abzeichnenden Problemen und Konflikten zu finden. In der Praxis verlassen wir uns oft auf unsere Sicherheit der Entscheidung, der Diagnosenstellung, der Durchführung einer geradlinigen Therapie; wir glauben die Probleme des Patienten so zu sehen, daß Zweifel und Unsicherheit ausgeschlossen sind. Das wird zu leichtfertig damit rationalisiert, daß diese ärztliche Sicherheit gut für den Patienten sei; aber darunter kann unsere Sensibilität und Hellhörigkeit leiden.

Das ist dann die Einstellung, in der wir taub für die Mitteilungen des Patienten und gewissermaßen unbeweglich werden. Sobald wir die Fähigkeit verlieren, uns im Sinne der Identifikation frei in die Lage des Patienten hineinzuversetzen und uns wieder hinauszubegeben, können wir nicht wirklich »mit ihm mitgehen«. Ich glaube, daß alle Teilnehmer unseres Seminars jetzt zugeben können, daß hier das aussichtsreichste Arbeitsgebiet des Allgemeinpraktikers liegt, wenn er zu seinem Fingerspitzengefühl noch die Erfahrung einer längeren Praxis und die Möglichkeit der »Flash«-Methode hinzugewinnt.

Zu Beginn unserer Forschung hatte ich selbst meine Zweifel hinsichtlich der auf der Spitze stehenden Pyramide unserer Arbeit, des enormen Überbaus, der auf dem winzigen Grundstein des in einem kurzen Sprechzimmerinterview zu gewinnenden Materials errichtet werden sollte. Diese meine Zweifel wurden während der Phase der Arbeit, in der wir mit »Detektiv«-Methoden forschten, nicht zerstreut, und meine volle Überzeugung von der Fruchtbarkeit unseres Vorhabens erwuchs erst, als wir uns der »Flash«-Technik zuwandten, bei welcher so vieles beim Patienten in Bewegung kommen konnte, wenn man ihm nur die richtige Atmosphäre verschaffte.

X
Philip Hopkins
Der Faktor »Zeit«

In seinen klinischen Semestern sieht der Student, wie die Fachärzte der verschiedenen Universitätskliniken mit scheinbar unbegrenztem Zeitaufwand die Anamnesen der ausgewählten Patienten erheben, die sie in der Vorlesung vorstellen wollen. Er selbst kann auch soviel Zeit, wie er immer benötigt, auf das Erlernen der Anamnesetechnik und die Untersuchung der ihm anvertrauten Patienten in der Ambulanz und auf den Stationen verwenden. Es scheint ihm daher völlig normal, für jeden einzelnen Patienten eine solche Fülle von Zeit zur Verfügung zu haben, wie sie ihm später in der Allgemeinpraxis nur noch in Ausnahmefällen zu Gebote steht.

Als wir britischen Ärzte unsere Arbeit im Rahmen des »National Health Service« aufnahmen, fanden wir es sehr bedauerlich, daß dieses großartige Konzept, das für jedes Mitglied der Gesellschaft ärztliche Versorgung vorsah, zugleich die Ärzte zwang, zu viele Patienten auf ihren Listen zu führen, so daß sie jedem einzelnen im Durchschnitt nur wenige Minuten pro Konsultation widmen konnten.

Einige Jahre nach Inkrafttreten des »National Health Service« in England veröffentlichte Paul (1952) eine Analyse der betreffenden Zahlen und kam zu dem Ergebnis, daß in einer der von ihm untersuchten Praxen die für jeden Patienten im Durchschnitt verfügbare Zeit 7 Minuten, in einer anderen Praxis sogar nur 4 Minuten betrug.

Solche kurzen Konsultationen mögen ausreichend sein, wenn es sich um unkomplizierte, landläufige Diagnosen handelt wie eine gewöhnliche Hautkrankheit oder um die Überweisung eines Patienten mit einem Knoten in der Brust an den Chirurgen oder um die Einweisung eines Patienten mit Blutungen zwecks weiterer Untersuchung in die Klinik. Für Patienten also, die mit einem einfachen, akuten Krankheitszustand in die Sprechstunde des Allgemeinpraktikers kommen, sieht der National Health Service genügend Zeit zur Weiterverweisung zu fachärztlicher Untersuchung und Behandlung vor. Die Sprechstunde des Allgemeinpraktikers wird jedoch von einer weitaus größeren Zahl von Patienten bevölkert, deren Beschwerden mit den Lehrbuchdiagnosen nicht in Einklang stehen. Diese Patienten kommen wieder und wieder mit immer neuen Körpersymptomen, die zu keinem bekannten Krankheitsverlauf zu passen scheinen. Zweifellos ist der junge Arzt, frisch aus den Kliniken kommend, durch seine Ausbildung nur sehr unzureichend auf diese Art von Patienten vorbereitet, deren Krankheiten so häufig mit seelischen Störungen einhergehen.

So kam es, daß eine Anzahl von Ärzten von ihrer Arbeit nicht befriedigt waren; sie empfanden sich als bloße »Wegweiser«, da es ihre Hauptfunktion sei, die Patienten in die jeweils zuständige Fachklinik einzuweisen. Was dann an Patienten noch übrigblieb, war zwar die Mehrzahl, aber ihnen gegenüber fühlten die Ärzte sich ungenügend vorbereitet, unfähig, ihre Bedürfnisse zu verstehen, und daher in ihrer Berufsausübung frustriert, so daß sie die Gelegenheit, an der Tavistock-Klinik in London die von Michael Balint seit 1950 eingerichteten Seminare über Forschung und Ausbildung zu besuchen, gern ergriffen.

Anfänglich betrafen die Diskussionen die vom Arzt gewöhnlich verschriebenen Medikamente. Bald wurde es jedoch klar, daß in der Praxis das weitaus am häufigsten verordnete Medikament die »Droge Arzt« war, der Doktor selbst. Die beunruhigende Erkenntnis, daß über Art und Dosierung dieser »Droge« sehr wenig bekannt war, führte zu einer langen Forschungsperiode, in welcher wir die Transaktionen zwischen Patient und Arzt und die in der Arzt-Patient-Beziehung wirksamen Faktoren näher betrachteten. Als Frucht dieser dreieinhalbjährigen Forschung erschien Michael Balints Buch *Der Arzt, sein Patient und die Krankheit* (1957, deutsche Ausgabe

1964). Im Schlußkapitel »Zusammenfassung und Ausblick« heißt es, der praktische Arzt müsse

»sich Zeit nehmen und dem Patienten ›zuhören‹ ... Dies aber wird, fürchte ich, auch in Utopien eine wirkliche Schwierigkeit bleiben. Mag auch das ökonomische und medizinische System Utopiens noch so günstig sein, an einer Ware pflegt immer und überall Mangel zu herrschen, nämlich an der Zeit des praktischen Arztes, vor allem in den Wintermonaten.

Aber ebenso wie jetzt Zeit gefunden werden muß für die üblichen klinischen Routineuntersuchungen, so überlastet alle beteiligten Ärzte auch sein mögen, ebenso wird man auch in Utopien Zeit finden müssen für eine richtige ›lange Aussprache‹, sobald der Arzt es für nötig hält ›anzufangen‹.« (S. 384)

Weiter vorn stellte Michael Balint fest:

»Obwohl nun aber viele praktische Ärzte die Notwendigkeit eines besseren Verständnisses der psychologischen Probleme und besserer therapeutischer Methoden durchaus einsehen, haben sie keine große Lust, die Verantwortung dafür zu übernehmen. Als Grund wird meist genannt, daß sie auch so schon zuviel zu tun hätten und daß es ihnen unmöglich sei, auf einen einzelnen Patienten eine ganze Stunde zu verwenden, noch dazu viele Wochen lang. Das Argument, so überzeugend es klingt, ist aber nicht sehr fest fundiert ... (Eine psychotherapeutische Behandlung) kann ... in vielen Fällen sowohl dem Arzt wie dem Patienten Zeit ersparen.« (S. 154)

Das sind nur zwei von insgesamt elf Stellen, an denen Balint von der Not der Ärzte spricht, genügend Zeit für diejenigen Patienten aufzubringen, an deren Krankheiten psychische Faktoren beteiligt zu sein scheinen. Es dauerte dennoch bis 1966, ehe eine wirkliche Untersuchung darüber angestellt wurde, was der praktische Arzt in den kurzen 5 bis 10 Minuten macht, oder machen könnte, die er seinen Patienten zu gewähren imstande ist, und wie er sein Rüstzeug den Bedürfnissen dieser Patienten anpassen könnte.

Wenn man die Sachverzeichnisse der medizinischen, auch der psychiatrischen Lehrbücher durchsieht, findet man nur ganz selten das Stichwort »Zeit«. Ein Buch, in dem das Zeitproblem behandelt wird, ist das von Michael und Enid Balint: *Psychotherapeutische Techniken in der Medizin* (1961). Im Kapitel »Analyse der Interviewtechniken« schreiben sie (S. 240):

»Es handelt sich um die *Dauer des Interviews*, ist also eigentlich etwas, was zum Interview-Plan gehört. – Nehmen wir zunächst einmal die tatsächliche, nach der Uhr gemessene Länge. Die Ärzte haben hier sehr verschiedene Vorstellungen; manche halten 30 bis 45 Minuten für ausreichend, andere setzen eine Stunde oder anderthalb an, wieder andere ziehen es vor, den Patienten zweimal zu bestellen, jeweils für eine Stunde. Aber wie dem auch sei, es handelt sich immer um einen begrenzten Zeitraum, der entweder durch die Persönlichkeit des Arztes im vorhinein feststeht oder innerhalb gewisser Grenzen durch die Reaktion des Arztes auf die Bedürfnisse des Patienten variiert...«

Wegen dieses so klar erkannten Problems begannen sie sich mit der Frage zu befassen, wie der Arzt es vermeiden könnte, sich in seiner Praxis zu zersplittern, sich gegenüber einem Teil seiner Klientel als praktischer Arzt, gegenüber einem anderen als kompetenter Psychiater zu verhalten.

Nach weiteren Seminar-Studien über eine Vielfalt von Problemen wurde in einem Forschungsseminar angeregt, daß es nützlich sein könnte, den tatsächlichen Verlauf der üblichen kurzen Konsultation im einzelnen zu studieren, um die Faktoren zu erhellen, die beteiligt waren, wenn der Arzt glaubte, daß von ihm und dem Patienten gemeinsam ein besonders fruchtbares Stück Arbeit geleistet worden sei.

In der Seminarsitzung vom 21. Juli 1966 gab Michael Balint die folgende Anregung:

»Ich möchte ein paar Worte zu dem sagen, was wir hier zu tun versuchen. Wir haben nun die betrübliche Erfahrung gemacht, daß die Technik, die wir entwickelt haben, um die Patienten zu verstehen, für die Allgemeinpraxis immer noch zu zeitaufwendig ist. Die Zeit, die in der bisherigen Technik benötigt wurde, war gewöhnlich eine halbe bis eine Stunde für ein Interview.

So etwas ist aber schlechthin ein Fremdkörper in der Allgemeinpraxis und könnte nur mit größten Schwierigkeiten in sie eingebaut werden. Diese Interviews hatten recht gute Resultate, blieben aber immer ein Fremdkörper, und so haben wir uns in diesem Seminar zusammengesetzt, um zu überlegen, ob nicht eine Methode gefunden werden könnte, psychologisches Verständnis und ein entsprechendes Verfahren in den 5 bis 10 Minuten anzuwenden, die dem Patienten der Allgemeinpraxis normalerweise zur Verfügung stehen. Um unsere Technik in ihren Folgen zu kontrollieren, mußten wir für die Berichterstattung, die Vorhersage und die Katamnese strenge formale Regeln einführen...«

Das war der Anfang einer viereinhalbjährigen Studie über die kurze Konsultation in der Allgemeinpraxis. Hauptgegenstand war der tatsächliche Inhalt der Konsultation mit genauer Erforschung der Faktoren, die für eine gezielte, möglichst ertragreiche Ausnutzung des kurzen Interviews in Frage kamen, so daß der praktische Arzt mehr Patienten helfen konnte, als es bisher der Fall war.

Da es sich bei diesem Projekt zugleich um die Zeitfrage handelte, nämlich ob in diesen kurzen, 5 bis 10 Minuten dauernden Interviews überhaupt irgendetwas getan werden könnte, beschränkten wir uns in den Diskussionen auf solche Fälle, bei denen der behandelnde Arzt glaubte, in dieser kurzen Zeit etwas psychologisch Nützliches erreicht zu haben. Es handelt sich also um ausgelesene Fälle.

Die erschöpfenden Diskussionen führten zu der Entdeckung, daß das Erreichte gelegentlich auf einer plötzlich aufleuchtenden gemeinsamen Erkenntnis zwischen Arzt und Patient beruhe. War dies eingetreten, so erhob sich die Frage, wie dieses Kommunikationsniveau erhalten bleiben und in den folgenden Interviews weiter benutzt werden könnte. Dazu kam die Frage, wieviel Zeit man bis zum nächsten Interview verstreichen lassen dürfe. Balint drückte das mit folgenden Worten aus:

»Was soll man also tun, wenn man diesen Punkt erreicht hat? Bekanntlich soll man das Eisen schmieden, solange es heiß ist.

Sollte man das tun – oder sollte man ein paar Wochen der Abkühlung gestatten?«

Möglicherweise muß der Arzt nicht nur die Gefühle des Patienten, sondern auch seine eigenen einer Prüfung unterziehen. Manchen Patienten kann vielleicht nur ganz nebenher in mehreren kurzen Interviews geholfen werden, ja, sie könnten ein langes Interview, das bei anderen notwendig wäre, gar nicht ertragen.

Da man ein klassisches psychiatrisches Interview unmöglich auf 10 Minuten zusammenpressen kann, erkannten wir, daß diese Interviewform für die Allgemeinpraxis nicht in Frage kam. So begann unsere Suche nach einer neuen Technik.

Eine der Schwierigkeiten, denen wir begegneten, bestand darin, daß nun der eine oder andere der Seminarärzte bei sich beschloß, einen Fall, den er in der nächsten Seminarsitzung vortragen wollte, in den vorgeschriebenen 10 Minuten ins reine zu bringen. Das führte dazu, daß er sich in den 10 Minuten vergeblich bemühte, die richtigen Antworten zu erzielen, statt zu versuchen herauszufinden, welches die richtigen Fragen waren.

In weiteren Diskussionen wurde festgestellt, daß es Fälle gibt, in denen der Arzt in den 10 Minuten weiter gehen könnte, sogar weiter gehen sollte, als nur das Problem des Patienten zu definieren. Wir erkannten darin einen besonderen Typus – wir sprachen von den *hic et nunc*-Fällen –, bei dem es angezeigt ist, sofort anzupacken. Balint wies darauf hin, daß eben dies die Technik sei, die wir noch nicht besäßen und die wir zu entwickeln vorhätten.

Am 13. Juni 1967 bestanden noch immer Meinungsverschiedenheiten und kamen neue Probleme aufs Tapet, wie der folgende Auszug aus dem Sitzungsprotokoll zeigt:

Balint: Einen Augenblick, Herr Grey! Darf ich Sie darauf aufmerksam machen, daß Sie Ihre Einstellung geändert haben? Zuerst haben Sie sich rein rezeptiv verhalten, jetzt haben Sie zwei oder drei Interventionen unternommen.

Grey: Sie enthielten aber nichts Neues. Die eine lautete: »Ist das ein gutes Zeichen?« Dann, als sie mich mit ihrer Sorge um ihre finanziellen Verhältnisse angesteckt hatte, kam mir die Phantasie eines Geldverdieners, z. B. eines Sohnes, und ich fragte danach. Sie erwiderte, sie habe keine Kinder. Ich fragte nun nach ihren Eltern, und da kam es heraus.

Balint: Aber gehen wir noch einmal zurück – ich glaube, Dr. White hat schon darauf hingewiesen. Obwohl sie auf Ihre gewichtige Deutung, sie habe wohl nicht viele Freuden in ihrem Leben, reagierte, lächelte und einige Auskünfte gab, wurde dieses Thema wie in beiderseitigem Einvernehmen wieder fallengelassen. Hier sollten wir uns wieder fragen, ob das eine gute Technik ist. Wir wissen es nicht, aber jedenfalls ist das für die zu entwickelnde Technik ein hochwichtiger Punkt. Sollte man, wenn der Patient uns in den ersten paar Minuten etwas so Intimes und Wesentliches anbietet, ihn ermutigen, weiteres zu sagen, oder sollte man sich mit dem allgemeinen Eindruck begnügen? Wenn es sich um ein psychiatrisches Interview handeln würde, wäre das etwas anderes; aber Sie sind Allgemeinpraktiker, haben eine Menge solcher Patienten – haben Sie es eigentlich nötig zu drängen?

White: Angesichts der Tatsache, daß schon vierzig Jahre vergeudet waren, glaube ich, daß er es sich nicht leisten konnte, noch mehr Zeit verstreichen zu lassen. Der andere Punkt, auf den ich hinweisen möchte, ist der, daß diese Frau schon so lange Patientin war – natürlich war Dr. Grey nicht die ganze Zeit ihr Arzt –, aber er wußte so wenig von ihr, daß er sie nach ihren Kindern fragte, während das einzige Kind, das sie hatte, doch gestorben war. Es ist schade, daß er die Krankenakte nicht vorher eingesehen hatte, es stand doch sicher darin. Jedenfalls zeigt das, wie nötig es ist, die Patienten zu explorieren, ehe man mit einer solchen Art von Behandlung beginnen kann.

Balint: Ich bin nicht sicher, ob Sie recht haben. Wenn Sie alle Notizen über jeden Patienten lesen wollen, brauchten Sie ja weitere 5 bis 10 Minuten, bevor Sie den nächsten Patienten hereinrufen. Es sei denn, Sie haben sie alle im Kopf. Aber diese

Zeit würden Sie gewiß brauchen, schon um die Notizen in chronologischer Reihenfolge zu ordnen, sie aufmerksam zu lesen und zu behalten... 5 Minuten wären das Minimum.

Enid Balint: Was ist das Ziel eines solchen Interviews? Ich weiß schon: man will es dieser Frau ermöglichen zu sagen, daß sie unglücklich ist oder dergleichen – aber was will man damit anfangen? Gibt es auf die Dauer gesehen noch ein anderes Ziel?

Balint: Jetzt bringst Du ein völlig neues Problem auf.

Enid Balint: Ja, aber wollen wir denn lange Interviews, lange Schilderungen, oder lassen wir das Material stückweise zusammenkommen? Da im Behandlungszimmer spricht sie über etwas, worüber sie im Moment wütend oder unglücklich ist. Das ist es, was ich fragen wollte.

Balint: Welches ist also das Nahziel und welches das Fernziel? Wollen Sie die Patientin regelrecht in Psychotherapie nehmen – und sollten Sie das tun? Oder sollten Sie ihr einfach ein Anti-Drepressivum statt des Tonicums geben?

Enid Balint: Oder alle 14 Tage 10 Minuten?

Balint: Da liegen große Probleme, und man sieht, wie wichtig es ist, daß die Technik, die wir entwickeln und studieren wollen, doch recht genau definiert und auf der Grundlage von »Gesamtdiagnose« und kurz- und langfristiger Vorhersage durchdacht sein muß, denn das entscheidet die Art der Behandlung.

Einen Monat später wurde diese Diskussion fortgesetzt.

Balint: Ich möchte hier noch etwas weitergehen. Alle Ihre Kriterien und Normen stammen doch aus der Psychotherapie und nicht aus der Allgemeinpraxis – und das ist eben grundsätzlich verkehrt. Was wir – jedenfalls nach meiner Vorstellung – hier tun wollen, ist doch folgendes: Wir wollen eine Technik der psychotherapeutischen Beeinflussung der Patienten entwickeln, die mit der Allgemeinpraxis vereinbar ist, die ihr nicht von außen aufgepfropft wird. Die Bedingung dafür ist aber, daß das in der normalen Routine durchgeführt werden kann, also jeweils

in den 5 bis 15 Minuten, die der Patient bei Ihnen im Sprechzimmer ist. Die Frage ist: gibt es dafür irgendwelche Technik? Können wir eine Technik entwerfen, die einen Schritt weiter führen könnte, und dann, wenn der Patient wieder auftaucht, in zwei oder acht Wochen, einen weiteren Schritt?
Ich gehe davon aus, daß Ihre Beziehung zu dem betreffenden Patienten ja seit Jahren besteht, und wenn Sie jedesmal ein bißchen erreichen, ein Schrittchen vorwärtskommen können, so müßte sich das schließlich zu einem erheblichen Betrag summieren, besonders wenn Sie etwas benutzen können, das als Katalysator wirkt. Aber um das zu beurteilen, können wir nicht die Kriterien verwenden, die für die normale Psychotherapie entwickelt wurden, denn deren Anlegung benötigt – wie Kollege Hopkins uns so oft erinnert hat – allein eine halbe Stunde. Das aber ist unmöglich.
Enid Balint: Müßten wir hier nicht noch etwas anderes beachten? Ich meine die Art und Weise, wie wir – die ganze Gruppe, Michael und mich nicht ausgenommen – die Fälle ansehen. Wenn einer der Ärzte uns so ein Stückchen Arbeit vorträgt, das er geleistet hat – etwa zwei Sätze, die gewechselt wurden –, dann wird es von uns wohl begutachtet und als ein Stück Therapie anerkannt. Aber daran schließen sich immer alle möglichen Vermutungen darüber, was der betreffende Arzt über diesen Fall noch nicht weiß, was er noch herausfinden müßte. Das ändert nichts an der Tatsache, daß ein Stück Arbeit geleistet worden ist, aber der Arzt behält doch den Eindruck, daß er etwas anderes hätte tun sollen, und daß er irgendwann noch mehr aus dem Patienten herausholen sollte.

Die Diskussion ging dann dazu über, ob die ursprünglichen Ziele des Seminars noch gelten sollten oder überhaupt erreichbar wären. Im Januar 1969 stellten wir immerhin fest, daß die Forschung gute Fortschritte gemacht habe. – Übrigens war das auch am Klima der Zusammenkünfte zu spüren; die Mitglieder redeten einander inzwischen mit den Vornamen an.
Für die Sitzung am 14. Januar 1969 war vereinbart worden,

daß zwei Mitglieder nicht einzelne, sondern alle Patienten vorstellen sollten, die sie an einem Sprechstundentag gesehen hatten; sie sollten dabei angeben, mit wievielen sie ihres Erachtens etwas Nennenswertes erreicht hatten. Es zeigte sich, daß bei 10–20 % der in einer Sprechstunde gesehenen Patienten sich ein »Flash«, ein Aufleuchten gemeinsamen Verständnisses ereignet hatte, »der Groschen gefallen war«, wie Balint es einmal ausdrückte.

In der Sitzung vom 14. Oktober 1969 wurde wieder einmal über die Unterschiede zwischen den verschiedenen Techniken, dem langen, dem »mini-langen« und dem kurzen Interview, diskutiert, und Balint schlug vor,

Balint: ... daß wir den Ausdruck »mini-lang« einzig für die Zeit gebrauchen und für die veränderte Technik eine andere Definition finden. Wir hätten dann zwei Kriterien...

Enid Balint: Wir könnten doch sagen: 5-10 Minuten ist kurz, 10-20 Minuten ist »mini-lang« ...

Balint: Nein, was ich meine, ist die Gesamtsumme der Zeit. Wenn die Behandlung in der Gesamtzeit von zwei bis drei Stunden gemacht werden konnte, ist es ein kurzer Fall; wenn sie mehr als drei Stunden braucht, ist es ein »mini-langer« und wenn sie ein halbes Jahr dauert...

Green: Das finde ich einleuchtend.

Brown: Nein, ich finde das schwierig. Wenn Kollege White einen Patienten dreimal für eine ganze Stunde bestellt, dann fiele das unter die »mini-langen« Fälle. Dabei sind doch die einzelnen Interviews keinesfalls mittel-lang, sondern ganz normal lang.

Balint: Eben deshalb schlage ich ja zwei Kriterien vor: die Länge des einzelnen Interviews und die Technik, die in jedem der Interviews verwendet wurde, gleich der Gesamtsumme der Zeit.

Enid Balint: Erinnern wir uns, wovon wir ausgingen. Wir gingen vom langen, also etwa 50 Minuten dauernden Interview aus. Auch wenn der Patient nur eines oder zwei hat, es bleiben

lange Interviews. Wir wollen hier aber zwischen solchen Interviews und dem »Flash« unterscheiden, dem, was in höchstens 15 Minuten in der normalen Sprechstunde vor sich geht.
Black: Es ist eine Realität, daß das lange Interview nicht in die Sprechstunde des Allgemeinpraktikers hineinpaßt.
Enid Balint: Auch nicht in seine Behandlungen. Er schert dann aus und wird Psychiater.
Silver: Aber wir verwenden doch alle verschiedene Formen von Therapien. Ich benutze mindestens sechs. Darf ich einiges von dem, was ich tue, erwähnen. Wenn ich Fälle habe, die ich in der Vorlesung vorstellen will, so nehme ich mir eine halbe Stunde für jeden. Wenn ich sehr in Zeitdruck bin, sind es manchmal auch nur zwanzig Minuten, aber insgesamt wird es doch eine halbe Stunde pro Fall... Wenn man weiß, daß man eine halbe Stunde vor sich hat, dann konzentriert man sich mehr und kann dasselbe erreichen, was man sonst in 50 Minuten macht.
In einem anderen Falle dachte ich bewußt: »Möglichst nicht mehr als 10 Minuten, höchstens eine Viertelstunde.« Ich kann so etwas nicht mitten in der Sprechstunde tun, mein Kopf funktioniert nicht auf diese Weise, und so sagte ich zu dem Patienten: »Kommen Sie 20 Minuten vor sechs wieder«, und gab ihm dann ein Interview von einer Viertelstunde. In einem anderen kurzen Fall brauchte ich nicht einmal 10 Minuten; es war eine Patientin, deren Probleme ich in der normalen Sprechstunde behandeln konnte, sie waren nicht von der Art, daß man sich sehr stark konzentrieren mußte... Man kann also ganz verschiedene Zeitabschnitte verwenden... Ich mache auch lange Interviews von 50 Minuten, die echten langen Fälle.
Balint: Wir sprechen jetzt nicht über Vorhersagen, sondern über Fakten – das, was Sie getan haben. Und Dr. Green möchte festgehalten haben, ob diese Behandlung in kurzen, mini-langen oder langen Interviews geführt wurde. Die nächste Frage ist die Gesamt-Zeit, die für den Fall aufgewandt wurde – auch da kann man kurze, mini-lange und lange Behandlungen unterscheiden. Das sollte klar definiert werden.

Trotz der wöchentlichen, dreieinhalb Jahre lang geführten Diskussionen gab es noch immer Meinungsverschiedenheiten hinsichtlich der bestmöglichen Benutzung des kurzen Interviews, oft in Verbindung mit Erörterungen über den Unterschied zwischen der sogenannten »Detektiv«- und der »Flash«-Technik. Zu dieser Frage äußerte sich Michael Balint in seinem letzten aufgezeichneten Seminar-Beitrag vom 8. 12. 1970:
»... Es geht nicht um die Frage, ob der Patient etwas mitzuteilen versucht, sondern inwieweit der Arzt auf die Mitteilung reagieren kann, und hier kommen wir wieder auf den »Flash« zurück. Der Unterschied zwischen der »Detektiv«- und der »Flash«-Technik besteht darin, daß der Detektiv nur Material sammelt und es zu verstehen versucht. Wie er darauf reagiert, ist unterschiedlich. Dagegen spürt und versteht die »Flash«-Technik nicht nur, sondern gibt auch – wenn ich es recht verstehe – gleich die Antwort, so daß Arzt und Patient merken, daß sie die gleiche Sprache sprechen und dasselbe meinen. Ich glaube, das habe ich in meinem Artikel nicht erwähnt; man muß es unbedingt noch hinzufügen.«
Ich bin noch immer der Meinung, daß die Schwierigkeiten, einem Patienten in 5 bis 10 Minuten, sei es auch in wöchentlichen Abständen, in einem Konflikt zu helfen, sehr groß sind; auch der Patient könnte meinen, daß seine eigentlichen Probleme nur am Rande berührt werden. Immerhin kann der »Flash« ein bei Arzt und Patient gleichzeitig aufleuchtendes Verständnis sein, um was es dem Patienten an irgendeiner Stelle geht, und dadurch könnte dann der Weg gewiesen sein, wie die Behandlung weitergehen soll. Die Bedeutung des Verständnisses, das in der gewöhnlichen Sprechstunde oder bei einem Hausbesuch erreicht werden kann, wurde 1961 ausführlich diskutiert, und das hier vorgelegte Buch soll die damals von Michael und Enid Balint vorgelegten Ideen weiter klären und ausweiten.
Bei der Analyse von 41 der im Seminar vorgestellten Fälle einigten wir uns darauf, daß bei 18 ein »Flash« beteiligt war, bei 23 nicht. Bei der Untersuchung der Verläufe im einzelnen entsprach die Behandlung von 6 der Fälle wahrscheinlich nicht

der vereinbarten Definition des »kurzen Interviews«, das anfangs auf 5-10 Minuten, später auf 10-15 Minuten begrenzt war. Bei den erwähnten 6 Fällen hatte das Erstinterview 15 Minuten gedauert.

Weitere 22 Fälle hatten anschließend an das Erstinterview mini-lange (15 bis 20 Minuten) oder lange (bis 45 Minuten) Interviews erhalten. Auch diese mußten gemäß der Definition bei der Beurteilung der Ergebnisse weggelassen werden. Von den 18 Patienten, in deren Behandlung sich unseres Erachtens ein »Flash« ereignet hatte, erhielten 11 später ebenfalls lange oder mini-lange Interviews.

So ist zusammenfassend hinsichtlich des Zeitfaktors in der Allgemeinpraxis daran zu erinnern, daß das ursprüngliche Ziel der Balintschen Forschungs-plus-Ausbildungs-Seminare darin bestand, den Inhalt des gewöhnlichen kurzen Interviews in der Sprechstunde zu untersuchen und festzustellen, welche Transaktionen darin stattfinden. Dies führte damals zu einer gründlichen Diskussion und Befragung der Arzt-Patient-Beziehung und schließlich zu der Erkenntnis, daß ein Bedürfnis nach den sogenannten »langen Interviews« bestand.

Wir fanden jedoch, daß die Forderung, eine solche zeitextensive Technik für alle Patienten bereitzustellen, unerfüllbar sei, und wir gaben zu, daß wir alle dazu tendierten, gewisse Patienten auszuwählen, denen wir diese »besondere« Beachtung und Behandlung zuwandten.

Schließlich kamen wir überein, daß die Art der kurzen Konsultationen beim praktischen Arzt noch genauer erforscht werden müßte, und dabei entdeckten wir in einigen Fällen den sogenannten »Flash«. Wir hofften, daß ein solcher »Flash« es dem Arzt und dem Patienten erlauben würde, enger und intensiver zusammenzuarbeiten und auf diese Weise den besten Gebrauch von der kurzen, zur Verfügung stehenden Zeit zu machen.

Bei einigen von uns besteht immer noch der Vorbehalt, daß dies bestenfalls eine Methode ist, die wirklichen Probleme des Patienten zu entdecken (im Sinne der sogenannten »Gesamtdiagnose«), so daß diese entweder durch wiederholte kurze

Interviews oder, wie manche noch immer für notwendig halten, durch das von Balint ursprünglich beschriebene lange Interview weiter beobachtet werden können.

Am Ende der sechs Jahre, in denen an diesem Projekt gearbeitet wurde, bleibt noch immer viel zu lernen über die bestmögliche Verwendung des kurzen Arztgesprächs, um einen »Flash«, ein aufleuchtendes Verständnis zwischen Arzt und Patient, herbeizuführen und dieses dann therapeutisch so nutzbringend wie möglich zu verwenden.

XI
Michael J. F. Courtenay
Ein Patient, zwei Ärzte

Bei einem von sieben Fällen, die im Seminar besprochen wurden, war mehr als ein Arzt beteiligt, nämlich außer dem praktischen Arzt, der den Fall vortrug, noch ein Facharzt. In diesen Fällen muß also bei der Technik wie auch bei den Ergebnissen die Rolle des Facharztes mit in Rechnung gestellt werden.

Um zu zeigen, wie sehr diese Frage zu den Kernproblemen unserer Forschung gehört, braucht nur an den Fall der Patientin Oldham aus Kapitel I erinnert zu werden. Fräulein Oldhams Symptome hingen mit einer Überdosis eines oralen Diuretikums zusammen, die ein Facharzt ihr gegen ihr Glaukom verordnet hatte. Während der nun folgenden Behandlung ergab sich eine enge Zusammenarbeit zwischen Dr. Green, dem praktischen Arzt, und dem Augenarzt. Später indessen informierte der Augenarzt Dr. Green, daß der Augendruck mit Medikamenten nicht mehr zu regulieren sei und Fräulein Oldham sich demnächst einer Operation unterziehen müsse. Die Operation verlief gut, und Fräulein Oldhams Sehvermögen besserte sich. Dr. Green hatte seinerzeit angenommen, daß Fräulein Oldham routinemäßig zu Kontrolluntersuchungen zum Augenarzt bestellt werden würde, und hatte sich daher nicht weiter um den Gang der ophthalmologischen Behandlung gekümmert.

Wegen dieser Tatsachen wurde das Ergebnis der Kurzinterview-Behandlung in Zweifel gezogen, da es nicht sicher sei, ob die Zunahme des Augendrucks nicht doch ein Zeichen ihres allgemeinen Spannungszustandes oder aber eine unabhängige Krankheitserscheinung sei. Man könnte die Frage auch so stellen: ob die Verschlimmerung des Glaukoms eine Symptomverschiebung oder der normale Verlauf der Krankheit sei.

In all unseren Zwei-Ärzte-Fällen bestand die Aufgabe darin, 1. herauszufinden, ob die guten Ergebnisse der Kurzinterview-Technik mit der fachärztlichen Symptombehandlung zusammenhingen oder ob sie auch für sich allein, ohne Unterstützung, Bestand hätten; und 2. zu verstehen, welche Spannungen sich in dem kurzen Interview ansammelten, was dann zur Überweisung des Patienten an den Facharzt führte.

Der Idealfall der Beziehung zwischen dem praktischen Arzt und dem Facharzt ist wohl der, daß ersterer sich innerhalb seines Könnens voll und ganz einsetzt, bis er merkt, daß der Patient etwas mehr braucht; erst dann schickt er ihn zum Spezialisten, der dem Patienten jetzt, realistisch betrachtet, wahrscheinlich mehr Hilfe anbieten kann. Das besagt, daß beide, der praktische Arzt wie auch der Facharzt, ihre nutzbringenden Rollen zu spielen haben; es sagt aber noch nichts aus über die Tatsache, daß der Patient als Mensch jedenfalls weiterhin in die Verantwortlichkeit des praktischen Arztes gehört, auch wenn er vorübergehend fachärztlich behandelt wird. Hier steckte das Problem im Falle der Patientin Oldham. Wie also sollte der Allgemeinpraktiker sich verhalten? Als Beispiel sei auf den ebenfalls von Dr. Green berichteten Fall der Patientin Malvern verwiesen. Als Dr. Green diesen Fall vortrug, war die Patientin 41 Jahre alt und hatte eine gute Sekretärinnenposition. Sie stand schon seit zwei Jahren auf der Patientenliste von Dr. Greens Partner; sie hatte immer nur ihr Asthma behandeln lassen und dafür ACTH-Präparate bekommen, die aber wenig Erfolg zeitigten. Sie berichtete Dr. Green, daß sie auch noch eine private Psychotherapie erhalte. Ihre psychotische Mutter hatte ihr als Kind vorgeworfen, sie sei so häßlich, daß niemand sie leiden möge. Sie fühlte sich nun wie auf einem Abstellgleis, legte angstvoll Wert darauf, nur als körperlich und nicht als seelisch krank betrachtet zu werden; diese Furcht war verständlich, da ihre Mutter und auch ihre Tanten abwechselnd in psychiatrischen Heilanstalten waren. Sie keuchte asthmatisch, war mürrisch, und Dr. Green machte die Bemerkung, sie sei wohl böse auf ihn. Das entlockte ihr ein Lächeln und die Erwiderung, er tue ja auch nicht viel für sie. Dann übertrug sie ihren Zorn auf ihren Chef, der ihr durch Installierung eines Kopierapparates im Büro das Atmen erschwerte. Dr. Green unterstützte ihren Versuch, hier Abhilfe zu schaffen, plädierte aber auch für den Chef und sich selbst, indem er sagte, sie beide seien vielleicht doch keine solchen Ungeheuer und brauchten nur gelegentlich einen Anstoß, um etwas für sie Förderliches zu tun. Am Schluß des Interviews atmete die Patientin frei und unbehindert, aber der Arzt machte dazu keinen Kommentar.

Die Patientin hatte die psychotherapeutische Privatbehandlung selbst in die Wege geleitet. Zufällig kannte Dr. Green die Psychotherapeutin über Familienangehörige; er rief sie nach der Sprechstunde an und nahm Kontakt mit ihr auf. Das Seminar hielt es für bezeichnend für die Patientin, daß sie sich zwischen zwei Behandlern aufteilte, und es schien, daß zwischen Dr. Green und der Psychotherapeutin etwas Rivalität aufkam. Die Patientin trug ihre emotionalen Probleme zu dieser, ihr Asthma zu jenem. Sie kam mit auffälligen somatischen Beschwerden, konnte sich jedoch die somatische Therapie offenbar nicht zunutze machen. Die Bedeutung der Tatsache, daß ihr Psychotherapeut eine Frau war, schien in einem Zusammenhang mit der abwertenden Bemerkung ihrer Mutter in ihrer Kindheit zu stehen – so als sei dies die einzig wichtige Kommunikation gewesen, die ihr jemals von ihrer Mutter zuteil wurde.

Der Bericht Dr. Greens über diese Situation versetzte das Seminar bezüglich des Therapieplans in Zwiespalt: Sollte er die Psychotherapie außerhalb seiner Praxis einfach ignorieren, oder sollte er vielmehr der Psychotherapeutin die Verantwortung für die gesamte Behandlung überlassen? Wir meinten, daß die Frage der gemeinsamen Verantwortung durch Dr. Green geklärt werden müßte.

Das Seminar überlegte dann, ob man auch ohne weitere Information über das, was in der Psychotherapie vorging, eine angemessene Gesamtdiagnose stellen könnte. Diese Frage wurde schließlich bejaht: es sei auch ohnedies genügend Information vorhanden. Es bestehe jedoch die Gefahr, daß Dr. Green auf die Rolle des nur im Notfall einspringenden Helfers verwiesen sein könnte, dann nämlich, wenn Krisen in der psychotherapeutischen Beziehung zu Asthmaanfällen führen würden. Es wurde jedoch nicht übersehen, daß es Dr. Green gelungen war, das Asthma allein durch Worte zu reduzieren.

Die Katamnese ergab, daß der ungeklärte Zustand weiter bestand. Die Patientin stand unter Spannung; Dr. Green jedoch nicht. Obwohl Fräulein Malvern so eigensinnig wie je war, blieb Dr. Green gelassen, willigte in die bescheidenere therapeutische Rolle ein und verhielt sich passiv, jedoch offenbar für sie nützlich. Unklar war auch geblieben, ob das Bild, das die Patientin von sich selbst aufgebaut hatte, vor längerer Zeit von der Psychotherapeutin angelegt war oder ob sie damit auf ihre psychotische Mutter reagierte. Es schien, daß Dr. Green recht hatte, wenn er annahm, daß die Patientin durch die Psychotherapie vor einem psychotischen Zusammenbruch bewahrt blieb und daß es gefährlich wäre, mit der Psychotherapeutin in Widerspruch zu geraten, auch wenn das bedeutete, daß Dr. Green auf einen Teil seiner normalen Rolle, nämlich eine umfassende Diagnose zu stellen und die eigentliche Behandlung zu verordnen, verzichtete.

Es kam jedoch so, daß Dr. Green sich entschloß, die Psychotherapeutin zu ignorieren, da er glaubte, daß sie einander nichts zu sagen hätten und daß trotz der Tatsache, daß die Patientin zwei Ärzte hatte, zu ihm eine geeignete Arzt-Patient-Beziehung bestand. Das führte zu der interessanten Situation, daß beide Behandlungen beziehungslos nebeneinander herliefen. Es schien, daß die Patientin beide nötig hatte. Dem Seminar war das unbehaglich, aber Dr. Green wurde nur aufgefordert, seine therapeutischen Ziele noch einmal zu definieren.

Beim abschließenden Katamnesen-Bericht zeigte es sich, daß der Patientin geholfen werden konnte, ihr Asthma abzuschütteln und sich auch mit ihren seelischen Problemen an ihren Hausarzt zu wenden. Einmal lief sie sogar direkt von ihrer Psychotherapeutin zu Dr. Green, um das Problem ihrer Sexualität – sie hatte einen Freund gefunden – lieber mit ihrem Doktor zu besprechen. Hier wurde im Seminar die Meinung laut, daß das doch besser im Rahmen der Psychotherapie hätte behandelt werden sollen, daß also Dr. Green es hätte ablehnen sollen, darüber mit ihr zu sprechen. Dr. Green hatte im Seminar selbst erwähnt, er frage sich, ob die Patientin hier nicht den einen Therapeuten gegen den anderen ausspielte; die Patientin hatte das aber verneint: sie bringe in jede ihrer Behandlungen ganz verschiedene Probleme. Beim nächsten Sprechstundenbesuch brachte sie ein Buch mit, als Geschenk der Psychotherapeutin an Dr. Green; aber im übrigen wollte die Patientin nur berichten, daß sie eine Beförderung in ihrer Dienststelle erhalten habe. Sie schien noch immer zu versuchen, Dr. Green und die Psychotherapeutin getrennt voneinander zu halten, vielleicht im Sinne ihrer seinerzeitigen Reaktion auf die Trennung ihrer Eltern in der Kindheit.

Insgesamt zeigt dieser Fall, wie eine nur in kurzen Sprechstundeninterviews erfolgende Behandlung in der normalen Routine der Allgemeinpraxis erreichte, daß die Patientin ihre somatischen Symptome aufgeben und stattdessen die emotionalen Probleme, die jene Symptome auszulösen pflegten, vorbringen konnte – obwohl sie zu gleicher Zeit noch eine reguläre Psychotherapie erhielt, die wahrscheinlich dazu diente, die schwierige Mutter-Tochter-Problematik zu behandeln. Andererseits scheint es so, als hätte der Arzt sich ohne die Arbeit der Psychotherapeutin nicht so stark auf das Asthma konzentrieren können – was jedoch seinen Anteil am Erfolg der Behandlung keineswegs schmälert.

Es kommt jedoch deutlich zum Ausdruck, daß der praktische Arzt eine eigene Aufgabe hatte, unabhängig von der Tätigkeit sonstiger herangezogener Ärzte, und dieser wichtige Befund wurde in allen erfolgreichen Behandlungen, bei denen ähnliche Komplikationen herrschten, regelmäßig erhoben.

Eine Studie über die von praktischen Ärzten veranlaßten Überweisungen, die an der Tavistock-Klinik in Seminaren durchgeführt wurde, deutet darauf hin, daß es oft die eigene

Psychopathologie ist, die den Arzt bestimmt, einen Patienten in die Klinik zu überweisen. Michael Balint unterstrich dabei, daß die Störung beim Arzt an dem Punkt eintritt, wo seine eigenen ungelösten Probleme mit denen des Patienten zusammenfallen oder ihnen doch sehr ähnlich sind, und daß er dadurch dem Patienten nicht mehr nützlich sein kann. Bacal dagegen bemerkte, es sei auch auffällig, daß der Arzt sich oft zu Fällen hingezogen fühle, die seine eigenen Probleme reflektieren.

Diese Beobachtungen deuten auf gewisse negative Faktoren hin, auf deren Grundlage Überweisungen erfolgen, die aber nichts mit der selbständigen Aufgabe des praktischen Arztes zu tun haben, sondern mit etwaigen Persönlichkeitsstörungen.

Auf etwas Interessantes sei noch kurz hingewiesen, nämlich daß Überweisungen an den Psychiater und den Orthopäden am häufigsten waren. Überweisungen an den Orthopäden sind in der Allgemeinpraxis in der Tat extrem häufig, was im Lichte dieser Studie vielleicht nicht mehr so logisch begründet erscheinen dürfte, wie man vorher geglaubt hatte.

Daß die Behandlung durch zwei Therapeuten auch schlecht funktionieren kann, sei an einem von Dr. Black im Seminar vorgestellten Fall demonstriert. Der Patient, Herr Tenby, war zur Zeit des Erstberichts 62 Jahre alt und arbeitete als Maschinenmeister in einer kleinen Fabrik. Er klagte über Anfälle von Atemnot, die in der vergangenen Woche mehrmals aufgetreten waren und ihn alarmiert hatten. Zu Dr. Blacks Patienten gehörte er seit einem Jahr, nachdem sein alter Doktor gestorben war. Zur Ärztin seiner Frau hatte er aber nicht gehen wollen, weil sie eine Frau sei. Vor längerer Zeit hatte er an ungeklärten Verdauungsbeschwerden gelitten, kürzlich sich einer Prostata-Operation unterziehen müssen. Ferner hatte er mehrmals Venenentzündungen gehabt, zuletzt kurz vor Einsetzen der Atembeschwerden. Dr. Black hatte Angst, es könnte sich um eine Lungenembolie handeln, was aber ausgeschlossen werden konnte. Der Patient klagte auch über Schlaflosigkeit, aber es ließ sich nichts finden, was seine Symptome erklärte, außer daß er unzufrieden mit seinem Arbeitsplatz war und sich Sorge um seine Gesundheit machte. Er erhielt einen milden Tranquilizer verordnet und verabschiedete sich von Dr. Black mit übertriebenen Dankesbezeugungen.

Das Seminar stellte die Diagnose einer verborgenen Aggressivität, die man vorsichtig explorieren müsse. Bei der Katamnese schien es, daß der Patient sich inzwischen an seinem Arbeitsplatz besser behaupten konnte. Das ermutigte den Arzt, noch etwas zu sondieren, um mehr über sein Leben und seine mitmenschlichen Beziehungen zu erfahren; dabei berührte er auch das Thema sexueller Schwierigkeiten. Der Kontakt endete damit, daß der Patient sagte, er glaube, er brauchte nun nicht mehr zu kommen. Offenbar hatte Dr. Black doch nicht vorsichtig genug sondiert.

Einige Zeit später kam der Patient doch wieder und klagte diesmal über Rückenschmerzen und Schmerzen in den Beinen. Letztere erwiesen sich als Ischias und nicht, wie er befürchtet hatte, als eine neue Venenentzündung. Er fragte den Arzt, ob er sich nicht pensionieren lassen sollte; seinem Gefühl nach häufte die Firma mehr und mehr Arbeit auf ihn, da das Wartungspersonal verringert worden war. Er war wütend auf seine Arbeitgeber und überlegte, ob er nicht woanders hingehen sollte.

An diesem Punkt wurde der Arzt von Furcht ergriffen, angeblich wegen des Patienten. Die Aussicht, daß ein Mann in seinem Alter noch einen neuen Arbeitsplatz finden würde, schien ihm gering; er meinte ihn stützen und ermutigen zu müssen, an seinem jetzigen Posten zu bleiben. Nach einem vierwöchigen Krankenurlaub ging der Patient wieder zur Arbeit, hatte jedoch fast sofort einen Rückfall. Die Intensität seiner Aggressivität war nun auch dem Arzt sichtbar, der sich seines eigenen Aggressionspotentials bewußt war. So überwies er den Patienten an einen Orthopäden und rationalisierte diese Maßnahme vor sich selber damit, daß er auf diese Weise Zeit gewinne, an die Wutgefühle des Patienten heranzukommen.

Das Seminar sah die Situation so, daß der Patient versuchte, sich aufgrund seiner Rückenschmerzen berenten zu lassen, während Dr. Black dauernd versuchte, ihn wieder arbeitsfähig zu machen, und auch noch den Orthopäden herbeizog, um ihm dabei zu helfen. Dabei war er in die gefährliche Lage geraten, eine Autoritätsfigur darzustellen, gegen die der Patient kämpfen mußte, so daß es immer schwieriger wurde, die Aggressivität des Patienten zu behandeln. Unserer Meinung nach wäre es besser gewesen, wenn die Folgen des Rückzugs in den Rentenstand mit ihm exploriert worden wären, statt zu versuchen, ihm andere Lösungen aufzuzwingen. Dr. Black wandte ein, daß er bewußt versucht habe, diesmal nicht wieder so bohrende Fragen zu stellen wie das letztemal, gab aber schließlich zu, daß er das Problem nicht angepackt sondern zu umgehen versucht hatte.

Der Orthopäde verschrieb, wie das Seminar vorhergesagt hatte, Bewegung und ein Stützkorsett, worauf der Patient sich sowohl aus der orthopädischen Klinik als auch von Dr. Black für eine Weile zurückzog. Nun schien es, daß der Patient seinen Zorn gegen sich selber wandte, denn als er das nächstemal in der Sprechstunde erschien, war er sehr depressiv, fast an der Grenze einer Psychose. Der Bruch in der Arzt-Patient-Beziehung machte es Dr. Black sehr schwer, den Kontakt zur Gefühlswelt des Patienten wieder aufzunehmen, aber er konnte ihn schließlich überreden, freiwillig einen Psychiater aufzusuchen. Der Patient tat es und war bei der Untersuchung in der psychiatrischen Ambulanz noch immer so krank, daß eine Aufnahme in die Klinik geraten schien.

Dieser Fall war ohne Zweifel ein Mißerfolg, und die erste Überweisung an den Orthopäden kann rückblickend als der Wendepunkt gesehen werden. Der Arzt hatte sich damals nicht imstande gefühlt, seinen eigenen, die Probleme des Patienten irgendwie reflektierenden Konflikt zu meistern; er ließ also das Konzept der Gesamtdiagnose fallen, das in der vorhergehenden Arzt-Patient-Kommunikation allmählich aufgebaut worden war, und das Resultat war ein gefährlicher Zusammenbruch der Kommunikation mit zunehmender Verschlechterung des Krankheitszustandes. Vielleicht wäre es nicht dahin gekommen, wenn der Arzt seine Arbeit mit dem Patienten fortgeführt und mit ihm zusammen die Folgen seiner Wünsche eruiert hätte, wobei die damals noch nach außen gewendete Wut des Patienten mitbeachtet werden mußte. Wenn also, kurz gesagt, der praktische Arzt seine unabhängige Rolle aufgibt, wird es nur umso schwerer, die Hilfe, die der Facharzt zu bieten hat, wirksam einzusetzen.

Im Endergebnis kann man sagen, daß die Arbeit, die in den kurzen Kontakten der gewöhnlichen Allgemeinpraxis geleistet wird, schon als solche außerordentlich wichtig ist; von ihrer Qualität hängt es aber auch weitgehend ab, wie nützlich die Behandlung ist, die der Patient von Seiten der Spezialisten erhält.

Enid Balint
Nachwort

Während ich die Schlußsätze dieses Buches schreibe, denke ich an die zurückliegenden Jahre und fühle mich wieder so, wie Michael Balint und ich uns zu fühlen pflegten, wenn wir ein Buch zur Veröffentlichung aus der Hand gaben. Seit 1956, als das erste Buch dieser Reihe, *Der Arzt, sein Patient und die Krankheit,* abgeschlossen war, freuten wir uns wohl, waren aber zugleich doch noch nicht ganz zufrieden mit dem Werk, sodaß wir gleich das nächste planten. Jedes Buch kam uns immer nur wie ein vorläufiger Bericht vor; aber wenn wir hätten warten wollen, bis die Arbeit wirklich ganz beendet sein würde – hätten wir dann jemals etwas veröffentlichen können? Und wäre die Arbeit, wenn sie endlich herausgekommen wäre, noch interessant gewesen?

Es tut mir wohl zu wissen, daß die Ideen meines Mannes, obwohl er starb, bevor noch die Hälfte dieses Buches niedergeschrieben war, zu dem er die Anregung gegeben hatte, nicht mit ihm untergegangen sind – das ist durchaus nicht der Fall. Wie schon im Vorwort gesagt, hatte Michael Balint im Sinne skeptischen Hinterfragens immer neue Anregungen ausgestreut; die Ärztegruppe aber, mit der er arbeitete, von der mehrere Mitglieder Kapitel zu diesem Buch verfaßt und alle Mitarbeiter wertvolle Gedanken beigesteuert haben, ist dabei, die Arbeit in seinem Geiste fortzuführen. Der Zustrom neuer Ideen und der kritische Umgang mit ihnen hat nicht aufgehört. Die Gruppe setzte die Arbeit mit umso mehr Energie fort, als wir uns alle bewußt waren, daß wir die in den frühen fünfziger Jahren begonnene Forschungsarbeit nicht aufgeben dürfen, sondern weiterführen müssen.

Wir wissen freilich, daß das Buch unsere Ideen nicht ganz befriedigend darstellt, daß man manches noch besser hätte sagen können und daß auch noch Lücken bestehen. Wir wollen es jetzt trotzdem veröffentlichen. Wie schon gesagt, begannen wir mit der speziellen Arbeit an diesem Buch im Januar 1966, als Michael Balint und ich eine Gruppe von Ärzten, mit der wir schon vorher zusammengearbeitet hatten, die also im Studium der therapeutischen Benutzung der Arzt-Patient-Beziehung geübt war, aufforderten, noch ein weiteres Projekt mit uns zu bearbeiten.

Wir hatten vor, mit diesen Ärzten gemeinsam zu erforschen, welchen Nutzen ihre Ausbildung ihnen für die normale Routinearbeit in ihrer Praxis gebracht hatte; wir wollten also diesmal gerade nicht, wie zuvor, die Patienten-Beziehung studieren, die sich bei den langen psychotherapeutischen Interviews ergab.

Michael Balint sagt in dem von ihm beigesteuerten Kapitel, daß wir ausgingen, um nach neuen Methoden zu suchen, die es dem Arzt ermöglichen würden, ohne Unterbrechung der normalen Praxisroutine jedem seiner Patienten psychologische Hilfe anzubieten. Mein eigenes Interesse war dagegen mehr darauf gerichtet, zu erkunden, ob solche Methoden vielleicht schon existierten, die man nur zu isolieren und zu beschreiben brauchte.

In den einzelnen Kapiteln dieses Buches zeigt es sich nun, daß jeder Autor die Aufgabe in etwas anderem Lichte sah. Meiner Ansicht nach ist das kein Nachteil – im Gegenteil! Die verschiedenen Schwerpunkte unserer Interessen bilden zusammen ein Ganzes, und das Buch würde zweifellos verlieren, wenn wir die Verschiedenheiten einebnen würden. Wir beschlossen auch, wie der Leser gemerkt haben wird, jedem Gruppenmitglied, das ein Kapitel beisteuern wollte, die Freiheit zu lassen, über diejenige Seite unserer Arbeit zu schreiben, die diesen Autor am meisten interessierte; die Herausgeber wollten dabei so wenig wie möglich in Stil und Darstellung eingreifen. Der Arbeits- und Denkstil des betreffenden Mitarbeiters sollte unserer Meinung nach in diesem Buch ebenso zum Ausdruck kommen, wie es in der Arbeit mit seinen Patienten und in seiner Mitarbeit im Seminar geschah. So gewähren die Beiträge zusammengenommen ein wahres Bild unserer Arbeit und zeigen, auf wie verschiedene Weise Ärzte ihren Patienten bei deren psychischen Problemen im Rahmen der normalen Kassenpraxis helfen können.

In seinem Schlußkapitel zu *Der Arzt, sein Patient und die Krankheit* sagt Michael Balint, daß seine Beschreibung des praktischen Arztes und des Psychiaters etwas idealisiert und utopisch sei, daß es aber doch möglich sei, Ärzte zu finden, die interessiert und bereit wären, die Techniken zu erlernen, die sie brauchten, um mit ihren Patienten an deren emotionalen Problemen zu arbeiten; im Augenblick, so sagte er damals, seien solche Ärzte allerdings noch seltene Vögel. Daran hat sich leider noch nicht viel geändert.

In der in diesem Buch beschriebenen Studie hatte nun eine Handvoll Ärzte versucht, das Problem zu klären, ob die von ihnen für das lange Interview erworbene Technik auch für die Patienten geeignet sei, die sie bei den gewöhnlichen kurzen Sprechstundenkontakten sahen. Ich hoffe, wir haben klar genug gesagt, daß wir nicht etwa wegen Zeitmangels eine zweitklassige Therapie anbieten wollten.

Unserer Meinung nach erleiden unsere Patienten durch die Verlagerung unseres Interesses von den langen Interviews auf die kurzen Sprechstundenkontakte der normalen Allgemeinpraxis keine Einbußen. Es ist unsere Hoffnung, daß wir durch Isolierung der Interaktionen, die sich in der Sprechstunde abspielen, in mancher Hinsicht Fortschritte erzielt haben, z. B. hinsichtlich der Probleme, die sich aus einer übermäßig abhängigen Arzt-Patient-Beziehung ergeben.

Ich weiß nicht, ob der Leser unsere Meinung teilt, daß wir eine neue Technik erfunden haben. In unserem Seminar wird immer noch viel darüber diskutiert, ob man den »Flash« überhaupt als eine besondere Technik bezeichnen kann. Jedenfalls glauben wir, daß die Arbeits- und Denkweise, die mit dieser Entdeckung verbunden war, für uns sehr fruchtbar war und die Erforschung des kurzen Interviews im Rahmen der Allgemeinpraxis vorantreiben wird. Manche unserer Mitarbeiter wünschen noch immer, wir hätten eine bessere Art und Weise gefunden, diese therapeutische Transaktion zu beschreiben; aber nachdem die Bezeichnung »Flash« sich einmal eingebürgert hatte, konnten wir sie trotz mehrfacher Versuche nicht mehr loswerden.

Sicherlich wird der Leser erkennen, wie schwer es für uns war, unsere Arbeit zu beschreiben, und wie oft wir die Effektivität unserer Methode erneut zur Diskussion gestellt haben. Besonderen Dank schulden wir Herrn Dr. Howard Bacal, der, obwohl er verhältnismäßig spät zu uns stieß, uns sehr geholfen hat, unsere Vorstellungen zu klären und angemessener darzustellen.

Welche Fragen sind nun noch unbeantwortet und bedürfen weiterer Bearbeitung? Zwei der wohl wichtigsten betreffen die Diagnose: Für welche Patienten ist die kurze Interaktion im »Flash« im gegebenen Moment die optimale Behandlung, und für welche ist vielmehr das lange Interview das Mittel der Wahl? Ferner die Frage, wie man Ärzte für die beschriebene Technik schulen kann. Ich muß betonen, daß solche Kurzinterviews nur im Rahmen der Allgemeinpraxis zu finden und zu studieren sind, wo die ununterbrochene Beziehung zwischen Arzt und Patient das Übliche ist, so daß der »Flash« zwar eine sehr kurze Begegnung ist, die Beziehung aber, innerhalb welcher er auftritt, seit langem währt und weitergeht.

Anhang A
M. J. F. Courtenay
Die für das Forschungsprojekt verwendeten Formulare

Erstbericht-Karte der Enid-Balint-Seminare

FALL-Nr. NAME des Patienten ARZT

1. Datum des Berichts im Seminar
2. Datum der Konsultation
3. Grund für das Kommen
4. Untersuchungen
   a) frühere
   b) bei dieser Konsultation
5. »Traditionelle Diagnose« (vom vortragenden Arzt gestellt)
6. Unterlagen für die »Gesamtdiagnose«
   a) bereits von früher bekannt
   b) aus dieser Konsultation
   c) aus der Seminardiskussion
7. »Gesamtdiagnose«
8. Prognose aufgrund der »traditionellen Diagnose«
9. Prognose aufgrund der »Gesamtdiagnose«

Nr. I April 1966

A. Name des Patienten Geburtsdatum Beruf

. . . .

Name des Ehepartners Geburtsdatum Beruf

. . . .

Namen der Kinder Geburtsdaten

. . . .

. . . .

. . . .

B. 1. Geklagte Beschwerden . . . .
2. Traditionelle Diagnose . . . .

C. Gesamtdiagnose
Iatrogen . . . .
Autogen . . . .

D. Erkennbare Gründe für das Kommen
Iatrogen . . . .
Autogen . . . .

E. Therapieplan
1. Fokalbereich . . . .
2. a) Was spricht dafür? . . . .
b) Was spricht dagegen? . . . .
3. Therapeutisches Ziel für diese Konsultation (Nahziel)
. . . .
4. Fernziel für die Gesamtbehandlung . . . .

F. Vorhersagen
Kurzfristig . . . .
Langfristig . . . .

Erstbericht-Formular

Nr. IX Januar 1970

A. 1. Berichtender Arzt
2. Name des Patienten Geburtsdatum (Alter) Beruf
3. Datum der Eheschließung (wieviele Jahre verheiratet?)
4. Name des Ehepartners Geburtsdatum Beruf
5. Namen der Kinder Geburtsdaten (Alter) Beruf
6. Datum und Dauer des Interviews
7. Seit wann auf der Patientenliste des Arztes?
8. Geschätzte Zahl der Kontakte mit dem Arzt (gesamte Familie)

B. 1. Geklagte Beschwerden
2. Traditionelle Diagnose

C. 1. Für die Gesamtdiagnose relevante Information, incl. Arzt-Patient-Beziehung, die schon vor dem Interview vorlag.
2. Zusammenfassung des Interviews, *mit besonderer Beachtung der Arzt-Patient-Beziehung.*
3. *Betr. Forschungsprojekt:*
   a) Der im Interview aufgetretene »Flash«
   b) Dynamik des Interviews (zusammengefaßt)
   c) Im Interview beobachtete Reaktionen des Patienten auf etwaige Therapieversuche
   d) Was hat der Patient dem Arzt mitzuteilen versucht?
   e) Was hat der Patient vom Arzt zu bekommen versucht?
   f) Inwieweit fand eine Kollusion zwischen Arzt und Patient statt?

D. 1. Gesamtdiagnose
2. Therapieplan aufgrund der
   a) traditionellen Diagnose

b) Gesamtdiagnose
   i) Nahziel
   ii) Fernziel

E. Vorhersagen
   a) Kurzfristig (für die Arzt-Patient-Beziehung, die Lebenssituation des Patienten, die Symptomatologie)
   b) Langfristig (für die Arzt-Patient-Beziehung, die Lebenssituation des Patienten, die Symptomatologie)

F. Nachträgliche Gedanken des Arztes

G. Änderungen bzw. Zusätze aufgrund der Seminardiskussion

Katamnesen-Formular

(Katamnesen-Karte der Enid-Balint-Seminare)

1. Faktisches	a) Name des Arztes b) Name des Patienten c) Datum des Erstberichts d) Datum der Katamnesen
2. Unterlagen für die traditionelle Diagnose	a) Datum und Gründe für neues Aufsuchen des Arztes b) In der Zwischenzeit stattgefundene Untersuchungen c) Veränderungen, Zusätze oder weggefallene Teile der traditionellen Diagnose
3. Neue zur Gesamtdiagnose beitragende Informationen	a) Vom berichtenden Arzt b) Aus der Seminardiskussion
4. Änderungen in der Gesamtdiagnose	
5. Änderungen in der Prognose	

Katamnesen-Formular

Nr. III November 1966

A. 1. Berichterstattender Arzt
2. Name des Patienten, Nr. des Erstberichts
3. Nrn., Daten früherer katamnestischer Berichte
4. Datum des (der) Interviews
5. Dauer des (der) Interviews

B. Neue oder geänderte traditionelle Diagnose

C. Inwieweit haben sich die Vorhersagen vom (Datum) bestätigt:
a) kurzfristig
b) langfristig

D. 1. Neues, die Gesamtdiagnose betreffendes Material
2. Änderungen in der Gesamtdiagnose
a) iatrogen
b) autogen

E. Änderungen in den Vorhersagen (für Arzt-Patient-Beziehung, Lebenssituation und Symptomatologie des Patienten)

F. Änderungen bzw. Zusätze aufgrund der Seminardiskussion

G. Diskussion über die Technik des Arztes

Katamnesen-Formular

Nr. XI Juli 1970

A. 1. Berichterstattender Arzt
2. Name des Patienten, Nr. des Erstberichts, gegenwärtiges Alter
3. Zahl der Kontakte seit dem letzten Bericht (durchschnittlich pro Jahr – Änderungen?)
4. Zahl der Kontakte mit der übrigen Familie seit dem letzten Bericht (durchschnittlich pro Jahr – Änderungen?)
5. Dauer des ursprünglichen und der folgenden Interviews

B. 1. Dr. Lasks Zusammenfassung des Falles

2. Dr. Gills frühere Zusammenfassung über die vom behandelnden Arzt verwendete Technik
3. Frühere Gesamtdiagnose
4. Frühere Vorhersagen
   a) kurzfristig (für Arzt-Patient-Beziehung, Lebenssituation, Symptomatologie)
   b) langfristig (für Arzt-Patient-Beziehung, Lebenssituation, Symptomatologie)

C. 1. Darstellung des Falles durch den berichtenden Arzt (Kontakte, Entwicklungen)
2. Betr. Forschungsprojekt:
   a) Inwieweit haben die Vorhersagen sich bestätigt?
      i) kurzfristig
      ii) langfristig
   b) Änderungen in der Gesamtdiagnose, besonders im Hinblick auf die *Arzt-Patient-Beziehung*
   c) Änderungen in der vom Arzt verwendeten Technik
   d) Wie genau wurde der auf der Gesamtdiagnose beruhende Therapieplan eingehalten?

D. 1. Eventuelle neue Gesamtdiagnose
2. Auf der Gesamtdiagnose basierender neuer Therapieplan

E. Neue Vorhersagen
   a) kurzfristig
   b) langfristig

F. Bewertung
1. Arzt-Patient-Beziehung
2. Besserung in der Symptomatologie
3. Besserung bei den Spannungen im Umfeld des Patienten

G. Änderungen bzw. Zusätze aufgrund der Seminardiskussion

Anhang B
Howard A. Bacal
Die Bewertungsskalen

Punktwerte für die Symptomatologie des Patienten
(Anmerkung: Mit dieser Skala wird der gegenwärtige Stand der Symptomatologie bewertet, und zwar ausgehend vom Zustandsbefund des letzten davorliegenden Berichts.)

+ 3 Symptomfrei.
+ 2 Fast symptomfrei; keinerlei neue Symptome.
+ 1 Einige Symptome bestehen weiter und/oder einige neue Symptome, die jedoch nicht schwerer sind als die alten, sind neu aufgetreten.
0 Keine Änderung in der Symptomatologie.
– 1 Leichte Symptomverschlechterung und/oder Auftreten neuer Symptome, die etwas schwerer sind als die vorher berichteten.
– 2 Erhebliche Symptomverschlechterung und/oder Auftreten neuer Symptome, die erheblich ernster sind als die vorher berichteten.
– 3 Sehr ernste Symptomverschlechterung und/oder Auftreten neuer, sehr viel schwererer Symptome als die zuletzt berichteten.

Bewertungsskala für die Arzt-Patient-Beziehung

+ 3 Das Verhalten von Arzt und Patient zeigt an, daß zwischen ihnen eine Beziehung besteht, in der sie frei und offen miteinander kommunizieren können.
+ 2 Das Verhalten von Arzt und Patient zeigt an, daß zwischen ihnen eine Beziehung besteht, in der sie frei und offen miteinander kommunizieren können (trotz gering-

fügiger Einschränkungen und einem minimalen Grad von Unaufrichtigkeit).

+1 Das Verhalten von Arzt und Patient zeigt an, daß sie mit einigem Erfolg versuchen, eine Beziehung herzustellen, in der sie (von mäßigen Einschränkungen und einem mittleren Grad von Unaufrichtigkeit abgesehen) frei und offen miteinander kommunizieren können.

0 Das Verhalten von Arzt und Patient zeigt an, daß sie nur mühsam eine Beziehung miteinander eingehen können, in der sie frei und offen kommunizieren können (es sind deutliche Zeichen von Einschränkung und Unaufrichtigkeit vorhanden; es ist aber immer noch möglich, daß Versuche gemacht werden, das zu korrigieren).

–1 Das Verhalten von Arzt und Patient zeigt an, daß einer von ihnen oder beide keinen Versuch machen, eine Beziehung herzustellen, in der sie frei und offen miteinander kommunizieren können (es sind deutliche Zeichen von Einschränkung und Unaufrichtigkeit vorhanden; im Unterschied zu 0 gibt es aber keine Versuche, diese Situation zu ändern).

–2 Das Verhalten von Arzt und Patient zeigt an, daß von einem von ihnen oder beiden Bemühungen im Gange sind, eine aufrichtige Kommunikation zu vermeiden.
(Diese Situation ist nicht mit Fällen zu verwechseln, in denen der Patient unerwartet den Kontakt abbricht, während einiges darauf hindeutet, daß er im Falle der Not imstande sein könnte, eine aufrichtige Kommunikation mit dem Arzt wiederaufzunehmen, im Sinne eines Punktwertes von +1 und mehr. Wenn diese beiden Eventualitäten nicht klar unterschieden werden können, muß dies festgestellt und der Punktwert offengelassen werden.)

–3 Das Verhalten von Arzt und Patient zeigt an, daß die Kommunikation zwischen ihnen gänzlich zusammengebrochen ist. Die Beziehung, wenn sie überhaupt noch so genannt werden kann, ist durch Unaufrichtigkeit und Einschränkung der Kommunikation gekennzeichnet.

Bewertungsskala für Spannungen im Umfeld des Patienten

Es handelt sich um die Lebenssituation des Patienten und die Spannungen, die zwischen ihm und den für ihn bedeutungsvollen Personen seiner Umgebung bestehen. (Die Bewertung berücksichtigt in dieser Kategorie auch das Allgemeinbefinden dieser Personen und ihrer Beziehungen untereinander, soweit sie durch den Zustand des Patienten beeinflußt zu sein scheinen.)

+ 3 Wechselseitig befriedigende Beziehungen zwischen dem Patienten und den Beziehungspersonen.
+ 2 Einigermaßen befriedigende Beziehungen zwischen dem Patienten und seinen Beziehungspersonen.
+ 1 Erträgliche Beziehungen zwischen dem Patienten und seinen Beziehungspersonen.
0 Es ist nichts oder nur wenig Positives in den Beziehungen des Patienten mit seinen Beziehungspersonen zu erkennen.
– 1 Ziemlich gespannte und getrübte Beziehungen zwischen dem Patienten und seinen Beziehungspersonen.
– 2 Unfrieden und Konflikte in den Beziehungen des Patienten mit seinen Beziehungspersonen.
– 3 Zusammenbruch der Beziehungen des Patienten zu seinen Beziehungspersonen infolge von Unfrieden und Konflikten.

Bewertungsskala für die therapeutische Arbeit am Nahziel

+ 3 Das gesetzte Nahziel wurde erreicht.
+ 2 Am gesetzten Nahziel wurde beträchtliche Arbeit geleistet.
+ 1 Am gesetzten Nahziel wurde etwas gearbeitet.
0 Am gesetzten Nahziel wurde nur sehr wenig oder gar nicht gearbeitet.
– 1 Die geleistete Arbeit stand etwas im Gegensatz zum gesetzten Nahziel.

– 2 Die geleistete Arbeit stand in erheblichem Gegensatz zum gesetzten Nahziel.
– 3 Die geleistete Arbeit stand absolut im Gegensatz zum gesetzten Nahziel.

Zunächst erschien uns die Zuteilung von Punktwerten ganz einfach. In Wirklichkeit stellte uns das Verfahren jedoch vor eine Reihe von Problemen, die wir anfangs zum Teil nicht gesehen hatten und die es nun zu lösen galt.
Natürlich war es wichtig, daß die Bewertung des katamnestischen Materials immer von derselben Basis ausging, wer immer die Bewertung vornahm. Es erwies sich merkwürdigerweise als schwierig, dieses scheinbar so einfache Prinzip zu befolgen. Es bestand offenbar eine natürliche Neigung, zwischen der Zuteilung der gleichen Punktzahl wie in der vorhergehenden Katamnese und den Anfangswerten zu fluktuieren. Als wir das erkannt hatten, beschlossen wir, daß alles Material, außer dem der Kategorie »Symptomatologie des Patienten«, von einer absoluten Basis ausgehend bewertet werden sollte, d. h. im Einklang mit der festgelegten Skala und nicht im Vergleich zu den vorhergehenden Punktwerten. Auf diese Weise konnte der Fortschritt des betreffenden Patienten anhand der Bewertungsskala wie an einer graphischen Kurve verfolgt werden.
Bei der Bewertung der Symptomatologie des Patienten hingegen wurde bald deutlich, daß diese nur auf relativer Basis vorgenommen werden konnte, und wir kamen überein, als Basis für den katamnestischen Vergleich den Zustand der Symptomatologie bei der letzten Berichterstattung über den Patienten zu nehmen.
Als ein sehr dornenreiches Problem erwies sich auch die Frage, ob man sich durch »Idealnormen« oder »vernunftgemäße« Standards leiten lassen sollte. Wenn man Maßeinheiten benutzt, die auch Kriterien für die Lebensqualität umfassen sollen, so liegt die Gefahr der Ungenauigkeit vermutlich vor allem bei den unvermeidlichen – oft verborgenen oder schwankenden – Meinungsverschiedenheiten der Beurteiler. Dieses

Problem wird noch dadurch kompliziert, daß wir fragen müssen, ob bei der Erwägung idealer oder »vernunftgemäßer« Normen vom Patienten, vom Arzt oder vom Produkt beider, nämlich ihrer gemeinschaftlichen Arbeit, ausgegangen werden soll. Wir konnten diese Probleme nicht endgültig lösen, aber wir versuchten, auf folgende Weise damit zu verfahren:

1. indem wir so weitgehend wie möglich jeden Punkt auf der Sieben-Punkte-Skala spezifizierten und beschrieben;
2. indem wir die Grundlagen und das Prinzip jeder unserer Bewertungen *vor* der Punktzuteilung eingehend diskutierten und fixierten[1];
3. indem wir besonders auf Inkonsequenzen der Kriterien in jedem einzelnen Fall achteten und diese korrigierten.

In der Tat stellt die letzte Fassung der Bewertungsskalen an sich schon das Resultat vielfältiger Experimente und Berichtigungen dar; es bestand – wenigstens intern – ein hoher Grad der Gleichförmigkeit in den Bewertungen der einzelnen Mitarbeiter, d. h. die Bedeutung der Kriterien war den Bewertern gleichermaßen klar und überzeugend, und diese Kriterien wurden dementsprechend mit großer Zuverlässigkeit gehandhabt.

1 Der Punktwert, der schließlich für jeden Bewertungsbereich eines Falles zugeteilt wurde, wurde durch Mehrheitsbeschluß des Forschungsteams ermittelt.

Bibliographie

Bacal, H.: Training in Psychological Medicine: An Attempt to Assess Tavistock Clinic Seminars. *Psychiatry in Medicine*, 2, 13-22, 1971

Balint, E.: The Possibilities of Patient-Centred Medicine. *Journal of Royal College of General Practitioners, 17*, 269, 1969

Balint, M. u. E.: Psychotherapeutic Techniques in Medicine. Mind and Medicine Monographs, Tavistock Publications, London 1961. – Psychotherapeutische Techniken in der Medizin. Gemeinschaftsverlag Huber/Klett, Bern u. Stuttgart 1963

Balint, M. u. E., R. Gosling u. P. Hildebrand: A Study of Doctors – Mutual Selection and the evaluation of results in a training programme for family doctors. Mind and Medicine Monographs, Tavistock Publications, 1966

Balint, M.: The Doctor, His Patient and the Illness. 1957. Rev. 2. Aufl. in Pitman Paperbacks, 1968. – Der Arzt, sein Patient und die Krankheit. Ernst Klett, Stuttgart, 3. Aufl. 1965

Balint, M., P. H. Ornstein und E. Balint: Focal Psychotherapy – An Example of Applied Psychoanalysis. Mind and Medicine Monographs, Tavistock Publications, 1972. – Fokaltherapie. Ein Beispiel angewandter Psychoanalyse. Suhrkamp, Frankfurt a. M. 1973

Bourne, S.: Referrals made by G. P.s reported in Tavistock Clinic Seminars (Vortrag auf der Konferenz über Seminar-Ausbildung) 1971

Boyle, C. M.: The difference between patients' and doctors' interpretations of common medical terms. *Brit. med. J.*, *2*, 286

Clyne, M. B.: Night Calls: A Study in General Practice. Mind and Medicine Monographs, Tavistock Publications, 1961. – Der Anruf bei Nacht. Eine psychologische Untersuchung aus der ärztlichen Praxis. Gemeinschaftsverlag Huber/Klett, Bern u. Stuttgart 1964

Courtenay, M. J. F.: Sexual Discord in Marriage. Mind and Medicine Monographs, Tavistock Publications, 1968

Friedman, L. J.: Virgin Wives. Mind and Medicine Monographs, Tavistock Publications, 1962. – Virginität in der Ehe. Forschungsergebnisse eines ärztlich-psychotherapeutischen Seminars über hundert Fälle nichtvollzogener Ehe. Gemeinschaftsverlag Huber/Klett, Bern u. Stuttgart 1963

Greco, R. S.: One Man's Practice. Mind and Medicine Monographs, Tavistock Publications, 1966. – Ein Hausarzt und seine Praxis. Gemeinschaftsverlag Huber/Klett, Bern u. Stuttgart 1968

Hopkins, P. (Hrgb.): Patient-Centred Medicine. (Erste Internationale Konferenz der Balint-Gesellschaft.) Regional Doctor Publications Ltd., London 1972

Lancet, Leitartikel, i. 35, 1969

Lask, A.: Asthma. Mind and Medicine Monographs, Tavistock Publications, 1966

Malan, D. H.: A Study of Brief Psychotherapy. Mind and Medicine Monographs, Tavistock Publications, 1963. – Psychoanalytische Kurztherapie. Gemeinschaftsverlag Huber/Klett, Bern u. Stuttgart 1965

Menninger, K.: *Annals of Internal Medicine*, 29, 318-325, 1948

Paul, Hugh: Time and numbers in general practice. *Medical World*, 77, 259, 1952

Spence, J.: The Need for Understanding the Individual as part of the Training and Function of Doctors and Nurses. NAMH 1949. (Abdruck in: The Purpose and Practice of Medicine, Oxford University Press, London 1960)

Über die Autoren
(siehe auch Bibliographie)

Howard A. Bacal, Psychiater und Psychoanalytiker, Associate Professor of Psychiatry and Co-ordinator of Continuing Education in the Department of Psychiatrie an der University of Western Ontario, London, Canada. Hat 15 Jahre lang mit Balint-Gruppen gearbeitet und ein Ausbildungsprogramm für Gruppenarbeit nach der Balint-Methode am Department of Psychiatry der University of Western Ontario organisiert.

Enid F. Balint, seit 1963 als Ausbildungsanalytikerin der British Psychoanalytical Society tätig, führte zusammen mit ihrem Mann Michael Balint Seminare zur Einübung psychotherapeutischer Techniken in der ärztlichen Praxis durch. Sie leitete das allgemein-medizinische Ausbildungs- und Forschungsseminar an der Tavistock Clinic, London, (bis 1965) und ist gegenwärtig Leiterin des gleichen Seminars am University College Hospital. Seit 1975 ist sie außerdem im Marriage Guidance Training Board tätig.

Michael Balint, im Dezember 1970 gestorben, war ein international bekannter Psychoanalytiker. In Ungarn geboren und bei Sandor Ferenczi in Budapest zum Psychoanalytiker ausgebildet, ging er 1939 nach England. Nach dem Krieg war er nicht nur ausbildender Analytiker am British Institute of Psychoanalysis, sondern führte auch, in Zusammenarbeit mit seiner Frau Enid Balint, die »research-cum-training«-Seminare für Allgemeinmediziner an der Tavistock Clinic ein. In den 30er Jahren begann er, Aufsätze zur Psychoanalyse zu schreiben. Sein letztes Buch zur Theorie der Psychoanalyse hat den Titel *The Basic Fault.* Er beschäftigte sich schreibend immer wieder mit der Arzt-Patient-Beziehung. Sein letzter Aufsatz zu diesem Thema ist das 1. Kapitel in dem vorliegenden Band. Sein bekanntestes Buch erschien 1957: *The Doctor, his Patient and the Illness.*

Max B. Clyne, Allgemeinmediziner in London und Psychotherapeut am St. Bernards Hospital, London. Leiter der Balint-Gruppen in Großbritannien und Deutschland.

Michael Courtenay, seit 25 Jahren Allgemeinmediziner in Südlondon, nahm an verschiedenen Balint-Seminaren teil, die sich mit den Problemen der Arbeit des Allgemeinmediziners sowie Sexualproblemen befaßten. Er ist Mitarbeiter an der Marital Difficulties Clinic und der University Student Health und seit kurzem bei der Postgraduate Education for General Practice.

Cyril Gill ist Allgemeinmediziner in einer Gemeinschaftspraxis in Nord-London. Er leitet mit anderen eine Balint-Gruppe, ist Sekretär der Balint Society und setzt sich nachhaltig für die Verbreitung der Balintschen Lehren in England ein.

Philip Hopkins, Allgemeinmediziner, nimmt seit 25 Jahren an der Arbeit der Balint-Seminare und der Balint Society teil. Mitglied der General Practice Teaching Group am Royal Free Hospital Medical School, Herausgeber der Zeitschrift der Balint Society und des Sammelbandes der ersten International Balint Society Conference unter dem Titel *Patient-Centred Medicine*, 1973.

Aaron Lask ist Allgemeinmediziner und nahm 1951 als einer der ersten an Michael Balints »research-cum-training«-Seminaren an der Tavistock Clinic teil. Er verfolgt ständig die Arbeit der Balint-Gruppen und ist aktiv in der British Balint Society tätig. Er leitet Balint-Gruppen in verschiedenen Krankenhäusern und arbeitet über das Thema der Arzt-Patient-Beziehung.

J. S. Norell, Jahrgang 1927, als Allgemeinmediziner seit 1953 an verschiedenen Krankenhäusern in Südengland und London tätig. Zahlreiche Veröffentlichungen über Probleme der Allgemeinpraxis.

Stephen Pasmore, Allgemeinmediziner in London und Präsident der Balint Society. Er hat seit 1955 regelmäßig an Balint-Seminaren teilgenommen und eine Reihe von Aufsätzen über Diagnose und Behandlung von seelischen Streß-Zuständen verfaßt.

Namen- und Sachverzeichnis

Abhängigkeitsproblem 60, 141, 143, 150
Aggression 113 f., 120, 139, 142, 196 f., 205, 228 f.
Allgemeinpraktikers, Verantwortlichkeit des 33, 223
Allgemeinpraxis 19 ff., 35, 61, 75 ff., 93, 113, 121 f., 140, 150 f., 161, 194, 208, 211 f., 226, 230
Ambivalenz 198, 199, 201, 205
Anamnesenerhebung 120
Anämie 135 ff.
Angst 46 ff., 51, 69, 80, 108, 183
Anti-Baby-Pille 148 f., 200
Arzt, apostolische Mission 19 f., 23, 68
–, Stil seiner Arbeit 25, 150, 158, 232
–, Verhalten in der Gruppe 25
Arzt-Patient-Beziehung 20, 25, 27 f., 55, 74, 87, 129 f., 134, 145, 154, 162, 164 f., 205 f., 209, 241 f.
Arzt-Patient-Interaktion 22, 36, 89, 91, 98, 156
Ärzte in den Fallberichten
Dr. Black 62-64, 84-85, 92-98, 101-103, 144-150, 172-177, 195, 199, 227-230
Dr. Brown 187, 190, 195, 197, 198-199, 217
Dr. Gold 82-84, 165, 191, 192, 196
Dr. Green 44-56, 108-109, 122-124, 127, 141-143, 158, 165, 168, 169-172, 177-178, 189-190, 196, 217, 222, 223 f.
Dr. Grey 188, 191, 194, 213 f.
Dr. Sage 69-74, 80-81, 86-88, 117-120, 134-138, 165, 179-186, 195, 196, 200-202, 202-204
Dr. Scarlet 120
Dr. Silver 78-80, 218
Dr. White 138-140, 165, 214
Asthma 108 ff., 118 f., 197, 223, 225 f.
Aufmerksamkeit, freischwebende 39
–, selektive 27, 38, 39, 74
Auswahl des Materials 161
– des Neurosenbereichs s. Fokus
– der Patienten 21, 39, 163, 167
Ausweich-Muster s. Katamnesen

Bacal, H. A. 29, 30, 41, 154 ff., 197, 199, 227, 234, 241 ff., 246
Balint, E. 19, 22 f., 32, 34, 40, 58 ff., 67, 90, 91, 101, 162, 211, 215, 216, 217 f., 231 ff., 235, 246
Balint, M. 19, 20, 21 f., 32, 33, 35 ff., 67, 68, 74, 90, 121, 132, 143, 152, 155, 162, 164, 172, 173, 193, 209, 210, 211, 213 f., 217 ff., 227, 231, 232, 246
Balint-Seminare 24, 32, 40, 209 ff., 220

Berichtsfälle 97
Besserung (Bess.) s. Symptomatologie
Bewertung 30, 138, 140, 143, 149, 150, 154 ff., 169, 172, 177, 178, 182, 186, 187, 188, 190, 191, 192, 193
Bewertungs-Kriterien 155 ff., 244 f.
– Muster s. Katamnesen
– Skala 29, 160, 164, 241 ff.
Blitzdeutung 127
Bourne, S. 246
Boyle, C. M. 107, 246

Carne, H. J. 41
Cassel Hospital 90
Clyne, M. B. 26, 39, 41, 106 ff., 246
Coitus interruptus 149
Courtenay, M. J. F. 25, 33, 39, 41, 89 ff., 222 ff., 235 ff., 246

Depression 42, 52, 78, 80, 108, 110, 113 f., 119, 120, 172, 189, 200
Detektiv-Technik 23, 42, 68, 74, 75, 77, 80, 121, 219
Deutung 54, 59, 80, 128, 168, 171, 186, 214
Diagnose 26, 106 ff., 208
s. a. Gesamt-Diagnose, Flash-Technik
– autogene 152
– Blitz- 31, 128
– iatrogene 152
– Interrelations- 128 ff.
– krankheitszentrierte 112, 129
– patientenzentrierte 26, 116, 129
– traditionelle 26, 46, 47, 106 ff., 129, 152
Dokumentation 24 f.
Droge Arzt 27, 209
Durchbruch 28, 132, 205

Eheprobleme 144 ff., 173, 182
Eignung für Psychotherapie der Allgemeinpraxis 192
Einstimmen, Sich- 23, 42, 43, 44, 54, 69, 82, 85
emotionale (psychische) Faktoren in d. Krankheit 32, 152, 209, 210, 224, 225, 226
Erfolgsbeurteilung 41, 132 f.
Erstbericht-Karte 90, 91, 235
– Formular 25, 67, 237
Erstinterview-Formular 90 ff., 100 f., 236

Facharzt, Beziehung zum praktischen Arzt 33, 52, 222 ff.
Fallberichte
Herr Baldock 122-124, 158, 159, 169-172
Herr Boston 172-175, 195, 205
Frau Caistor 195, 200-202, 205
Frau Carlisle 84-85, 88, 167
Frau Chester 99
Frau Cowes 183, 191, 194
Frau Crosby 144-150
Herr Dalston 92-98, 101-103
Frau Dawlish 177-178, 196
Frau Derby 86-88, 134-138, 166 f.
Herr Disley 141-143
Fräulein Eccles 195, 197-198, 205

Fräulein Ely 165, 168
Herr Esher 186
Fräulein Exeter 195, 202-204, 205
Fräulein Exford 120
Frau Exton 119-120, 183
Frau Fareham 82-84
Fräulein Grantham 138-140, 165, 166 f.
Fräulein Houghton 189, 193
Fräulein Hull 190, 193
Herr Ilkley 188
Frau Ingham 78-80
Fräulein Keswick 165, 192, 194, 205
Fräulein Malton 80
Fräulein Malvern 108-109, 117-119, 124 f., 223 ff.
Frau Merton 195, 198-199, 205
Frau Nantwich 191, 194
Herr Neath 165, 179-183, 196, 205
Frau Newark 190, 193
Herr Newport 196-197, 205
Fräulein Oldham 44-56, 222
Frau Olney 99
Frau Pilsdon 187
Herr Quorn 80-81, 183-185
Frau Salford 62-64, 195, 199 bis 200, 205
Herr Tenby 227-230
Frau Thornbury 69-74, 195, 205
Herr Thornton 175
Family Discussion Bureau 90
Fettsucht 94
Flash-Technik 22, 24, 31, 32, 42, 43, 53, 54, 55 f., 58 ff., 76, 82, 84, 86 ff., 126 ff., 135, 150 f., 167, 198, 206 f., 217, 219 ff., 233 f.
Flucht in Gesundheit 179
Fokal-Diagnose 27, 121
– Psychotherapie 37 ff.
Fokus 27, 38, 79, 97, 98, 121 f., 130, 153
Formulare 25, 37, 67, 89 ff., 235 ff.
Forschung i. d. Psychotherapie 21, 29, 34, 35 ff., 68
Friedman, L. J. 39, 246
Frigidität 70 ff., 81, 180, 184, 196

Geheimnisse der Patienten 51, 60
Gesamtdiagnose 23, 26, 47, 67, 71 f., 74, 94 ff., 102, 114 f., 117 ff., 123, 129 f., 132 f., 141, 151, 156, 201, 203, 215, 220 f., 224, 229
Gestaltpsychologie 127
Gesundheit 166
Gill, C. H. 24, 41, 75 ff.
Glaukom 45, 51, 52, 222
Gosling, R. S. 246
Greco, R. S. 39, 247
Groll 79, 117 f., 126 f., 143, 145
Gruppe-Arzt-Interaktion 25

Hare, M. L. 41
Herzinfarkt 174, 197
Hildebrand, P. 246
Homosexualität 97, 102, 123, 169 ff., 184
Hopkins, P. 31, 32, 33, 41, 208 ff., 284
Humor 198, 199, 205

Identifizierung mit Patienten 54 f., 60, 74, 172, 175, 207
Inter-Bewerter-Reliabilität 160
Interrelations-Diagnose 126 ff.
Interview (Konsultation, Beratung) in der Allgemeinpraxis 19, 21, 24, 32, 37, 53, 56, 75 ff., 90, 150, 206, 207, 211 ff.
– kurzes 91, 98, 212, 217, 220, 222
– langes 32, 35, 39, 42, 75, 91, 98, 152, 215, 217 f., 220
– mini-langes 32, 43, 217, 220
– psychiatrisches 35, 36
– Zehn-Minuten- 41, 213
Interviewformen 24, 75 ff.
Interview-Techniken s. Sich-Einstimmen
s. a. Detektiv-Technik, Flash
Inzest 81, 184
Ischias 179, 228

Katamnese 30, 41, 46, 49, 50, 101 ff., 118, 134, 147, 163 ff.
– Formular 25, 67, 100 ff., 239
katamnestische »Muster« 165
Ausweich-Muster 31, 177, 179 ff., 204
Erfolgs-Muster 30, 166 f., 204
Kollusions-Muster 30, 168 ff., 204
Stabilitäts-Muster 189 ff., 204
Mißerfolgs-Muster 31, 195 ff.
Kollusion 99, 153, 168 ff., 176, 178, 193, 205
Konsultation s. Interview 19, 24 f., 208, 212 f.
Kontraindikation zur Psychotherapie 192, 193
Kontrollgruppe 29, 30, 157
Kopfschmerzen 62 ff., 84, 172, 199, 200
Kurztherapie 39, 121, 222 ff.

Lask, A. 27, 29, 30, 31, 39, 41, 132 ff., 163 ff., 247
Lehranalyse 55

Malan, D. H. 247
Menninger, K. 247
Medizin, krankheitszentrierte 36, 39, 43, 58, 109
– patientenzentrierte 29, 36, 39, 116, 154 ff., 162
Methodik, wissenschaftliche 150, 156
Migräne 47, 48, 52
Müdigkeit 200, 201

Nahziel, therapeutisches 134, 136, 141, 143, 145, 159, 165, 170, 180, 197, 243 f.
National Health Service 32, 121, 208, 209
Norell, J. S. 19 ff., 41

Ornstein, P. H. 246
Orthopäde 33, 182, 227, 228 f.

Paranoia 168
Pasmore, H. S. 23, 41, 67 ff.
Patient, den Arzt benutzend 22, 61, 67 ff., 152 f.
Paul, H. 208, 247
petit mal 202, 204
Post-partum-Psychose 81, 183, 184
Potenzverlust 93 ff.
Prognose 110, 111, 128, 143
Psychiater, Überweisung an 198, 227, 229

Psychoanalytiker 39, 55
Psychoanalyse 39, 40, 41, 55
Psychodynamik 36
Psychopathologie 36, 54, 69
– des Arztes 227
Psychosomatik 52, 170
Psychotherapie 154, 215 f., 223 f.
– Forschung 21
– Zehnminuten- 40, 62

Randwahl 152
Reliabilität 29, 160
Rückenschmerzen 172, 179 ff., 186, 228

Scham 170
Schlaflosigkeit 47, 183, 227
Schuldgefühl 67, 78 f., 99, 141, 170, 173, 201
Schwangerschaftsabbruch 70, 120, 140, 179
Schweigen 60
Selbstmorddrohung 113 f.
Selbstzerstörung 123
Selektion s. Auswahl
Sexualität 202 f., 225
Sexualverkehr 70 ff., 144, 181, 202
sexuelle Reifung 118 f., 190
Spannungen im Umfeld des Patienten (Usp.) 29, 30, 47 ff., 83, 134, 138, 140, 143, 146 f., 149, 156, 165, 169, 172, 174, 176, 177, 178, 183, 186, 187, 188, 239, 240, 243
Spence, Sir J. 19, 247
Sterilisation 70, 72, 186, 197
Symptome, Besserung der (Bess.) 134, 138, 140, 146, 147, 149, 150, 156, 165, 169, 172, 174, 178, 182, 185, 186, 187, 188, 226, 241, 244
Symptomverschiebung 222
Syphilis 123, 169

Tavistock-Klinik 209, 226
Technik des Arztes (s. a. Detektiv-, Flash-Technik, Einstimmen) 103, 160, 170, 194, 205, 211, 214 ff., 233
Therapieplan 28, 41, 47, 96, 117 ff., 123 f., 156, 224
Therapieziel 38, 132, 151, 158
Todesfurcht 175, 177
Torticollis 144
Tranquilizer 78, 109, 228
Treves-Brown, C. P. 41

Übertragung 38, 56, 171, 184
Übertragungsneurose 60
Überweisung an Facharzt 33, 182, 198, 223 f., 227 ff.
Umfeld-Spannung (Usp.) s. Spannung
Urticaria 196 f.

Validierung 27, 29, 42, 154 ff.
Validität der Methode 132, 151
Vergleichbarkeit Projekt-Praxis 30
Verstehen 42, 44
Vorhersage 27, 29, 41, 42, 46, 47, 48, 96, 102, 119, 132 ff., 136, 143, 146, 156 f., 180
– kurzfristig (Nahziel) 96, 146
– langfristig 96, 146

Weiblichkeitsprobleme 73, 146, 150, 177, 203, 204
Werkstatt (workshop) für Fo-

kaltherapie 36, 37, 38, 56, 69, 90, 98, 100
Widerstand 31
Winnicott, D. 56, 57
Zeitfaktor 24, 31, 32, 151, 208 ff.
Ziel s. Therapieziel
Zuhören 35, 39, 121, 210
Zwei-Personen-Psychologie 69